Kohlhammer *Pflege Recht*

Der Autor:

Dr. jur. Wolfgang Brauße ist als Vorstandsmitglied bei der Kreisverwaltung Lippe in Detmold tätig. Als Dozent führt er seit rund 20 Jahren Seminare und Kurse in der Aus- und Weiterbildung für Pflegepersonal (insbesondere Stationsleitungen) und medizinisch-technische Assistenten durch.

Wolfgang Brauße

Berufs-, Gesetzes- und Staatsbürgerkunde

Ausbildungs- und Fachwissen
für Krankenpflegeberufe

2., vollständig überarbeitete Auflage

Verlag W. Kohlhammer

Die Deutsche Bibliothek – CIP-Einheitsaufnahme

Brauße, Wolfgang:
Berufs-, Gesetzes- und Staatsbürgerkunde : Ausbildungs- und Fachwissen für Krankenpflegeberufe / Wolfgang Brauße. - Stuttgart : Kohlhammer, 2002
ISBN 3-17-017318-9

Die Erstauflage dieses Buches erschien unter dem Titel
„Staatsbürger- und Gesetzeskunde kompakt"
im Verlag Ullstein Mosby

Dieses Werk einschließlich aller seiner Teile ist urheberrechtlich geschützt. Jede Verwendung außerhalb der engen Grenzen des Urheberrechts ist ohne Zustimmung des Verlags unzulässig und strafbar. Das gilt insbesondere für Verfielfältigungen, Übersetzungen, Mikroverfilmungen und für die Einspeicherung und Verarbeitung in elektronischen Systemen.

Die Wiedergabe von Warenbezeichnungen, Handelsnamen oder sonstigen Kennzeichen in diesem Buch berechtigt nicht zu der Annahme, dass diese von jedermann benutzt werden dürfen. Vielmehr kann es sich auch dann um eingetragene Warenzeichen oder sonstige gesetzlich geschützte Kennzeichen handeln, wenn sie nicht eigens als solche gekennzeichnet sind.

2., vollständig überarbeitete Auflage 2002
Alle Rechte vorbehalten
© 2002 W. Kohlhammer GmbH Stuttgart
Umschlag: Gestaltungskonzept Peter Horlacher
Gesamtherstellung:
W. Kohlhammer Druckerei GmbH + Co. Stuttgart
Printed in Germany

Vorwort

Rechtskunde und erst recht Staatsbürgerkunde sind (mit Recht) in der Krankenpflegeausbildung nicht die zentralen Themen, und sie gelten wegen ihrer Abstraktheit und ihrer scheinbaren Ferne zur Berufspraxis nicht als interessant oder wichtig. Dies ändert sich regelmäßig nach einer gewissen Zeit der Berufstätigkeit, wenn erstmals Fragen wie: „Darf ich denn das?", „Was passiert, wenn mir ein Fehler unterläuft?" oder „Wie kann ich mich beruflich weiterbilden und wer trägt die Kosten?" auftauchen.

Mit der Übernahme von Leitungsfunktionen gewinnen darüber hinaus arbeits- und organisationsrechtliche Gesichtspunkte wie Dienstplangestaltung, Mitarbeiterbeurteilung, Pflegedokumentation u. a. an Gewicht.

Kaum ein anderer Beruf ist so stark wie die Krankenpflege eingebettet und abhängig von den politischen Entscheidungen über die Struktur unseres Gesundheits- und Sozialsystems. Man denke nur an das Gesundheitsstrukturgesetz und seine Auswirkungen auf den Betten- und Personalbestand in den Krankenhäusern oder an das Pflegeversicherungsgesetz mit all seinen Folgen für die stationäre und ambulante Pflege.

Deshalb ist es wichtig, ja unerlässlich, dass sich eine Pflegekraft mit den staatlichen Rahmenbedingungen ihres Tuns vertraut macht. Hierzu will dieses Buch Orientierungshilfe leisten.

Es wendet sich an zwei Zielgruppen:

An die Auszubildenden in der Krankenpflege, denen es die examensrelevanten Grundkenntnisse über unser Staatswesen und die beruflich wichtigen Teile unserer Rechtsordnung vermitteln will, und an die Krankenschwestern und -pfleger mit Berufserfahrung, denen es vertiefendes Rechtswissen und Antworten auf rechtliche Zweifelsfragen anbietet.

Diese Zielsetzung bedingt eine gewisse Beschränkung und Vereinfachung des juristischen Stoffes, um ein verstärktes Eingehen auf gesundheits-, sozial- und arbeitsrechtliche Themen zu ermöglichen. Auf eine Darstellung und Auseinandersetzung mit der juristischen und pflegewissenschaftlichen Literatur wird im Interesse der Klarheit und Stringenz weitgehend verzichtet. Bei rechtlichen Zweifelsfragen orientiert sich das Buch an der höchstrichterlichen Rechtsprechung, weil allein diese für die berufliche Praxis maßgebend ist.

Das Manuskript wurde im Januar 2002 abgeschlossen.

Dr. Wolfgang Brauße

Inhaltsverzeichnis

Vorwort 5

Teil I:
Staatsbürgerkunde

1	Historische Wurzeln	11
2	Die Entstehung des Grundgesetzes	13
3	Die Wiedervereinigung	14
4	Das Selbstverständnis der Bundesrepublik nach dem Grundgesetz	15
4.1	Das Demokratieprinzip	16
4.2	Der föderale Staatsaufbau	17
4.3	Das Rechtsstaatsprinzip	18
4.3.1	Die Verbürgung von Grundrechten	18
4.3.2	Die Gewaltenteilung	23
4.3.3	Die Gesetzmäßigkeit der Verwaltung	23
4.3.4	Rechtsweggarantie und Gerichtsbarkeiten	24
4.3.5	Recht und Gerechtigkeit	27
4.4	Der Sozialstaatsgedanke	27
5	Die obersten Bundesorgane	29
5.1	Der Bundestag	30
5.1.1	Die Gesetzgebungsfunktion	31
5.1.2	Die Wahlfunktion	32
5.1.3	Die Kontrollfunktion	34
5.1.4	Die Meinungsbildungsfunktion	34
5.2	Der Bundesrat	35
5.3	Die Bundesregierung	35
5.4	Der Bundespräsident	36
5.5	Das Bundesverfassungsgericht	36
6	Die Rolle der Parteien	38
6.1	Auftrag und Wirklichkeit	38
6.2	Das Wahlverfahren zum Deutschen Bundestag	39
7	Die Wirtschaftsordnung des Grundgesetzes	42
8	Deutschland und die Europäische Union	42

Teil II:
Sozial- und Gesundheitswesen sowie Berufskunde

1	Grundzüge der sozialen Sicherung	45
1.1	Einführung	45
1.2	Die gesetzliche Krankenversicherung	46
1.3	Die gesetzliche Unfallversicherung	48
1.4	Die Arbeitslosenversicherung	49
1.4.1	Arbeitslosengeld	50
1.4.2	Arbeitslosenhilfe	50
1.5	Die gesetzliche Rentenversicherung	51

1.5.1	Allgemeines	51
1.5.2	Notwendigkeit und Stand der Rentenreform	51
1.5.3	Rentenarten	53
1.6	Die Pflegeversicherung	54
1.7	Die Sozialhilfe	57
1.8	Die Grundsicherung im Alter und bei Erwerbsminderung	60
2	**Das Gesundheitswesen**	**60**
2.1	Gesetzgebungs- und Verwaltungszuständigkeit	60
2.1.1	Gesetzgebungszuständigkeit	60
2.1.2	Verwaltungszuständigkeit	61
2.2	Strukturdaten und -probleme	65
3	**Das Krankenhauswesen**	**68**
3.1	Strukturmerkmale	68
3.2	Rechtsgrundlagen	69
3.2.1	Bundesrecht	69
3.2.2	Landesrecht	70
3.3	Die Organisation kommunaler Krankenhäuser in NW nach der Gemeindekrankenhausbetriebsverordnung	70
3.4	Staatliche Vorgaben	71
3.5	Wirtschaftliche Aspekte	72
4	**Der Krankenpflegeberuf**	**73**
4.1	Voraussetzungen	73
4.2	Dauer, Ziel und Inhalte der Ausbildung	74
4.3	Das Ausbildungsverhältnis	74
4.4	Die Prüfung	75
4.5	Erteilung und Widerruf der Erlaubnis zur Führung der Berufsbezeichnung	76
4.6	Berufsverbände, Fachzeitschriften	76
4.7	Weiterbildung	77

Teil III:
Rechtskunde

1	**Grundlagen**	**79**
1.1	Das Recht als soziale Norm	79
1.2	Die Rechtsquellen	80
1.3	Die Arbeitsweise der Juristen oder wie lese ich ein Gesetz?	81
1.4	Einige Grundeinteilungen und Grundbegriffe	82
1.4.1	Privatrecht – Öffentliches Recht	82
1.4.2	Rechtsfähigkeit – Geschäftsfähigkeit – Testierfähigkeit mit Exkurs: Totenfürsorge, Rechte an der Leiche und an Implantaten	83
1.5	Die strafrechtliche und die zivilrechtliche Haftung	86
2	**Strafrechtliche Haftung**	**87**
2.1	Voraussetzungen und Elemente der Strafbarkeit	87
2.2	Die Schuldformen Vorsatz und Fahrlässigkeit	89
2.3	Vollendung und Versuch	90
2.4	Täterschaft und Teilnahme	91
2.5	Einzelne relevante Delikte	92
2.5.1	Verletzung der Schweigepflicht und Zeugnisverweigerungsrecht	92
2.5.2	Aussetzung (§ 221 StGB)	94

2.5.3	Körperverletzung (§ 223 StGB) und fahrlässige Körperverletzung (§ 229 StGB) einschließlich: Problematik der ärztlichen Heilbehandlung, Einwilligung, Aufklärung	95
2.5.4	Misshandlung von Schutzbefohlenen (§ 225 StGB)	98
2.5.5	Freiheitsberaubung, Fixierung (§ 239 StGB) und ihre Rechtfertigung	98
2.5.6	Fahrlässige Tötung, Tötung auf Verlangen, Sterbehilfe	100
2.5.7	Unterlassene Hilfeleistung	104
2.5.8	Strafbarer Schwangerschaftsabbruch (Abtreibung) – §§ 218 ff. StGB	105
2.6	Der Ablauf eines Strafverfahrens	108
3	**Zivilrechtliche Haftung**	**109**
3.1	Die Haftungsgrundlage Vertrag	109
3.2	Die Haftungsgrundlage Delikt/Unerlaubte Handlung	110
3.3	Die Unterschiede der Haftungsarten	110
3.4	Die Vertragsgestaltung im Krankenhaus	111
3.4.1	Stationäre Krankenhausbehandlung	111
3.4.2	Ambulante Krankenhausbehandlung	112
3.5	Zur Abgrenzung des ärztlichen vom pflegerischen Aufgabenbereich	112
3.6	Die Haftung bei einem typischen Schadensfall	113
3.7	Die Verkehrssicherungspflicht – wer muss was beweisen?	114
3.8	Typische Haftungssituationen des Pflegepersonals	115
3.8.1	Grundpflege	115
3.8.2	Krankenbeobachtung	116
3.8.3	Verantwortlichkeit des Pflegepersonals bei der Ausführung ärztlicher Tätigkeiten	117
3.9	Die Rückgriffshaftung des Pflegepersonals	118
3.10	Die Amtshaftung und das Unterbringungsrecht nach Psych KG	119
3.11	Der Ersatz von Eigenschäden	120
4	**Arbeitsrecht**	**121**
4.1	Rechtsquellen, Arbeitnehmerbegriff, Leitgedanken	121
4.2	Die Anbahnung und Begründung eines Arbeitsverhältnisses	122
4.3	Das Zustandekommen und der Inhalt des Arbeitsvertrages	124
4.4	Der Zeitfaktor im Arbeitsverhältnis	125
4.4.1	Grundsätzliches zur Befristung	125
4.4.2	Probearbeitsverhältnis	126
4.4.3	Teilzeitarbeit	126
4.5	Die Pflichten des Arbeitnehmers	127
4.5.1	Hauptpflichten, Leiharbeitsverhältnis	127
4.5.2	Ort, Art und zeitlicher Umfang der Arbeit	127
4.5.3	Überstunden, Bereitschaftsdienst, Rufbereitschaft	129
4.6	Die Pflichten des Arbeitgebers	131
4.6.1	Vergütung, Eingruppierung	131
4.6.2	Arbeitsvergütung ohne Arbeitsleistung	133
4.6.3	Fürsorgepflicht des Arbeitgebers, Treuepflicht des Arbeitnehmers	137
4.7	Das Mutterschutzrecht	137
4.7.1	Gefahrenschutz	138
4.7.2	Entgeltschutz	139
4.7.3	Arbeitsplatzschutz	139
4.8	Das Erziehungsgeld und der Erziehungsurlaub (Elternzeit)	140

4.8.1 Erziehungsgeld 140
4.8.2 Erziehungsurlaub (Elternzeit) 140
4.8.3 Erziehungszeiten in der Rentenversicherung 141
4.9 Die Kündigung und das Kündigungsschutzrecht 141
4.9.1 Begriff und Inhalt der Kündigung 141
4.9.2 Ordentliche Kündigung, Kündigungsfristen 142
4.9.3 Außerordentliche („fristlose") Kündigung 143
4.9.4 Änderungskündigung 143
4.9.5 Kündigungsschutz/Kündigungsgründe 143
4.9.6 Kündigungsschutzverfahren 144
4.10 Die Nachwirkungen des Arbeitsverhältnisses, insbesondere der Zeugnisanspruch 145

Teil IV:
Überblick über weitere pflegerelevante Vorschriften

1 Grundzüge des Lebensmittelrechts 147

2 Arzneimittelrecht 149

3 Betäubungsmittelrecht 151

4 Medizinproduktegesetz 154

5 Transplantationsrecht 155

6 Strahlenschutzrecht 156
6.1 Atomgesetz 156
6.2 Röntgenverordnung, Strahlenschutzverordnung 157
6.3 Strahlenschutzvorsorgegesetz 159

7 Unfallverhütungsvorschriften 160

Wichtige Einrichtungen 161

Anschriften von Berufsverbänden 162

Abkürzungsverzeichnis 163

Literaturverzeichnis 163

Stichwortverzeichnis 165

Teil I: Staatsbürgerkunde

1 Historische Wurzeln

1945 lag Deutschland in Trümmern. Während der wirtschaftliche Wiederaufbau bei „Null" begann, sind die staatsrechtlichen Grundstrukturen der Bundesrepublik Deutschland keine völlige Neuschöpfung. Vielmehr hat man bei der Konzeption des Grundgesetzes, unserer Verfassung, bewusst an frühere demokratische Verfassungsregelungen angeknüpft. Dies war einmal die Weimarer Reichsverfassung aus dem Jahre 1919, aus der einige Vorschriften, z. B. über das Staatskirchenrecht, und viele Formulierungen wörtlich in das Grundgesetz übernommen wurden, zum anderen aber auch schon die sog. Paulskirchenverfassung von 1849. Sie wurde nach der Frankfurter Paulskirche benannt, in der sich 1848 erstmals frei gewählte Abgeordnete aus ganz Deutschland zur Erarbeitung einer demokratischen Verfassung versammelt hatten.

Staatsrechtliche Grundstrukturen

Durch das Paulskirchen-Parlament wurden die heute noch geltenden Bundesfarben „Schwarz-Rot-Gold" eingeführt. Manche Formulierungen im Grundrechtsteil haben sich fast wörtlich bis heute erhalten.

Paulskirche

Paulskirchen-verfassung	WRV	GG
„Jeder Deutsche hat das Recht, durch Wort, Schrift, Druck und bildliche Darstellung seine Meinung frei zu äußern." (§ 143)	„Jeder Deutsche hat das Recht, innerhalb der Schranken der allgemeinen Gesetze seine Meinung durch Wort, Schrift, Druck, Bild oder in sonstiger Weise frei zu äußern." (Art. 118)	„Jeder hat das Recht, seine Meinung in Wort, Schrift und Bild frei zu äußern." (Art. 5)
„...Die Deutschen sind vor dem Gesetz gleich". (§ 137)	„Alle Deutschen sind vor dem Gesetz gleich". (Art. 109)	„Alle Menschen sind vor dem Gesetz gleich". (Art. 3 Abs. 1)
„Die Deutschen haben das Recht, sich friedlich und ohne Waffen zu versammeln; einer besonderen Erlaubnis dazu bedarf es nicht". (§ 161)	„Alle Deutschen haben das Recht, sich ohne Anmeldung oder besondere Erlaubnis friedlich und unbewaffnet zu versammeln". (Art. 123)	„Alle Deutschen haben das Recht, sich ohne Anmeldung oder Erlaubnis friedlich und ohne Waffen zu versammeln". (Art. 8 Abs. 1)

Tab. 1: Vergleich von Formulierungen in der Paulskirchenverfassung, der Weimarer Reichsverfassung und dem Grundgesetz

Wir sehen daraus, dass die Paulskirchenversammlung insoweit eine ganz moderne Verfassung konzipierte. Sie wurde freilich niemals angewendet, weil die Abgeordneten der Paulskirchenversammlung nicht die Macht hatten, sie gegenüber den deutschen Landesfürsten in Bayern, Hessen, Baden oder Württemberg und anderswo durchzusetzen. Eine wesentliche Rolle spielte auch, dass der preußische König Friedrich-Wilhelm IV. die ihm angetragene Wahl zum Deutschen Kaiser ausschlug und damit die Schaffung eines einheitlichen deutschen Staates zunächst gescheitert war.

Staatsrechtliche Entwicklung

Das sind die ideengeschichtlichen Wurzeln unseres Grundgesetzes. Die staatsrechtliche Situation vor und nach 1848 sah allerdings ganz anders aus. Da gab es seit 919 das Deutsche Reich, das sich in Anlehnung an das „Imperium Romanum" der Antike auch als „Römisches Reich", später als „Heiliges Römisches Reich Deutscher Nation" bezeichnete. Tatsächlich war es nie ein Reich im Sinne einer umfassenden Zentralgewalt, sondern eine durch die Reichsidee nur locker verbundene Versammlung von Landesfürsten. Dieses „Alte Reich" endete 1806. Es folgte eine Zeit der Wiederbelebung der Kleinstaatlichkeit, die die revolutionären Ansätze durch das Paulskirchenparlament überlebte und erst 1870 mit der Ausrufung des (Zweiten) Deutschen Reiches und der Kaiserproklamation König Wilhelms von Preußen (1871) endete (☞ Abb. 1).

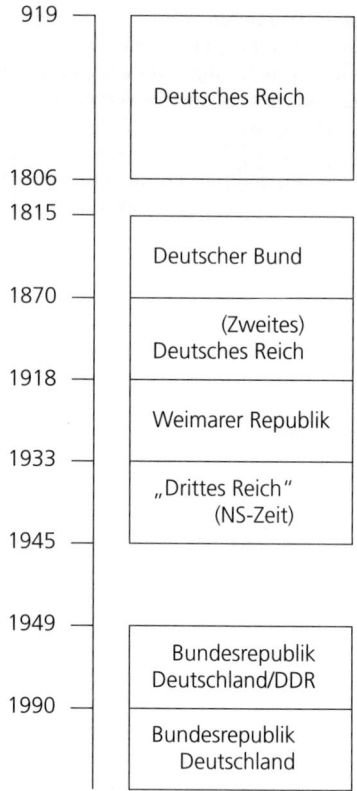

Abb. 1: Staatsrechtliche Entwicklung Deutschlands von 919 bis 1990.

Preußen

Erst zu diesem Zeitpunkt hat Preußen übrigens staatsrechtlich eine Führungsrolle in Deutschland übernommen. Vorher hatten über eine Periode von 400 Jahren – mit einer kurzen Ausnahme – die Habsburger, also die österreichischen Herrscher, die deutschen Könige und Kaiser gestellt. Man kann daher nicht so ohne weiteres die deutsche Geschichte als eine folgerichtige Entwicklung von Preußen über das (Zweite) Deutsche Reich bis zum Nationalsozialismus darstellen, wie das gelegentlich geschieht. Die neuere deutsche Geschichte ist vielmehr von einem langjährigen machtpolitischen Gegensatz zwischen der Traditionsmacht Österreich und dem „Emporkömmling" Preußen bestimmt, bei dem Preußen erst allmählich die Oberhand gewann. Dabei ist interessant, dass das preußische Kernland (das Siedlungsgebiet der „Pruzzen") östlich der Weichsel im Raum von Königsberg lag, während die das Bild

Preußens in neuerer Zeit bestimmende Dynastie der Hohenzollern (also aus Württemberg!) im Kurfürstentum Brandenburg regierte. Erst 1618 fiel das Herzogtum Preußen an Brandenburg, womit eine Westorientierung Preußens eingeleitet und die Voraussetzungen für den Aufstieg zur europäischen Großmacht geschaffen wurden.

Wenn die Nationalsozialisten ihren Staat als „Drittes Reich" bezeichneten, dann in der Absicht, sich als Nachfolger des preußisch geprägten Deutschen Reiches von 1870 bis 1918 auszugeben, wobei die Periode der Weimarer Verfassung (1919–1933), die immerhin länger dauerte als das „Dritte Reich" selbst, einfach ignoriert wurde. Dabei machten sich die Nationalsozialisten nicht die Mühe, eine eigene Verfassung auszuarbeiten – sie wäre in diesem totalitären System nur hinderlich gewesen. Man beschränkte sich darauf, nach der sog. Machtergreifung 1933 durch eine Notverordnung des Reichspräsidenten „zum Schutze von Volk und Staat" die Grundrechte der Weimarer Reichsverfassung außer Kraft zu setzen. Mit dem kurz darauf folgenden Ermächtigungsgesetz wurde die Verfassung praktisch aufgehoben und alle Staatsgewalt der nationalsozialistischen Regierung übertragen.

Nationalsozialismus

Nach dem Zusammenbruch von 1945 stellte sich die Frage, ob das 1918 geschaffene, von den Nationalsozialisten ohne formelle Verfassungsänderung vollständig umgebaute Deutsche Reich rechtlich untergegangen oder ob die Bundesrepublik Deutschland – evtl. gemeinsam mit der inzwischen entstandenen DDR – als dessen Rechtsnachfolger anzusehen sei. Dies war nicht nur eine politisch höchst brisante Frage, sondern auch von größter praktischer Bedeutung, denn die Inanspruchnahme der Rechtsnachfolge bedeutete auch, für nationalsozialistisches Unrecht einstehen zu müssen. Hieraus resultierte die später ergangene Gesetzgebung zur Wiedergutmachung nationalsozialistischen Unrechts.

Nachkriegszeit

Das Bundesverfassungsgericht hat zur Nachfolgefrage die Auffassung vertreten, dass das Deutsche Reich als Staats- und Völkerrechtssubjekt nicht untergegangen sei, sondern nur seine staatliche Organisation eingebüßt habe. Die Bundesrepublik Deutschland sei daher nicht Rechtsnachfolger, sondern räumlich teilidentisch mit dem Deutschen Reich, was besagen sollte, dass sie in ihrer Hoheitsgewalt auf das Gebiet der seinerzeitigen Bundesrepublik beschränkt war. Dem entsprach politisch der bis etwa 1969 von der Bundesrepublik aufrechterhaltene Alleinvertretungsanspruch für ganz Deutschland. Dieser wurde faktisch, wenn auch nicht rechtlich, erst mit dem Abschluss des „Grundlagenvertrages" mit der DDR im Jahre 1972 aufgegeben.

Nachfolgefrage

2 Die Entstehung des Grundgesetzes

Schon vor dem militärischen Zusammenbruch der Naziherrschaft hatten die Alliierten 1944 die Aufteilung Deutschlands in vier Besatzungszonen beschlossen. Auf der Potsdamer Konferenz vom 17.7.1945 wurde zwar Einvernehmen über die Aufrechterhaltung der wirtschaftlichen Einheit Deutschlands und den Wiederaufbau auf demokratischer und friedlicher Grundlage erzielt, in Wirklichkeit aber ging man getrennte Wege. So entwickelten sich die Besatzungszonen ab 1946 politisch und wirtschaftlich schnell auseinander. Währungsreformen in Ost und West und die Berlinblockade im Jahre 1948 verschärften die Gegensätze.

Potsdamer Konferenz

Im Juli 1948 wurden die Ministerpräsidenten der westlichen Länder von den westlichen Besatzungsmächten autorisiert, eine verfassunggebende Versamm-

Verfassungsgebende Versammlung

lung mit dem Ziel der Schaffung einer „Regierungsform föderalen Typs"[1] einzuberufen. Ein Ausschuss erarbeitete den sog. „Herrenchiemsee-Entwurf", der dem Parlamentarischen Rat als Beratungsgrundlage diente. Dieser konstituierte sich im September 1948 unter dem Vorsitz Konrad Adenauers in Bonn. Nach mehrmonatiger Beratung wurde der Grundgesetzentwurf am 8.5.1949 beschlossen. 10 Landtage stimmten ihm zu, nur Bayern lehnte das Grundgesetz ab, das am 23.5.1949 feierlich verkündet wurde und einen Tag später in Kraft trat.

Provisorium

Das Grundgesetz war von vornherein nicht als endgültige Verfassung Deutschlands, sondern als eine provisorische Übergangsregelung gedacht. Dies ergab sich aus seiner Präambel und aus dem Artikel 146, in dem es hieß: „Das Grundgesetz verliert seine Gültigkeit an dem Tage, an dem eine Verfassung in Kraft tritt, die von dem deutschen Volke in freier Entscheidung beschlossen worden ist".

Gleichwohl ist die Wiedervereinigung bekanntlich nicht zum Anlass der Erarbeitung einer neuen oder stark abgeänderten Verfassung genommen worden, sondern das Grundgesetz wurde aufgrund einer eher versteckten Klausel in Artikel 23 GG in der vormaligen DDR nach deren Beitritt in Kraft gesetzt, also auf deren Territorium erstreckt.

Wie kam es dazu?

3 Die Wiedervereinigung

Mauerfall

Niemand hatte damit gerechnet. Selbst als am 9. November 1989 die Mauer, die nach Honeckers Worten noch 100 Jahre stehen sollte, geöffnet wurde, begriffen viele nicht, dass das Ende der deutschen Teilung gekommen war. Ein System, das den Volksaufstand 1953, den Mauerbau 1961 und zahlreiche politische und wirtschaftliche Krisen scheinbar unbeschadet überstanden hatte, brach plötzlich lautlos und ohne Widerstand zusammen. Auch die Bundesregierung war überrascht und keineswegs der Auffassung, dass die Wiedervereinigung unmittelbar bevorstehe. Deshalb legte sie noch im November 1989 dem Bundestag ein 10-Punkte-Programm zur Überwindung der deutschen Teilung vor, das die allmähliche Schaffung von „konföderativen Strukturen zwischen beiden Staaten in Deutschland" vorsah.

Gorbatschow

Aber die Entwicklung, die durch die Gorbatschowsche Reformpolitik ab 1986 überhaupt erst ermöglicht und durch die Aktivitäten von Oppositionsgruppen, Ausreisewilligen und kirchlichen Kreisen in der DDR gefördert worden war, erhielt eine unerwartete Eigendynamik. Die Unzufriedenheit über die den Bürgern vorenthaltene Reisefreiheit und politische Unterdrückung machte sich in Demonstrationen, Botschaftsbesetzungen im Ausland und massenhaften Grenzübertritten von Ungarn nach Österreich Luft. Als am 7.10.1989 das 40-jährige Bestehen der DDR mit einer Militärparade gefeiert wurde, hatte die Staats- und Parteiführung die Situation bereits nicht mehr unter Kontrolle. Ge-

Montagsdemonstrationen

gen die massenhaften Montagsdemonstrationen von zuletzt 120.000 Menschen in Leipzig wagte die Parteiführung es nicht mehr, das bereitstehende Militär einzusetzen. Honecker wurde abgesetzt, kurz darauf trat die Regierung der DDR zurück. Es bildeten sich „runde Tische", die den Volkswillen repräsentierten und an Stelle der Staatsorgane politische Beschlüsse fassten.

---

[1] Foedus (lat.) = Bündnis, Vertrag; Föderation: auf Vertrag beruhender Zusammenschluss mehrerer Einzelstaaten zu einem Bundesstaat.

Noch war offen, ob es zu einer schnellen Wiedervereinigung oder zu einer inneren Umgestaltung der DDR mit einer allmählichen Annäherung beider deutscher Staaten kommen werde. In beiden deutschen Teilstaaten gab es viele Befürworter des zweiten Weges. Das Ergebnis der Wahlen zur Volkskammer am 18. 3. 1990 machte aber klar, was die große Mehrheit der Bürger in der DDR wünschte: die schnelle Herbeiführung der Einheit. Sie war am einfachsten über einen Beitritt nach Artikel 23 Grundgesetz herzustellen, weil dann alle an die Bundesrepublik Deutschland anknüpfenden internationalen Vertragsbeziehungen ohne komplizierte Beitrittsverhandlungen problemlos auf das Gebiet der DDR erstreckt werden konnten. Allerdings hatte diese Lösung den Nachteil, dass die Wiedervereinigung als Einverleibung der DDR und ihrer Bürger in das Staatswesen der Bundesrepublik aufgefasst werden konnte und auch aufgefasst wurde.

Beitritt

Wenn damit national auch die Weichen gestellt waren, so war doch die Wiedervereinigung nicht möglich ohne die Zustimmung der früheren Kriegsgegner Deutschlands und die Aufgabe von deren Rechten als Besatzungsmächte. Insbesondere Frankreich und England waren besorgt über eine sich abzeichnende deutsche Dominanz auf dem Kontinent. Die größte Schwierigkeit war aber im Verhältnis zur Sowjetunion zu überwinden. Denn die Amerikaner hatten verlangt, dass das wiedervereinigte Deutschland der EG und der NATO angehören müsse. Es erschien undenkbar, dass sich die Sowjetunion diesem Verlangen beugen würde. Aber es gelang tatsächlich in einem Konferenz-Marathon im Sommer 1990 im Rahmen der sog. „Zwei-Plus-Vier"-Gespräche, die Zustimmung Moskaus zu erhalten – eine Meisterleistung der deutschen Diplomatie. Allerdings musste Deutschland in einem Quasi-Friedensvertrag die Oder-Neiße-Linie als deutsch-polnische Grenze anerkennen und Beschränkungen seiner Streitkräfte und Waffen zustimmen. Dies war die Voraussetzung, dass der noch zwischen der DDR und der Bundesrepublik geschlossene Einigungsvertrag am 3. Oktober 1990 in Kraft treten und die Deutsche Einheit Wirklichkeit werden konnte.

„Zwei-Plus-Vier"-Gespräche

4 Das Selbstverständnis der Bundesrepublik nach dem Grundgesetz

Die im Grundgesetz niedergelegte Ordnung ist wertebezogen. Das heißt, der Staat wird nicht als eine bloße Hülse für beliebiges, wertneutrales Handeln seiner Organe, Repräsentanten und Bürger verstanden, sondern er verkörpert und sichert eine bestimmte Werteordnung.

Werteordnung

Das Grundgesetz geht von dem Menschenbild des freien und mündigen Staatsbürgers aus, der seine Rechte kennt und wahrnimmt und von einem Staatswesen, das diese „freie Entfaltung der Persönlichkeit" (Art. 2 GG) schützt und sichert. Ziel war es, eine die Menschenwürde in den Mittelpunkt stellende demokratische Ordnung zu schaffen und Sicherungen einzubauen, die eine Wiederkehr totalitärer Machtverhältnisse verhindern sollen. Der erstgenannte Gedanke hat vor allen Dingen in dem weitgefassten Katalog der Menschenrechte und Grundrechte Ausdruck gefunden, der an den Anfang des Grundgesetzes gestellt wurde. Der zweite Gedanke äußert sich darin, dass bestimmte elementare Prinzipien der Verfassung, z. B. die in Artikel 1 und 20 niedergelegten Grundsätze, auf legalem Wege nicht geändert werden können. Damit sollte der geschichtlichen Erfahrung der Weimarer Republik vorgebeugt werden, deren verfassungsrechtliche Toleranz so groß war, dass sie ge-

Menschenbild

Menschenrechte/ Grundrechte

gen die Zerstörung ihrer Grundlagen durch Verfassungsfeinde keine rechtlichen Vorkehrungen getroffen hatte.

Grundgedanken — Die tragenden Grundgedanken sind
- das Demokratieprinzip,
- der föderale Staatsaufbau,
- das Rechtsstaatsprinzip,
- der Sozialstaatsgedanke.

Diese Grundsätze sind auch alle einer Verfassungsänderung entzogen.

4.1 Das Demokratieprinzip

Nach Artikel 20 Abs. 1 GG ist die Bundesrepublik Deutschland „ein demokratischer und sozialer Bundesstaat". „Alle Staatsgewalt geht vom Volke aus" (Art. 20 Abs. 2 Satz 1 GG).

Demokratische Staatsform — In diesen beiden Sätzen findet sich die Grundsatzentscheidung für eine demokratische Staatsform. Demokratie heißt Volksherrschaft, was bedeuten soll, dass die Staatsgewalt dem Grunde nach dem Volk zusteht, das sie durch besondere Organe und durch Wahlen und Abstimmungen ausübt.

Grundvoraussetzung der Demokratie ist die Gleichheit der Bürger und ihre politische Betätigungsfreiheit. Daher sind auch die Meinungsfreiheit (Art. 5 GG), die Versammlungsfreiheit (Art. 8 GG) und die Vereinigungsfreiheit (Art. 9 GG), z. B. zu politischen Parteien, vom Demokratieprinzip umfasst.

Wahlen — Die Ausübung der Staatsgewalt auf Grund von Wahlen bedeutet, dass Volksvertretungen vorhanden sein müssen, die in periodisch wiederkehrenden Wahlen ihr Mandat erneuern lassen müssen. Wahlen müssen allgemein, frei, gleich und geheim, aber nicht unbedingt unmittelbar sein. Nicht jedes Staatsorgan kann unmittelbar vom Volk gewählt werden. Man spricht dann von **repräsentativer Demokratie**.

Die Wahlfreiheit bedingt gleichzeitig das Mehrparteiensystem, denn nur dann ist eine Auswahlentscheidung möglich. Daher ist mit dem Demokratieprinzip auch gleichzeitig die Zulässigkeit einer parlamentarischen oder außerparlamentarischen Opposition verbunden.

Bei den Wahlakten muss sich der Staat mit seinen Organen neutral verhalten. Daher ist in vielen regierungsamtlichen Verlautbarungen der Zusatz eingedruckt, dass sie nicht für Wahlkampfzwecke verwendet werden dürfen.

Gewaltenteilung — Zum Demokratieprinzip, ebenso aber auch zum Rechtsstaatsprinzip, gehört der Grundsatz der **Gewaltenteilung** (besser: Funktionentrennung), also die Aufteilung der Staatsgewalt auf Gesetzgebung (Legislative), Verwaltung (Exekutive) und Rechtsprechung (Judikative). Er bedeutet, dass die Staatsgewalt auf verschiedene Säulen verteilt werden soll, die durch ihre gegenseitige Kontrolle und Beschränkung eine Omnipotenz (Allmacht) des Staates verhindern. Der Grundgedanke stammt aus der Aufklärung[2] mit ihrer Kritik am Absolutismus, bei dem alle Staatsfunktionen in der Hand des Souveräns, sei es der König oder ein Landesfürst, vereinigt waren. Er erließ die Gesetze, er führte sie mit seinen Beamten aus und entschied schließlich auch bei Zuwiderhandlungen. Dieser in einer Person vereinigten staatlichen Allmacht setzte Montesquieu in seinem Werk „De l'esprit des lois" (Vom Geist der Gesetze, 1748) den Gedanken der Gewaltenteilung entgegen. Er hat heute noch unverändert Gül-

---

[2] Geistesgeschichtliche Epoche im 17./18. Jahrhundert. Führende Vertreter Thomas Hobbes, John Locke, Jean Jacques Rousseau, Voltaire.

tigkeit, auch wenn manche modernen Autoren inzwischen von den „Vier Gewalten" im Staate sprechen.

Gemeint ist damit die Öffentlichkeit bzw. die Medien, deren Einfluss auf die Gesellschaft in der Tat nicht hoch genug eingeschätzt werden kann. Durch eine geschickte Medienkampagne können Politiker diskreditiert oder aufgebaut, Abstimmungsentscheidungen beeinflusst und Modetrends geschaffen werden. Dennoch ist es unberechtigt, in diesem Zusammenhang von einer vierten Gewalt zu sprechen.

Medien

4.2 Der föderale Staatsaufbau

Die Bundesrepublik Deutschland ist ein Bundesstaat (Art. 20 GG), also ein Staatswesen, das aus mehreren selbständigen Gliedstaaten (den Ländern) und dem Gesamtstaat (dem Bund) gebildet wird. Den Bundesländern wird also eine eigene, nicht vom Bund abgeleitete Teilsouveränität zuerkannt. Die Staatsgewalt ist zwischen Bund und Ländern so verteilt, dass annähernd ein Gleichgewicht herrscht.

Bundesstaat

Dieser föderale Staatsaufbau hat in Deutschland eine lange historische Tradition bis zurück zum Deutschen Bund von 1815. Er ist von den alliierten Siegermächten aber auch bewusst gefördert worden, um eine allzu starke deutsche Zentralgewalt zu verhindern. Die hierdurch herbeigeführte Aufteilung der Staatsgewalt wird am deutlichsten bei der Gesetzgebung, die in Abhängigkeit von dem jeweiligen Gegenstand zwischen Bund und Ländern aufgeteilt ist (☞ S. 31). Für die relativ seltenen Fälle, dass bundesrechtliche und landesrechtliche Vorschriften sich widersprechen, bestimmt Artikel 31 GG: „Bundesrecht bricht Landesrecht".

Aufteilung der Staatsgewalt

Ganz anders sieht die Aufgabenverteilung im Bereich der Verwaltung aus. Die Ausführung aller Gesetze, also auch der Bundesgesetze, ist Sache der Länder einschließlich der Kreis- und Gemeindebehörden. Das Grundgesetz hat also – bis auf wenige Ausnahmen – darauf verzichtet, für den Bund einen eigenen Verwaltungsunterbau zu schaffen, sondern „die Ausübung der staatlichen Befugnisse und die Erfüllung der staatlichen Aufgaben ist Sache der Länder" (Art. 30 GG). Allerdings hat der Bund bei der Ausführung der Bundesgesetze Aufsichts- und Kontrollmöglichkeiten.

Verwaltung ist Ländersache

Es liegt auf der Hand, dass eine derart ineinander verwobene Zuständigkeitsverteilung zu Konflikten und Machtkämpfen führen kann. Deshalb enthält der **Grundsatz der Bundestreue** das Gebot gegenseitiger Rücksichtnahme zwischen Bund und Ländern. Dieses Rücksichtnahmegebot gerät in der Tagespolitik gelegentlich in Vergessenheit, wie die immer wiederkehrenden Auseinandersetzungen über die Verteilung des Steueraufkommens und über Weisungsrechte des Bundes in Atomenergiefragen zeigen.

Rücksichtnahmegebot

Nach der Wiedervereinigung Deutschlands umfasst die Bundesrepublik 16 Länder mit einer Einwohnerzahl zwischen 800.000 (Bremen) und 18 Mio. (Nordrhein-Westfalen). Es ist klar, dass es bei diesen Unterschieden große Diskrepanzen in der Finanzkraft und wirtschaftlichen Leistungsfähigkeit gibt. Eine Neugliederung des Bundesgebietes, die schon das Grundgesetz vorgesehen hat, wäre zur Schaffung annähernd vergleichbarer Länderstrukturen dringend geboten. Aber alle derartigen Ansätze, die es vor allen Dingen in den fünfziger Jahren gegeben hat, sind an den unvereinbaren Vorstellungen und dem Egoismus der Betroffenen gescheitert. Jüngstes Beispiel war der gescheiterte Versuch, die Länder Berlin und Brandenburg zu einem Bundesland zusammenzuschließen.

Neugliederung

Dies hat zur Folge, dass auch die an den Landesstatus gekoppelten Einrichtungen, wie Landesversicherungsanstalten, Rundfunkanstalten, Landesbanken weitgehend in ihrer ursprünglichen Gliederung beibehalten bzw. in den neuen Ländern neu geschaffen wurden.

4.3 Das Rechtsstaatsprinzip

Gesetzesbindung

Das Grundgesetz spricht nicht ausdrücklich vom Rechtsstaat, sondern sagt in Artikel 20 Abs. 3: „... die vollziehende Gewalt und die Rechtsprechung sind an Gesetz und Recht gebunden". Unter Einbeziehung anderer Vorschriften des Grundgesetzes wird hierin richtigerweise eine Festlegung auf den Rechtsstaat gesehen.

Sicherung des inneren Friedens

Rechtsstaat heißt, dass der Staat und seine Organe, Verbände, Einrichtungen und Bürger an Rechtsregeln gebunden sind. Diese sollen den inneren Frieden in der Gesellschaft sichern. Sie verbieten die Austragung von Konflikten im Wege der Selbstjustiz oder durch Anwendung physischer Gewalt.

Gewaltmonopol des Staates

Die Lösung von Konflikten ist – wenn denn eine gütliche Einigung nicht möglich ist – ausschließlich den Gerichten vorbehalten. Der Richterspruch wird notfalls mit staatlicher Hilfe durch den Gerichtsvollzieher vollstreckt. Der Staat ist die einzige Instanz, die legaliter (von Gesetzes wegen) Gewalt anwenden darf (**Gewaltmonopol des Staates**). Dieser Grundsatz ist in jüngerer Zeit immer wieder unter Berufung auf angeblich zulässigen „zivilen Ungehorsam" oder die Verteidigung höherwertiger Rechtsgüter, z. B. bei den Blockaden von Castor-Transporten, angegriffen worden. Letztlich handelt es sich dabei aber regelmäßig doch nur um eine beschönigende Umschreibung eines rechtswidrigen Handelns (Nötigung) ohne hinreichenden Rechtfertigungsgrund.

Das Rechtsstaatsprinzip äußert sich in folgenden Zusammenhängen:
- Gewährleistung von Grundrechten,
- Gewaltenteilung,
- Gesetzmäßigkeit der Verwaltung,
- Rechtsweggarantie.

4.3.1 Die Verbürgung von Grundrechten

Unmittelbare Geltung der Grundrechte

Die Grundrechte (Art. 1 – 19 GG) sind vom Verfassungsgeber wegen ihrer herausragenden Bedeutung an den Anfang des Grundgesetzes gestellt worden. Sie binden „Gesetzgebung, vollziehende Gewalt und Rechtsprechung als unmittelbar geltendes Recht" (Art. 1 Abs. 3 GG). Dagegen galten die Grundrechte nach der Weimarer Verfassung nur „nach Maßgabe der Gesetze", sie konnten also durch einfaches Gesetz modifiziert oder im äußersten Fall auch außer Kraft gesetzt werden.

Vorläufer

Historisch sind die Grundrechte aus der Forderung, die Freiheit und das Eigentum des Einzelnen vor willkürlichen Eingriffen des Staates zu schützen, entwickelt worden. Vorläufer waren die „Bill of rights" (England 1689), die Verfassung der Vereinigten Staaten von Amerika (1789) und die Erklärung der Menschen- und Bürgerrechte in der französischen Revolution (1789).

Menschenrechte/ Staatsbürgerrechte

Abgesehen von anderen Unterscheidungsmerkmalen, kann man die Grundrechte in **Menschenrechte**, die allen Menschen zustehen (z. B. Art. 2, 3, 4, 5, 14) und **Staatsbürgerrechte**, die nur Deutschen zustehen (z. B. Art. 8, 9, 11, 12) unterteilen. Offen ist die Frage, ob die Grundrechte nur den Staat gegenüber dem Bürger binden und verpflichten, oder ob sie auch im Verhältnis der Bürger untereinander gelten. Das Bundesverfassungsgericht hat eine solche „Drittwirkung der Grundrechte" nicht anerkannt, die Grundrechte aber als

Ausdruck einer objektiven, allgemein in der Rechtsordnung zu beachtenden Werteordnung eingestuft.

Leitgedanke des gesamten Grundrechtskataloges und der Werteordnung des Grundgesetzes ist **Art. 1 GG**:

Art. 1 GG

„Die Würde des Menschen ist unantastbar. Sie zu achten und zu schützen ist Verpflichtung aller staatlichen Gewalt".

Würde des Menschen

Mit diesen feierlichen Worten wird zum Ausdruck gebracht, dass es einen Kernbereich der Persönlichkeit gibt, der weder vom Staat noch von Dritten angetastet werden darf. Das Schutzgebot für die Menschenwürde gilt für jedermann, unabhängig von Nationalität, Alter, körperlicher oder geistiger Gesundheit, also z. B. auch für schwerstgeschädigte Kranke und Behinderte. Dieses „allgemeine Persönlichkeitsrecht" ist auch Prüfmaßstab bei der Frage gewesen, ob die Verhängung lebenslanger Freiheitsstrafen gegen das Grundgesetz verstößt. Das Bundesverfassungsgericht hat dies seinerzeit verneint, aber klare Regelungen für Begnadigungen verlangt.

Die Würde des Menschen umfasst auch den Schutz der Intimsphäre. Dies spielt für Fragen der Sexualerziehung in der Schule, aber auch für die unberechtigte Benutzung privat aufgenommener Fotos und Tonbandaufnahmen eine Rolle. Grundsätzlich hat hier der Schutz der Privatsphäre Vorrang.

Die Wahrung der Würde des Menschen gebietet auch, ihm staatlicherseits die Mittel zur Sicherung des Existenzminimums zu gewähren, wenn er aus eigener Kraft dazu nicht in der Lage ist. Ähnlich formuliert es § 1 des Bundessozialhilfegesetzes. Wenn das Bundesverfassungsgericht verlangt, dass das Existenzminimum von der Besteuerung ausgenommen werden soll, so ist dies auch mittelbar eine Auswirkung von Art. 1 GG.

Die Reichweite des Satzes von der Menschenwürde spielt eine zentrale Rolle bei den vielen ethischen Fragen im Zusammenhang mit den modernen Möglichkeiten der **Humangenetik**. So sind z. B. die bei der In-vitro-Fertilisation außerhalb des Mutterleibes erzeugten Embryonen Träger der Menschenwürdegarantie und dürfen daher nicht einfach als Arbeitsmaterial für die Forschung eingesetzt werden. Auch Bestrebungen, durch Eingriffe in die menschliche Genstruktur das Erbmaterial im Sinne einer Menschenzüchtung zu manipulieren, würden gegen Art. 1 GG verstoßen.

Die Verpflichtung des Staates, dem Einzelnen Schutz vor Angriffen auf seine Menschenwürde zu gewähren, endet nicht mit seinem Tode. Der Zulässigkeit von klinischen Obduktionen sind hierdurch ebenfalls enge Grenzen gesetzt.

Art. 2 GG

Art. 2 GG enthält das Recht auf freie Entfaltung der Persönlichkeit, soweit hierdurch nicht Rechte anderer verletzt werden. Diese **allgemeine Handlungsfreiheit** gewährleistet, dass jeder Mensch seine privaten und beruflichen Angelegenheiten nach eigenen Vorstellungen ordnen kann. Die Gesetze stellen hierzu Gestaltungsmittel, z. B. Regeln über die Vereinsgründung oder zum Kaufvertragsrecht, bereit. Dieses Recht zur Selbstentfaltung geht aber nur soweit, als es Rechte anderer nicht verletzt. Denn der Bürger von nebenan hat die gleichen Rechte wie ich und kann mit dem gleichen Anspruch die Wahrung seiner Rechtsphäre verlangen, also z. B. die Einhaltung von Grenzabständen oder die Beschränkung von Lärmimmissionen.

Entfaltung der Persönlichkeit

Aus dem in Art. 2 Abs. 1 GG verankerten allgemeinen Persönlichkeitsrecht hat das Bundesverfassungsgericht auch das sprachlich verunglückte Recht auf „informationelle Selbstbestimmung" abgeleitet. Hierdurch soll gewährleistet

„Informationelle Selbstbestimmung"

werden, dass Daten über den einzelnen Bürger nur in dem Umfang gesammelt und weitergegeben werden, wie eine ausdrückliche Zustimmung vorliegt, oder soweit das für überragende Zwecke des Gemeinwohls unerlässlich ist.

Transplantationsgesetz

Artikel 2 Abs. 2 GG gewährleistet das „Recht auf Leben und körperliche Unversehrtheit". Diese Vorschrift spielte bei der Verabschiedung des Transplantationsgesetzes 1997 eine entscheidende Rolle für die Beurteilung der Zulässigkeit von Transplantationen. Sie ist auch der verfassungsrechtliche Anknüpfungspunkt hinsichtlich der anhaltenden Diskussion über die Sterbehilfe (☞ dazu S. 102 ff.).

Schutz der Leibesfrucht

Artikel 2 Abs. 2 GG erfasst auch das noch ungeborene menschliche Leben, den „nasciturus"[3]. Die umfangreiche Rechtsprechung des Bundesverfassungsgerichts zur Abtreibungsfrage (☞ S. 105 f.) findet hier sowie in Art. I GG ihre Grundlage. Unter Berufung auf diese Vorschrift hat das Bundesverfassungsgericht die 1974 beschlossene „Fristenlösung" für verfassungswidrig erklärt. Der Schutz der Leibesfrucht habe während der gesamten Dauer der Schwangerschaft Vorrang vor dem Selbstbestimmungsrecht der Schwangeren.

Körperliche Eingriffe

Auch die vielfältigen Fragen im Zusammenhang mit zwangsweise erfolgenden medizinischen Eingriffen sind an Artikel 2 Abs. 2 GG zu messen. Hiernach sind z. B. Entnahmen von Blutproben und andere körperliche Eingriffe im Zusammenhang von Strafverfahren auch ohne Einwilligung des Betroffenen für zulässig erklärt worden, wenn sie nach den Regeln der ärztlichen Kunst vorgenommen werden und kein Nachteil für seine Gesundheit zu befürchten ist. Bei schwereren Eingriffen muss die Maßnahme in einem angemessenen Verhältnis zur Schwere der Tat stehen.

Freiheit der Person

Artikel 2 Abs. 2 GG schützt auch die Freiheit der Person. Gemeint ist dabei die körperliche Bewegungsfreiheit, nicht die geistige Freiheit und auch nicht die Freiheit, seinen Wohnsitz an einem beliebigen Ort zu nehmen. Letzteres ist durch Artikel 11 GG geschützt. Es liegt auf der Hand, dass diese Freiheitsgewährleistung im Widerspruch steht zu der im Interesse der Gesellschaft oder des Einzelnen gelegentlich notwendigen Anordnung von Freiheitsstrafe, Untersuchungshaft oder anstaltsmäßiger Unterbringung. Daher bestimmt Artikel 2 Abs. 2 Satz 3 GG, dass sowohl in das Recht auf körperliche Unversehrtheit wie in das der Freiheit eingegriffen werden darf, aber nur aufgrund eines Gesetzes. Für diese Fälle des sog. Gesetzesvorbehalts bestimmt Artikel 19 Abs. 1 Satz 2, dass das einschränkende Gesetz das betroffene Grundrecht unter Angabe des Artikels nennen muss. Damit soll die Einschränkung offengelegt, der Gesetzgeber aber auch veranlasst werden, sich vor derartigen Grundrechtsbeschränkungen über die Notwendigkeit einer Beschränkung Rechenschaft abzulegen.

Art. 3 GG

Gleichheit

Art. 3 GG formuliert mit den Worten „Alle Menschen sind vor dem Gesetz gleich" den allgemeinen Gleichheitsgrundsatz. Er beinhaltet nicht nur das Gebot, alle Personen vor Gerichten und Verwaltungsbehörden gleich zu behandeln, sondern auch den Grundsatz, dass gleiche oder vergleichbare Sachverhalte vom Gesetzgeber oder der Verwaltung nicht ungleich behandelt werden dürfen. Umgekehrt müssen unterschiedliche Sachverhalte auch in ihren Rechtsfolgen differenziert behandelt werden. Wegen Verstoßes gegen dieses Gleichheitsgebot sind vom Bundesverfassungsgericht schon mehrfach gesetz-

---

3 Nasciturus (lat.) = einer, der künftig geboren werden soll.

liche Regelungen aufgehoben worden, z. B. in einem Fall, in dem ein Student vom Bezug von Arbeitslosengeld ausgeschlossen worden war, obwohl er Beiträge entrichtet hatte und der Arbeitsvermittlung zur Verfügung stand.
Ein wichtiges Anwendungsgebiet des Art. 3 GG liegt im Wahlrecht, insofern er gebietet, dass bei Wahlentscheidungen der formale Zählwert jeder Stimme gleich sein muss.
Art. 3 GG verbietet z. B. auch, dass bei der Zulassung für Studienfächer mit „numerus clausus" die Landeskinder bevorzugt werden.

Artikel 3 Abs. 2 GG enthält den selbstverständlichen und doch noch so unvollkommen umgesetzten Rechtssatz: „Männer und Frauen sind gleichberechtigt". Die Vorschrift gebietet nicht, Männer und Frauen in allen Belangen gleich zu behandeln, etwa Mutterschutzvorschriften auf Männer anzuwenden, sondern verbietet ungerechtfertigte Benachteiligung von Frauen.
Es ist bekannt, dass Frauen in vielen Fällen bei der Besetzung von Arbeitsplätzen, bei der Auswahl für Führungspositionen und in der Vergütung schlechter gestellt werden als Männer. Daher bestimmt § 611 a BGB, gleichsam in Ausführung des Artikels 3 Abs. 2 GG: „Der Arbeitgeber darf einen Arbeitnehmer bei einer Vereinbarung oder Maßnahme, insbesondere bei der Begründung des Arbeitsverhältnisses, beim beruflichen Aufstieg, bei einer Weisung oder einer Kündigung nicht wegen seines Geschlechts benachteiligen".

Gleichberechtigung

Die meisten Bundesländer haben zwischenzeitlich Gleichstellungsgesetze erlassen, die Regelungen zum Schutz und zur Förderung der Frauen in den öffentlichen Verwaltungen enthalten. Für Kommunen einer bestimmten Größenordnung sind in Nordrhein-Westfalen hauptamtliche Gleichstellungsbeauftragte vorgeschrieben, die die Umsetzung dieser Pflichten sicherstellen sollen. Vergleichbare Regelungen für die Privatwirtschaft gibt es nicht.
So berechtigt das Anliegen der Gleichbehandlung von Frauen im Berufsleben ist, so wenig darf es zu einer Benachteiligung von Männern führen. Daher sind Regelungen, wie sie einige Frauenförderungsgesetze der Länder und auch das neue Gleichstellungsdurchsetzungsgesetz des Bundes vorsehen, wonach Frauen bei der Besetzung von Stellen bei gleicher Qualifikation gegenüber Männern so lange bevorzugt werden sollen, bis auf der entsprechenden Ebene ein Gleichstand von Männern und Frauen erreicht ist, rechtlich bedenklich. Dies wäre ein Verstoß gegen den verfassungsrechtlichen Grundsatz, dass Dienstposten in der öffentlichen Verwaltung nach Leistung, Befähigung und fachlicher Eignung vergeben werden sollen. Um derartige Konfliktfälle entscheiden zu können, bei denen sich ein Mann und eine gleichqualifizierte Frau als Bewerber um eine Stelle gegenüberstehen, muss man auf Hilfskriterien, wie Alter, Familienstand, Dienstalter, Wartezeiten usw. zurückgreifen.

Gleichstellungsgesetz

1994 wurde in Art. 3 Abs. 3 GG das Verbot der Benachteiligung Behinderter aufgenommen. Das neue SGB IX aus dem Jahre 2001 sowie das Bundesgesetz zur Gleichstellung behinderter Menschen, das am 1. 5. 2002 in Kraft treten soll, setzen diese Forderung um.

Gleichstellung behinderter Menschen

Art. 5 GG

Art. 5 GG verbürgt die Freiheit des Geistes in aktiver und passiver Hinsicht. Er enthält Regelungen über die Meinungs- und Informationsfreiheit, die Presse- und Rundfunkfreiheit sowie die Freiheit der Kunst und Wissenschaft. Jeder hat das Recht, seine Meinung frei zu äußern und sich aus allgemein zugänglichen Quellen ungehindert zu unterrichten. Das ist der Kern. Es geht also nicht darum, eine Meinung haben zu dürfen, sondern um deren Verbreitung, und das Recht, sich aus allen Informationsquellen zu unterrichten.

Freiheit des Geistes

Die Meinungs- und Informationsfreiheit darf aber nicht dazu missbraucht werden, andere, z. B. durch betriebsschädigende Äußerungen, wirtschaftlich zu ruinieren oder durch persönliche Beleidigungen zu verunglimpfen. Deshalb finden diese Rechte ihre Schranken in den Vorschriften der allgemeinen Gesetze, insbesondere auch der Beleidigungstatbestände des Strafgesetzbuches.

Rundfunkfreiheit

Besondere Bedeutung hat Art. 5 GG auf dem Gebiet der Rundfunk- und Fernsehfreiheit. Rundfunk und Fernsehen muss zunächst von staatlichem Einfluss frei sein. Es muss sichergestellt werden, dass die bestehende Meinungsvielfalt in Rundfunk und Fernsehen umfassend und in aller Breite Ausdruck finden kann. Diese Gebote können für den öffentlich- rechtlich organisierten Rundfunk als einigermaßen erfüllt angesehen werden. Dies gilt nicht ohne weiteres für die privaten Rundfunk- und Fernsehsender, bei denen die Meinungsvielfalt nach der Vorstellung des Bundesverfassungsgerichts durch die Vielzahl der Veranstalter sichergestellt wird.

Art. 12 GG

Von besonderer Bedeutung für alle Auszubildenden ist das in **Art. 12 GG** konstituierte Recht zur freien Wahl der Ausbildungsstätte und des Berufes. Es ist ein Recht, das nur Deutschen zusteht, Ausländern allenfalls aufgrund internationaler Abkommen.

Zulassungs-beschränkungen

Das Bundesverfassungsgericht hat in dem sog. Apothekenurteil eine Stufentheorie zu diesem **Grundrecht der Berufsfreiheit** entwickelt. Danach kann die Freiheit der Berufs**ausübung** beschränkt werden, wenn vernünftige Gründe des Gemeinwohls es rechtfertigen. Dagegen kann die Freiheit der Berufs**wahl** nur dann eingeschränkt werden, wenn es zum Schutz besonders wichtiger Gemeinschaftsgüter unerlässlich ist. Auch dann sind vorrangig subjektive Zulassungsvoraussetzungen möglich und nur im Ausnahmefall objektive Zulassungsbeschränkungen, wie dies etwa der numerus-clausus für bestimmte Studienfächer ist. Dies bedeutet praktisch, dass z. B. Regelungen der Ladenschlusszeiten, obwohl sie Eingriffe in die Freiheit der Berufsausübung darstellen, ohne weiteres durch sachliche Gründe zu rechtfertigen sind. Zulassungsbeschränkungen für Hoch- und Fachschulen dagegen nur dann, wenn alle Möglichkeiten zu Vermehrung der Ausbildungsplätze erschöpft sind und ohne die Zulassungsbeschränkungen wichtige Gemeinschaftsgüter verletzt würden. Dabei sind als „im Allgemeinen zulässige" subjektive Zulassungsbeschränkungen z. B. eine bestimmte Vor- oder Ausbildung, das erfolgreiche Bestehen eines Tests oder das Erreichen einer bestimmten Altersgrenze anzusehen. Eine objektive Zulassungsbeschränkung wäre die zahlenmäßige Begrenzung der zuzulassenden Bewerber.

Das Grundrecht beinhaltet auch die Freiheit der Wahl des Arbeitsplatzes.

Art. 14 GG

Sozialbindung des Eigentums

Art. 14 GG enthält die Gewährleistung, aber auch die Beschränkung des Eigentums. In Abs. 2 heißt es: „Eigentum verpflichtet. Sein Gebrauch soll zugleich dem Wohle der Allgemeinheit dienen". Zwar wird zunächst das Eigentum ausdrücklich gewährleistet; es ist aber im Vergleich zu anderen Grundrechten besonderen Einschränkungen, nämlich u. a. der eben zitierten „Sozialbindung" unterworfen.

Hierin ist ein deutlicher Auffassungswandel gegenüber dem liberalistischen Eigentumsverständnis zu sehen, wie es sich noch in dem 1900 in Kraft getretenen Bürgerlichen Gesetzbuch wiederfindet. Dort heißt es nämlich: „Der Eigentümer einer Sache kann, soweit nicht das Gesetz oder Rechte Dritter entgegenstehen, mit der Sache nach Belieben verfahren und andere von jeder Einwirkung ausschließen" (§ 903 BGB). Welch ein Unterschied! Im Bürgerlichen Gesetzbuch das Recht, mit einer Sache nach Belieben verfahren zu dürfen, im Grundgesetz die Bindung, das Eigentum (auch) zum Wohle der Allgemeinheit einzusetzen.

Es ist Sache des Gesetzgebers, Inhalt und Schranken des Eigentums zu bestimmen, wobei allerdings das Eigentum in seiner Substanz unberührt bleiben muss. Beispiele für solche Beschränkungen sind Regelungen für die bauliche Ausnutzung von Grundstücken und die Mitbestimmung für Arbeitnehmer in Großbetrieben.

Die Sozialpflichtigkeit des Eigentums wird aufs Äußerste gesteigert in den Fällen der Enteignung, für die Artikel 14 Abs. 3 GG bestimmt, dass sie nur zum Wohle der Allgemeinheit und nur gegen Entschädigung zulässig sind. Eine Enteignung kann also nur durch ein überwiegendes öffentliches Interesse, z. B. am Bau von Versorgungsleitungen oder Straßen, nicht aber durch private Interessen, gerechtfertigt werden.

Enteignung

4.3.2 Die Gewaltenteilung

Nach dem Prinzip der Gewaltenteilung soll die Staatsmacht auf mehrere organisatorisch eigenständige Aufgabenbereiche verteilt werden, die sich gegenseitig beschränken und kontrollieren. Der Gewaltenteilungsgrundsatz (☞ S. 16) findet seinen verfassungsrechtlichen Ausdruck in Artikel 20 Abs. 2 Satz 2 GG, wonach die Staatsgewalt „durch besondere Organe der Gesetzgebung, der vollziehenden Gewalt und der Rechtsprechung ausgeübt" wird. Diese nehmen ihre Aufgaben eigenständig, unabhängig voneinander und mit eigenen Mitteln ausgestattet wahr.

Die Legislative handelt durch die Abgeordneten, die Exekutive durch die Beamtenschaft und die Angestellten im öffentlichen Dienst, die Justiz durch die Richterschaft. Amtsinhaber des einen Bereichs dürfen nicht zugleich Amtsträger in dem anderen Bereich sein. So darf z. B. ein Richter nicht zugleich Abgeordneter sein und ein Beamter kein hauptberuflicher Richter. In der Regel erfolgt die Bestellung von Amtsinhabern des einen Bereichs durch Amtsträger des anderen Bereiches (z. B. Wahl des Bundeskanzlers durch das Parlament, Wahl der Bundesrichter durch Richterwahlausschüsse).

Legislative/Judikative/ Exekutive

Auf welche Weise werden die Kontrollfunktionen wahrgenommen?
Die Verwaltung wird, soweit eine parlamentarische Instanz vorhanden ist, von den gewählten Abgeordneten und der Rechtsprechung kontrolliert. Die Aufgabenerfüllung des Parlaments wird zumindest ansatzweise durch die Verwaltung in Form von Rückmeldungen über Probleme bei der Durchführung von Gesetzen, vor allem aber durch die Verfassungsgerichtsbarkeit der Länder und des Bundes überprüft.
Die Rechtsprechung erscheint als die unabhängigste der drei Staatsgewalten. Sie ist aber intern durch ihr Selbstverständnis als Einrichtung zur Gesetzesauslegung, durch Berufungs- und Revisionsmöglichkeiten und in manchen Fällen auch durch die Verfassungsgerichtsbarkeit gebunden, da bestimmte Entscheidungen des Bundesverfassungsgerichts Gesetzeskraft haben.

Kontrolle

4.3.3 Die Gesetzmäßigkeit der Verwaltung

Der in Artikel 20 Abs. 3 GG enthaltene Grundsatz besagt, dass die Verwaltung bei ihren Entscheidungen an Gesetz und Recht gebunden ist. Da es sich hierbei nicht unbedingt um ein formelles Gesetz handeln muss, würde man besser von einer Rechtsbindung der Verwaltung sprechen.

Rechtsbindung

Vorrang des Gesetzes

Die besondere Hervorhebung der Gesetzmäßigkeit hängt mit dem rechtsstaatlichen Grundsatz des **Vorrangs des Gesetzes** zusammen. Dieser besagt, dass der in Gesetzesform geäußerte Staatswille jeder anderen staatlichen Willensäußerung, abgesehen von der Verfassung, vorgeht. Das Gesetz steht daher in der Rangfolge der Rechtsquellen (☞ S. 80) an oberster Stelle.

Eine dem Gesetz nachgeordnete Rechtsquelle kann nur insoweit Geltung beanspruchen, als sie mit dem Gesetz als dem höherrangigen Recht nicht in Widerspruch steht.

Vorbehalt des Gesetzes

Ein ebenso wichtiger Grundsatz ist der vom **Vorbehalt des Gesetzes**. Er bedeutet, dass belastende Eingriffe in die Rechtsstellung des Bürgers nur erfolgen dürfen, wenn dafür eine gesetzliche Ermächtigung besteht. Historisch wurde dieses Recht zuerst im England des 17. Jahrhunderts vom Parlament gegenüber dem König im Zusammenhang mit dem Steuer- und Abgabenrecht durchgesetzt. Der Grundsatz gilt heute als allgemein anerkanntes Rechtsprinzip für alle Eingriffe in Freiheit und Eigentum des Bürgers. Er besagt ganz konkret, dass für alle derartigen Eingriffe in die Rechtsstellung des Bürgers nicht nur eine rechtliche Grundlage, sondern ein formelles Gesetz vorhanden sein muss. Am klarsten kommt dieses Prinzip wohl in § 1 des Strafgesetzbuches zum Ausdruck, in dem es heißt: „Eine Tat kann nur bestraft werden, wenn die Strafbarkeit gesetzlich bestimmt war, bevor die Tat begangen wurde".

Auf diese Vorschrift haben sich u. a. die Mitglieder des „Nationalen Verteidigungsrates" der DDR berufen, als sie für den Schießbefehl an der innerdeutschen Grenze strafrechtlich verantwortlich gemacht wurden. Sie behaupteten, ihre Taten seien durch die Rechtsordnung der DDR gedeckt gewesen.

Rückwirkungsverbot von Strafgesetzen

Das Bundesverfassungsgericht hat durch Beschluss vom 24.10.1996 die Verfassungsbeschwerden zurückgewiesen. Es hat dabei zunächst bestätigt, dass das Verbot der Rückwirkung von Strafgesetzen eine Ausprägung des Rechtsstaatsprinzips sei. Das Rückwirkungsverbot könne aber mit der Forderung nach materieller (inhaltlicher) Gerechtigkeit kollidieren. Ein Vertrauensschutz, wie es das Rückwirkungsverbot darstelle, gebühre aber nur einem demokratischen, an die Grundrechte gebundenen Gesetzgeber, also nicht der DDR.

Verhältnismäßigkeit

Schließlich gehört zur Rechtsbindung der Verwaltung auch der Grundsatz der **Verhältnismäßigkeit der Mittel**. Er bedeutet, dass bei staatlichen Eingriffen in die Rechtssphäre des Bürgers von mehreren geeigneten Mitteln immer nur das mildeste gewählt werden darf. Dieser Grundsatz hat besondere Bedeutung im Polizei- und Ordnungsrecht. Wenn z. B. eine Hauswand einzustürzen droht und die Gefahr auch durch Abstützen beseitigt werden kann, dann darf kein Abriss angeordnet werden.

4.3.4 Rechtsweggarantie und Gerichtsbarkeiten

Rechtsweggarantie

Alle bis hierhin erwähnten Rechte und Verbürgungen bleiben wirkungslos, wenn nicht im Konfliktfall eine für die Beteiligten verbindliche Entscheidung getroffen und durchgesetzt werden kann. Dies gilt gleichermaßen für privatrechtliche Streitigkeiten zwischen Bürgern wie auch für Auseinandersetzungen zwischen Bürger und Staat. Insoweit hat der Anspruch auf richterliche Entscheidung sogar Verfassungsrang. Denn **Artikel 19 Abs. 4 GG** bestimmt: „Wird jemand durch die öffentliche Gewalt in seinen Rechten verletzt, so steht ihm der Rechtsweg offen". Mit dieser sog. Rechtsweggarantie soll gewährleistet werden, dass alle Maßnahmen der Verwaltung, die Rechte des Bürgers verletzen, gerichtlich überprüft werden können.

Welche Gerichte können nun dem Bürger zu seinem Recht verhelfen? Dabei kommt es auf den Streitgegenstand an. Es werden sechs Gerichtszweige unterschieden (☞ Abb. 2, S. 26):

1. Strafgerichtsbarkeit

Vor einem Strafgericht wird der Bürger wegen des Verdachts einer Straftat nach Vorermittlungen der Polizei durch die Staatsanwaltschaft angeklagt (☞ S. 108 f.). Dabei muss die Staatsanwaltschaft jedem Verdacht einer strafbaren Handlung nachgehen. In leichteren Fällen (Beleidigung, einfache Körperverletzung) hängt die Strafverfolgung davon ab, dass der Geschädigte einen Strafantrag stellt.

Strafrecht

2. Zivilgerichtsbarkeit

Vor Zivilgerichten werden zivilrechtliche Streitigkeiten, wie Schadensersatzklagen, Ehescheidungen, Erbschaftsangelegenheiten ausgetragen. Auch Haftungsfragen aus Anlass von ärztlichen Kunstfehlern oder Pflegefehlern sowie bei unterbliebener ärztlicher Aufklärung werden durch Zivilgerichte entschieden.

Zivilrecht

Zivil- und Strafgerichtsbarkeit werden unter dem Begriff „Ordentliche Gerichtsbarkeit" zusammengefasst. Die Richter wechseln gelegentlich zwischen den Gerichtszweigen. Es gibt einen vierstufigen Instanzenzug:
- Amtsgerichte
- Landgerichte
- Oberlandesgerichte
- Bundesgerichtshof.

„Ordentliche Gerichtsbarkeit"

Welches Gericht im Einzelnen angerufen werden kann, hängt von der Höhe des Streitwertes, der geltend gemachten Rechtsverletzung und der Bedeutung der Rechtsfrage ab.

3. Arbeitsgerichtsbarkeit

Die Arbeitsgerichte sind zuständig für die Entscheidung von Streitigkeiten zwischen Arbeitnehmern und Arbeitgebern (☞ S. 144 ff.). Meistens geht es um Kündigungsschutz, ausstehenden Lohn und Abfindungszahlungen. Da das Arbeitsrecht ein besonderer Zweig des Zivilrechts ist, ist auch das Verfahren dem Zivilprozess ähnlich.

Arbeitsrecht

4. Verwaltungsgerichtsbarkeit

Dieser Gerichtszweig entscheidet Streitigkeiten zwischen dem Bürger und Behörden oder zwischen verschiedenen Behörden. Vor das Verwaltungsgericht gehört z. B. der Streit über eine Aufenthaltsgenehmigung für einen Ausländer und über die Erteilung einer Baugenehmigung.

Verwaltungsrecht

5. Sozialgerichtsbarkeit

Die Sozialgerichte haben eine spezielle Zuständigkeit für bestimmte öffentlich-rechtliche Streitigkeiten zwischen Bürger und Verwaltung. Sie entscheiden über Rechtsfragen der Sozialversicherung wie etwa der gesetzlichen Krankenversicherung und der Arbeitslosenversicherung.

Sozialversicherungsrecht

6. Finanzgerichtsbarkeit

Die Finanzgerichte entscheiden über Rechtsstreitigkeiten auf dem Gebiet des Steuerrechts.

Steuerrecht

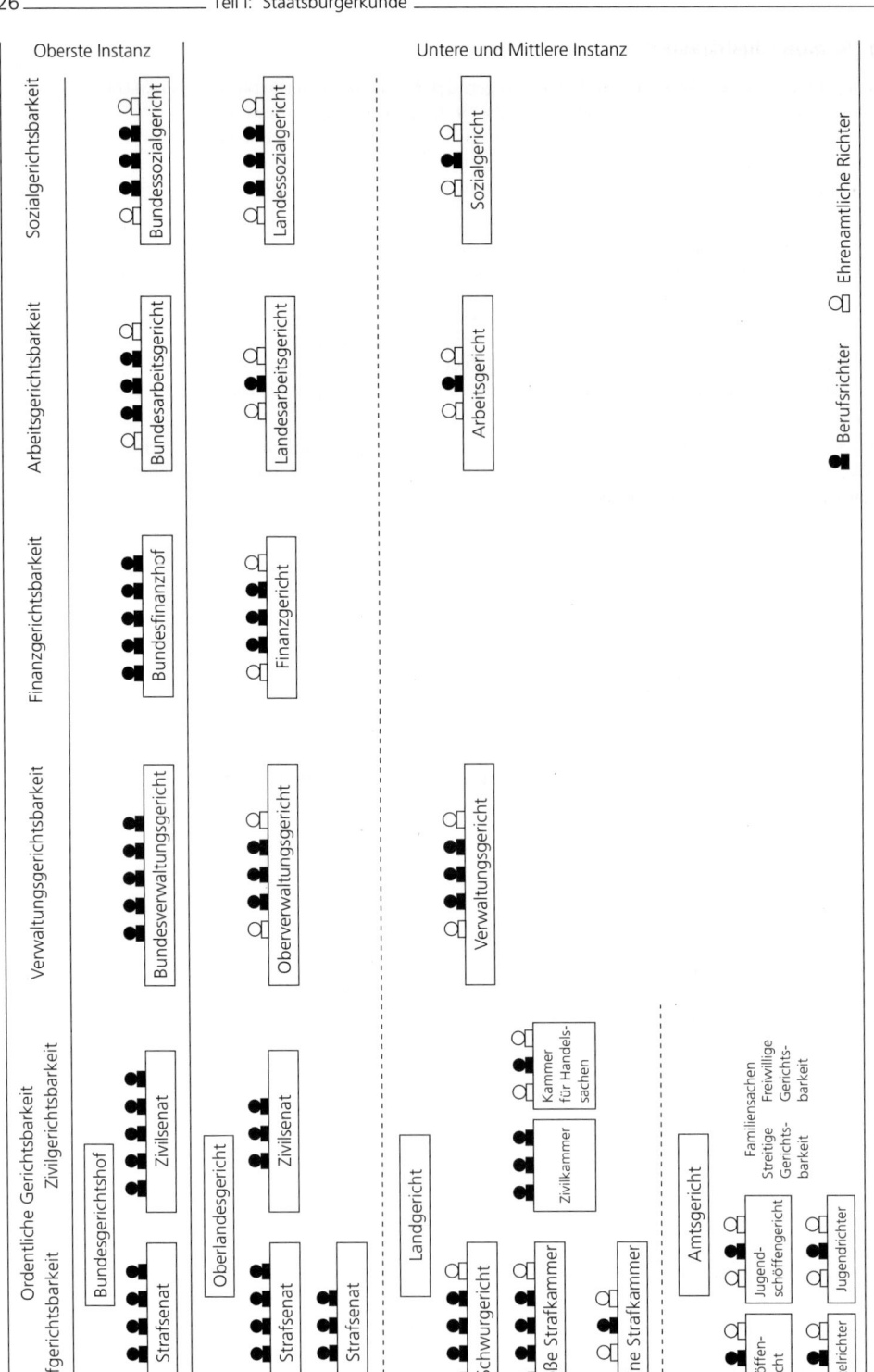

Abb. 2: Gerichtszweige, Gerichtsaufbau und Instanzen

4.3.5 Recht und Gerechtigkeit

Jeder Mensch erwartet von der Rechtsordnung, dass sie der Gerechtigkeit diene. Daher ist auch folgende **Definition des Rechtes** hinsichtlich seiner gesellschaftlichen Aufgabe üblich und völlig unstreitig, nämlich als „Friedensordnung für das soziale Zusammenleben, die an der Idee der Gerechtigkeit orientiert ist".

Obwohl jeder genau zu wissen glaubt, was im Einzelfall – insbesondere, wenn er selbst betroffen ist – „gerecht" ist, ist es bisher nicht gelungen, zu einer übereinstimmenden Definition des Begriffs „Gerechtigkeit" zu kommen. Definitionsversuche hat es seit dem Altertum gegeben. So hat der römische Jurist Ulpian erklärt: „Iustitia est constans et perpetua voluntas, ius suum cuique tribuere". Danach bedeutet Gerechtigkeit, jedem sein Recht zu gewähren. Kurz gefasst heißt die Formel „suum cuique" (jedem das Seine).

Mit dieser Definition ist das Problem aber nicht gelöst, denn was bedeutet denn: jemandem „sein Recht" oder „das Seine" zu gewähren?

Ist es gerecht, jemanden, der eine alte Frau durch Unachtsamkeit mit dem Auto überfahren und tödlich verletzt hat, zu 6 Monaten Freiheitsstrafe auf Bewährung oder zu 2 Jahren ohne Bewährung zu verurteilen? Ist es gerecht, Arbeitseinkommen mit 20 % oder mit 50 % zu besteuern?

Als Ergebnis jahrhundertelangen Nachdenkens kann man nur feststellen, Gerechtigkeit lässt sich kaum positiv – eher schon negativ – umreißen. Von zentraler Bedeutung ist allerdings der Gleichheitsgedanke und das Postulat der Gleichbehandlung gleicher Sachverhalte, wie es in Artikel 3 GG zum Ausdruck gekommen ist.

Gerechtigkeit

Die Orientierung an der Gerechtigkeit kann auch mit dem Gebot der **Rechtssicherheit** in Widerspruch geraten. Die Rechtssicherheit verlangt, einen Rechtsstreit, wenn er in einem geordneten Verfahren zum Abschluss gekommen ist, auch dann auf sich beruhen zu lassen, wenn er möglicherweise entgegen den Geboten der Gerechtigkeit entschieden worden ist. Es gibt im deutschen Recht nur ganz wenige Möglichkeiten zur Wiederaufnahme abgeschlossener Verfahren. Die Bewahrung oder Wiederherstellung des Rechtsfriedens ist ein ebenso hoher Wert wie die individuelle Gerechtigkeit im Einzelfall.

Rechtssicherheit

4.4 Der Sozialstaatsgedanke

Der Gedanke, dass der Staat auch für das soziale Wohlergehen seiner Bürger – zumindest teilweise – verantwortlich ist, ist relativ neu. Die liberalen Verfassungsordnungen des 19. Jahrhunderts beschränkten sich im Allgemeinen darauf, einige wenige Grundregeln für das Wirtschaftsleben aufzustellen und vertrauten im übrigen auf die Selbstregulierungskräfte des Marktes. Man war der Meinung, wenn man dem wirtschaftlichen Egoismus der Einzelnen freien Lauf lasse, komme es bei völliger Vertragsfreiheit von selbst zu einem gerechten Interessenausgleich. Der Staat habe sich hierbei neutral zu verhalten.

Soziales Wohlergehen

Es zeigte sich aber bald, dass dies eine Illusion war. Denn die rechtliche Freiheit des Arbeiters, z.B. im englischen Frühkapitalismus ab etwa 1830, bestand darin, entweder einen Arbeitsvertrag zu den von dem Unternehmer diktierten Bedingungen abzuschließen oder mit seiner Familie zu verhungern. Die Erkenntnis, dass der Staat den gesellschaftlichen und wirtschaftlichen Prozessen gegenüber nicht tatenlos (wie ein „Nachtwächterstaat") verharren darf, wenn er für ein Mindestmaß an sozialer Gerechtigkeit sorgen will, hat sich aber erst sehr viel später, nämlich im 20. Jahrhundert, durchgesetzt. Heute ist

„Nachtwächterstaat"

ziemlich unbestritten, dass der Staat die Rechtsordnung so gestalten muss, dass die Schwachen gestützt und die Starken beschränkt werden (Gustav Radbruch)[4].

Sozialstaatlichkeit

Im Grundgesetz ist diese soziale Orientierung der Bundesrepublik nur an zwei Stellen durch das Wort „sozial" zum Ausdruck gebracht worden. Einmal im Zusammenhang mit dem Begriff „sozialer Bundesstaat" in Artikel 20 Abs. 1 GG, zum anderen durch die Wendung „sozialer Rechtsstaat" in Artikel 28 Abs. 1 GG. Es ist unstreitig, dass damit ein wesentliches Leitbild des Grundgesetzes, nämlich die Sozialstaatlichkeit benannt ist. Dabei handelt es sich nicht nur um eine unverbindliche Deklamation, sondern um einen rechtsverbindlichen Grundsatz.

Europäische Sozialcharta

Von der Festlegung sonstiger „sozialer Grundrechte" hat der Verfassungsgeber abgesehen, wenn man nicht Artikel 3 GG und Artikel 12 GG dazu rechnen will. Allerdings hat die Bundesrepublik Deutschland schon sehr früh (1964) die Europäische Sozialcharta ratifiziert (in nationales Recht übernommen) und damit auch die dort aufgeführten Grundsätze, wie das Recht auf Arbeit und das Recht auf soziale Sicherheit, als sozialpolitische Leitlinien anerkannt.

1989 haben die Mitgliedsstaaten die EG-Sozialcharta unter der Bezeichnung „Gemeinschaftscharta der sozialen Grundrechte" neu gefasst. In ihr ist u. a. das Recht der Arbeitnehmer auf Freizügigkeit und Gleichbehandlung bei der Ausübung eines Berufs oder einer Beschäftigung verankert.

Es ist schwierig, die Inhalte des Sozialstaatsprinzips systematisch darzustellen. Man kann fünf Bereiche unterscheiden:

Daseinsvorsorge

Grundbedürfnisse

Der Staat, in diesem Fall die Kommunen, ist verpflichtet, die Grundbedürfnisse der Bürger, z. B. Versorgung mit Wasser und Elektrizität, Bereitstellung von Schulen und eines Mindestmaßes von öffentlichen Verkehrsmitteln, sicherzustellen. Auf diese Grundversorgungsleistungen hat jedermann einen Anspruch, wenn er die jeweiligen Lieferungsbedingungen erfüllt und die Leistung bezahlt. Im Falle von Mittellosigkeit besteht ein Anspruch auf Sozialhilfe.

Soziale Gerechtigkeit

Mit diesem Begriff soll die Pflicht des Staates umschrieben werden, für einen sozialen Ausgleich in der Gesellschaft zu sorgen, d. h. dazu beizutragen, dass die Unterschiede zwischen sozial (d. h. in der Regel wirtschaftlich) schwachen und sozial starken Personen oder Personengruppen möglichst angeglichen werden. Dies war auch das Ziel der von Ludwig Erhard begründeten sozialen Marktwirtschaft.

Familienlastenausgleich

Eine wichtige Ursache für soziale Ungerechtigkeit ist die Kinderzahl. Es ist daher Aufgabe des Staates, für einen Familienlastenausgleich zu sorgen, der vor allem im Steuerrecht und in den Kindergeldleistungen zum Ausdruck kommt. Zur sozialen Gerechtigkeit gehört auch die Chancengleichheit in Schule, Ausbildung und Beruf. Lernmittelfreiheit auf den öffentlichen Schulen und BAföG-Leistungen sollen dazu beitragen.

Krankenversicherung

Auch im Gesundheitswesen spielt das Prinzip der sozialen Gerechtigkeit eine große Rolle. Die Grundsicherung der Bevölkerung übernimmt die gesetzliche Krankenversicherung, der rd. 90 % der Bevölkerung angehören. Die Beitragshöhe richtet sich nach der Leistungsfähigkeit, nämlich dem Arbeitseinkom-

---

4 Deutscher Rechtsgelehrter (1878 – 1949)

men, während die Leistungen im Krankheitsfall und bei Rehabilitation von der Bedürftigkeit abhängen.

Soziale Teilhaberechte

Alle Bürger haben grundsätzlich gleiche Rechte auf Teilhabe an staatlichen Leistungen, z. B. auf Inanspruchnahme sozialer Dienste (Arbeitsverwaltung, Gesundheitsämter, Krankenhäuser). Teilhaberechte drücken sich auch aus in der paritätischen Besetzung der Organe von Sozialversicherungsträgern, wie z. B. der AOK, durch Arbeitnehmer und Arbeitgeber.

Ein weiteres wesentliches Teilhaberecht stellt die Mitbestimmung der Arbeitnehmerseite bei Großbetrieben dar.

Arbeitnehmermitbestimmung

Soziale Bindungen

Die eben erwähnte Mitbestimmung ist auf der Seite des Eigentümers des mitbestimmten Betriebes als Sozialbindung seines Eigentums zu sehen. Sie ist durch Artikel 14 GG legitimiert.

Zu den sozialen Bindungen gehören vor allem die vielfachen Vorschriften über die Anforderungen an Betriebsstätten sowie Arbeitszeit- und Kündigungsschutzregelungen zugunsten der Arbeitnehmer.

Soziale Sicherung

Hierbei geht es darum, dass der Staat dazu beiträgt, die wirtschaftliche Existenzgrundlage des Bürgers im Falle von Krankheit, Alter, Pflegebedürftigkeit und Arbeitslosigkeit zu sichern. Dabei wird zunehmend deutlich, dass der Staat in Zukunft hierzu nur einen Beitrag leisten kann, der durch private Vorsorge ergänzt werden muss.

Wirtschaftliche Existenzgrundlage

Man muss auch kritisch anmerken, dass diese soziale Sicherung allzu sehr auf den in einem Beschäftigungsverhältnis stehenden Arbeitnehmer zugeschnitten ist, während die Probleme kinderreicher Familien, Alleinerziehender und Behinderter (bis zur Verabschiedung des SGB IX) gesetzgeberisch nicht im gleichen Maße geregelt wurden.

Die soziale Sicherung ist weitgehend eine Aufgabe der verschiedenen Zweige der Sozialversicherung. Siehe daher die Darstellung S. 45 ff.

5 Die obersten Bundesorgane

Oberste Bundesorgane, also die im Grundgesetz aufgeführten staatstragenden Einrichtungen, sind
- Bundestag
- Bundesrat
- Bundesregierung
- Bundespräsident
- Bundesverfassungsgericht.

5.1 Der Bundestag

Volksvertreter — Das Demokratieprinzip gebietet, dass der Bundestag – und zwar als einziges Bundesorgan – vom Volk gewählt wird. Die Abgeordneten sind „Vertreter des ganzen Volkes, an Aufträge und Weisungen nicht gebunden und nur ihrem Gewissen unterworfen" (Art. 38 Abs. 1 GG).

Größe — Der Bundestag umfasst nach der Wiedervereinigung 656 Abgeordnete, deren Zahl sich aber durch Überhangmandate (☞ S. 40 f.) auf derzeit noch 666 erhöht hat. Eine Verkleinerung des Bundestages auf 598 Sitze ist beschlossen.

Wahlperiode — Die Mitglieder des Bundestages werden auf 4 Jahre gewählt. Der Bundestag hält seine Sitzungen – im Gegensatz zu den etwa 30 ständigen Ausschüssen – öffentlich ab. Die Nichtöffentlichkeit der Ausschusssitzungen ist ein Anlass berechtigter Kritik, weil die Sacherörterungen und -entscheidungen im Allgemeinen in den Ausschüssen, aber nicht im Plenum stattfinden.

Fraktionen — Die Bundestagsabgeordneten gehören **Fraktionen** oder Gruppen (wenn die Fraktionsmindeststärke von 5 % der Abgeordneten nicht erreicht wird) an. Fraktionen sind Zusammenschlüsse politisch Gleichgesinnter. Es gibt also die Bundestagsfraktionen von CDU/CSU, SPD, Bündnis 90/Die Grünen und F.D.P. sowie die Gruppe der PDS. Die Fraktionen kommen im Grundgesetz gar nicht vor, obwohl sie große praktische Bedeutung für die Parlamentsarbeit haben. So sind nach der Geschäftsordnung des Bundestages alle wichtigen Initiativrechte, z. B. für Gesetze, an die Vorlage durch eine Fraktion gebunden. Insofern muss das Bild von dem frei gewählten Abgeordneten, der nur seinem Gewissen unterworfen ist, bereits an dieser Stelle etwas korrigiert werden.
Ein Abgeordneter, der keiner Fraktion angehört, z. B. aufgrund eines Parteiaustrittes, ist seiner politischen Einflussmöglichkeit weitgehend beraubt. Ihm fehlt der wissenschaftliche Apparat, den jede Fraktion unterhält, er hat in den Ausschusssitzungen zwar Rede-, aber kein Stimmrecht, und er wird kaum politische Mehrheiten für seine Ansichten finden können.

„Fraktionszwang" — Im Regelfall ist der Abgeordnete fest in seiner Fraktion und Partei verankert. Er teilt die politischen Grundüberzeugungen seiner Partei und verdankt ihr sein Mandat. Sie gibt ihm politische Arbeitsmöglichkeiten, die Chance zur Profilierung in weitgehend selbst bestimmten Sachgebieten und versorgt ihn mit Informationen und Leitlinien in anderen Themenfeldern. Er wird deshalb im Allgemeinen mit seiner Fraktion stimmen, auch ohne dass ein „Fraktionszwang" ausgeübt würde, den es im wörtlichen Sinne natürlich ohnehin nicht gibt. Würde ein Abgeordneter regelmäßig gegen seine Fraktion stimmen, so wäre seine politische Karriere in dieser Partei schnell zu Ende.
Es lässt sich nicht abstreiten, dass durch diese Umstände ein gewisser Anpassungsdruck für den einzelnen Abgeordneten entsteht, der seinen politischen Entscheidungsspielraum einengen kann. Andererseits wird nur durch ein relativ geschlossenes Abstimmungsverhalten der Fraktionen der politische Entscheidungsprozess kalkulierbar.

Indemnität / **Immunität** — Zum Schutze seiner Abgeordnetentätigkeit ist der Mandatsträger im gewissen Umfange von strafrechtlicher Verfolgung ausgenommen. So kann er – mit Ausnahme von verleumderischen Beleidigungen, also solchen, die wider besseres Wissen aufgestellt werden – für Äußerungen, die er im Zusammenhang mit seinem Mandat macht, nicht bestraft werden (**Indemnität**). Für sonstige Straftaten kann er nur mit Zustimmung des Bundestages zur Verantwortung gezogen werden, es sei denn, dass er auf frischer Tat ertappt wurde (**Immunität**).

„Diäten" — Abgeordnete haben nach Artikel 48 GG Anspruch „auf eine angemessene, ihre Unabhängigkeit sichernde Entschädigung". Die Höhe der Entschädigung, die immer wieder erheblicher öffentlicher Kritik ausgesetzt ist, belief sich Anfang 2002 auf 6878,- Euro monatlich (steuerpflichtig) zzgl. einer Kostenpauschale von monatlich 3417,- Euro (steuerfrei). Dazu kommen Sachleistungen wie die Bereitstellung des Abgeordnetenbüros und der Fernmeldemittel sowie das Recht auf unentgeltliche Benutzung aller staatlichen Verkehrsmittel.

Diese sog. Diäten sollen es den Abgeordneten ermöglichen, ohne Sorgen um die bürgerliche Existenz ihr Mandat auszuüben und aufgrund ihrer wirtschaftlich gesicherten Stellung standhaft gegenüber etwaigen Versuchungen zur Annahme von Firmengeldern oder sonstigen Zuwendungen zu bleiben.

Welche Aufgaben hat nun der Abgeordnete im Deutschen Bundestag bzw. der Bundestag in seiner Gesamtheit? *Aufgaben*

Man kann grob folgende Aufgabenbereiche unterscheiden:
- Gesetzgebungsfunktion
- Wahlfunktion
- Kontrollfunktion
- Meinungsbildungsfunktion.

5.1.1 Die Gesetzgebungsfunktion

Arten der Gesetzgebungszuständigkeit

Der Bundestag beschließt die Bundesgesetze auf Vorlage der Bundesregierung (das ist der Regelfall), des Bundesrates oder des Bundestages selbst. Der Bundestag kann keineswegs Gesetze zu allen beliebigen Sachfragen beschließen, sondern nur solche, für die er nach dem Grundgesetz zuständig ist. Man unterscheidet eine
- ausschließliche Gesetzgebungszuständigkeit,
- konkurrierende Gesetzgebungszuständigkeit,
- Rahmengesetzgebung des Bundes.

Die Gebiete, auf denen der Bund **ausschließlich** (also ohne Zuständigkeit der Länder) für die Gesetzgebung zuständig ist, sind in Artikel 73 GG aufgezählt. Dazu gehören auswärtige Angelegenheiten, Staatsangehörigkeitsfragen, das Währungswesen, Post und Fernmeldeangelegenheiten. *Zuständigkeitsregelungen*

Die **konkurrierende** Gesetzgebung ist das interessanteste Gesetzgebungsfeld. Die meisten Gesetzgebungsvorhaben fallen in diesen Bereich, der dadurch gekennzeichnet ist, dass das Gesetzgebungsrecht bei den Ländern verbleibt, solange der Bund nicht von seiner Kompetenz Gebrauch gemacht hat. Das heißt, die Länder können Gesetze erlassen, wenn und soweit der Bund diese Materie nicht bereits geregelt hat. Die Angelegenheiten der konkurrierenden Gesetzgebungszuständigkeiten sind immer wieder verändert und ergänzt worden. Sie sind in den Artikeln 74 und 74 a GG festgelegt und umfassen auch wesentliche Angelegenheiten des Gesundheitswesens, z. B. die wirtschaftliche Sicherung der Krankenhäuser und die Zulassung zu ärztlichen und anderen Heilberufen (näheres hierzu S. 60 f).

Bei der **Rahmengesetzgebung**, z. B. im Hochschulwesen oder im Naturschutz, hat der Bund die Kompetenz, den Ländern bestimmte Rahmenbedingungen vorzugeben, innerhalb derer sie diese Materie regeln dürfen.

Der Gang des Gesetzgebungsverfahrens

Die Gesetzesinitiative geht im Regelfall von der Bundesregierung aus. Vorangegangen ist ein politischer Abwägungsprozess, Beratungen in den Fraktionen und ggf. mit dem Koalitionspartner und Abstimmungen mit anderen betroffe- *Gesetzesinitiative*

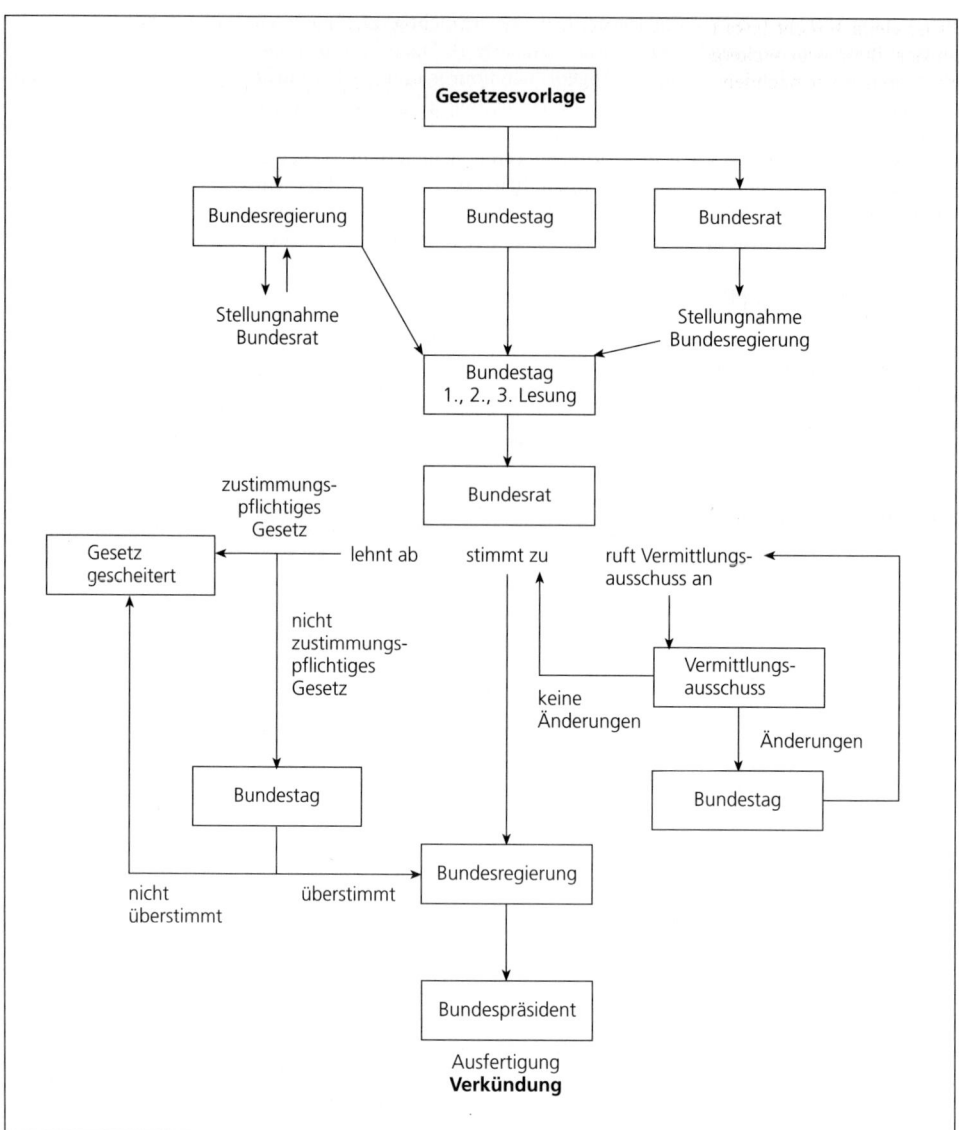

Abb. 3: Gang des Gesetzgebungsverfahrens

Beratung nen Ministerien. Die nächste Stufe ist meist die Erarbeitung eines Referentenentwurfes, der dann mit den betroffenen Verbänden (z. B. Deutsche Krankenhausgesellschaft) und ggf. den Länderministerien abgestimmt wird. Der Bundesrat kann zu dem Gesetzentwurf der Bundesregierung Stellung nehmen und Änderungen vorschlagen. Der Bundestag überweist den Gesetzentwurf nach der ersten Lesung (Beratung) an einen oder mehrere Fachausschüsse. Parallel finden die Beratungen in den politischen Fraktionen statt. Anschließend kommt es im Bundestag zur zweiten Beratungsrunde, bei der Abänderungsanträge gestellt werden können. Erfolgt dies nicht, so schließt sich unmittelbar die dritte Beratung und die Schlussabstimmung an.

Es ist vielfach nicht bekannt, dass **jedes** vom Bundestag beschlossene Gesetz an den Bundesrat weitergeleitet wird. Hier setzt nun ein unterschiedliches Verfahren ein, je nachdem, ob es sich um ein zustimmungspflichtiges oder um ein nicht zustimmungspflichtiges Gesetz handelt. **Zustimmungspflichtige Gesetze** sind solche, bei denen das Bund-Länder-Verhältnis und sonstige zur Rechtssphäre der Länder gehörenden Belange berührt werden.

Bei zustimmungspflichtigen Gesetzen kann ein Gesetzentwurf nur wirksam werden, wenn – unter Umständen nach Einschaltung des Vermittlungsausschusses – der Bundesrat ihm zustimmt. Wird diese Zustimmung letztlich verweigert, so tritt das Gesetz nicht in Kraft.

Bei **nicht zustimmungspflichtigen Gesetzen** (auch Einspruchsgesetze genannt) muss ein Gesetz im Falle des Einspruchs durch den Bundesrat erneut im Bundestag beraten werden. Der Bundestag kann dann den Einspruch des Bundesrates mit der gleichen Mehrheit wie bei der Beschlussfassung im Bundesrat (absolute Mehrheit oder Zweidrittel-Mehrheit) zurückweisen. Das Gesetz kann dann in Kraft treten (☞ Abb. 3).

Was hat es mit der „Ausfertigung" und „Verkündung" von Gesetzen auf sich?

„Ausfertigung" bedeutet, dass der Bundespräsident seine Unterschrift unter das Gesetz setzt und damit erklärt, dass es mit den Vorschriften des Grundgesetzes übereinstimmt und dass sein Inhalt mit dem vom Bundestag beschlossenen Originaltext übereinstimmt. Ob er auch ein inhaltliches Prüfungsrecht hinsichtlich der Vereinbarkeit des Gesetzes mit dem Grundgesetz hat, ist streitig. Es hat jedenfalls in der Geschichte der Bundesrepublik schon Fälle gegeben, dass der Bundespräsident wegen Zweifel an der Verfassungsmäßigkeit des Gesetzes die Ausfertigung verweigert hat.

„Verkündung" ist die Veröffentlichung eines Gesetzes im Bundesgesetzblatt. Dies ist ein wichtiger Grundsatz des Rechtsstaatsprinzipes, weil nur ein veröffentlichtes Gesetz den Anspruch erheben kann, von jedermann beachtet zu werden. Die Verkündung ist daher Gültigkeitsvoraussetzung.

5.1.2 Die Wahlfunktion

Der Bundestag wählt den Bundeskanzler auf Vorschlag des Bundespräsidenten (Art. 63 GG). Sollte der Wahlversuch scheitern, was bisher noch nicht eingetreten ist, so kann der Bundestag in einem weiteren Wahlgang mit absoluter Mehrheit auch einen anderen, nicht vom Bundespräsidenten vorgeschlagenen Kandidaten wählen.

Ein wichtiges politisches Instrument ist das „konstruktive Misstrauensvotum", das bisher zweimal praktiziert wurde. Es ist die Abwahl eines Bundeskanzlers durch einen mit absoluter Stimmenmehrheit zu wählenden Nachfolger (Art. 67 GG). Hier liegt ein wichtiger Unterschied zur Weimarer Reichsverfassung, bei der der Reichskanzler und die Reichsminister bereits zurücktreten mussten, wenn ihnen der Reichstag durch ausdrücklichen Beschluss sein Vertrauen entzog (Art. 54 WRV). Einerseits gibt es kein zwangsläufig zum Rücktritt führendes Misstrauensvotum gegen einen einzelnen Minister mehr, andererseits reicht auch beim Kanzler ein Misstrauensvotum allein nicht aus, solange nicht gleichzeitig ein neuer Kanzler gewählt wird. Allerdings kann es auch nach dem Grundgesetz bei einer gescheiterten Vertrauensfrage des Bundeskanzlers zu einer Auflösung des Bundestages oder zu einem sog. Gesetzgebungsnotstand kommen, bei dem die Bundesregierung für begrenzte Zeit Gesetze mit Zustimmung des Bundesrates erlassen darf. Letzteres ist noch nicht praktisch geworden. Die Entscheidung hierüber liegt in der Hand des Bundespräsidenten.

Marginalien: Bundesrat · Ausfertigung · Verkündung · Wahl des Bundeskanzlers · „Konstruktives Misstrauensvotum"

Wichtig ist, dass der Bundestag nur den Kanzler wählt oder abwählt, aber keinen unmittelbaren Einfluss auf die Amtsübernahme oder Entlassung von Bundesministern hat. Diese werden vielmehr auf Vorschlag des Bundeskanzlers vom Bundespräsidenten in ihr Amt eingesetzt oder entlassen, auch wenn sie vor dem Bundestag einen Eid abzulegen haben.

5.1.3 Die Kontrollfunktion

Nach dem klassischen Parlamentsverständnis hat der Bundestag auch die Aufgabe der Kontrolle der Bundesregierung. Mit dieser Feststellung ist sofort eine weitere Frage verbunden: Wie kann das Parlament die Kontrolle wirksam ausüben, wenn die Bundesregierung von der Mehrheit des Bundestages, also der gleichen Partei, die die Bundesregierung stellt, getragen wird?

Parlamentarische Opposition

In der Tat kann auf diese Weise Kontrolle nicht funktionieren. Natürlich erfolgt eine gewisse faktische Kontrolle der Mitglieder der Bundesregierung partei- bzw. fraktionsintern. Im Übrigen aber kann die Kontrollfunktion im Wesentlichen nur durch die parlamentarische Opposition ausgeübt werden. Sie hat dazu ein relativ gewichtiges Instrument in der Hand, nämlich, nach Artikel 44 GG auch als Minderheit die Einsetzung eines Untersuchungsausschusses durchsetzen zu können. Ein Untersuchungsausschuss hat zwar gerichtsähnliche Rechte, ist aber letztlich ein politisch arbeitendes Organ. Die Mehrheit wird von der Regierungspartei gestellt. Sie kann kein Interesse an der Aufdeckung eines die Regierung schädigenden Sachverhaltes haben. Daher enden die Beratungen von Untersuchungsausschüssen immer häufiger mit einem unklaren Ergebnis oder mit zwei sich widersprechenden Abschlussberichten.

Untersuchungsausschuss

Anfragen

Weitere Instrumente zur Wahrnehmung der Kontrollfunktion des Bundestages sind die Kleinen und Großen Anfragen, Aktuelle Stunden und die Bearbeitung von Petitionen im Petitionsausschuss. Schließlich ist auch noch auf den Rechnungsprüfungsausschuss hinzuweisen, dessen Untersuchungsauftrag allerdings weitgehend durch die Vorarbeiten des Bundesrechnungshofes wahrgenommen wird.

5.1.4 Die Meinungsbildungsfunktion

Meinungsführerschaft

Der Bundestag soll der Ort sein, an dem die politischen Grundsatzfragen der Nation diskutiert, ins öffentliche Bewusstsein gerückt und entschieden werden. Dieses schöne Idealbild trifft aus vielen Gründen immer weniger zu. Einmal, weil die parlamentarische Arbeit sich vorwiegend in Ausschüssen, Unterausschüssen und den Fraktionen abspielt. Zum anderen, weil durch die politische Zugehörigkeit der Debattenredner die Beiträge vorausbestimmt und neue Anstöße kaum zu erwarten sind. Schließlich auch deshalb, weil die Reformfähigkeit des Parlaments in politischen Grundsatzfragen immer mehr schwindet, wie an der Sozialstaatsdebatte, der Steuerrechtsdiskussion, der Sanierung der Rentenversicherung, dem öffentlichen Dienstrecht und vielen anderen Fragen deutlich wird. So verlagert sich die politische Meinungsführerschaft immer mehr vom Parlament weg auf Parteien, Verbände und Medien.

Plebeszitäre Willensbildung

Die vorgenannte Entwicklung mag mit dazu beigetragen haben, dass die Rufe nach der Einführung von **Volksbegehren** und **Volksentscheiden** in der Bundesrepublik immer lauter werden. Das Grundgesetz kennt diese basisdemokratischen Erscheinungsformen, ausgenommen im Zusammenhang mit der Neugliederung von Bundesländern, nicht. Einige Landesverfassungen und zunehmend mehr Kommunalverfassungen haben diese Formen plebiszitärer[5] Wil-

---

5 plebs (lat.) = das niedere Volk

lensbildung eingeführt. Auch haben in neuerer Zeit mehrere Parteien bei Grundsatzentscheidungen oder vor innerparteilichen Wahlen ihre Mitglieder befragt.

Es ist aber sehr die Frage, ob mit solchen basisdemokratischen Ansätzen der Politikverdrossenheit begegnet werden kann oder die hieraus resultierenden Entscheidungen von besonderer Weitsicht geprägt sind. Untersuchungen in der Schweiz, die ja bekanntlich ein sehr ausgeprägtes Mitwirkungsrecht des Volkes bei politischen Entscheidungen praktiziert, haben gezeigt, dass die Volksentscheide im Regelfall kompromissorientiert und regierungstreu ausgefallen sind.

Beispiel Schweiz

5.2 Der Bundesrat

Der Bundesrat wird oft fälschlich als „Länderkammer" bezeichnet. Er ist aber ein Bundesorgan. Durch den Bundesrat sollen die Länder bei der Gesetzgebung und Verwaltung des Bundes mitwirken (Art. 50 GG).

Bundesorgan

Dies bezieht sich vor allem auf die „zustimmungsbedürftigen" Gesetze, bei denen der Bundesrat, wie oben ausgeführt, eine besonders starke Stellung hat. Er hat ferner das Recht zur Gesetzesinitiative. Im Bereich der Verwaltung kann er mitreden, wenn die Länder Bundesgesetze als eigene Angelegenheiten auszuführen haben. Schließlich wählt er die Hälfte der Mitglieder des Bundesverfassungsgerichts.

Befugnisse

Im Unterschied zum Bundestag handelt es sich nicht um ein unmittelbar vom Volk gewähltes Gremium, sondern der Bundesrat besteht aus weisungsgebundenen Mitgliedern der Landesregierungen. Die Länder haben je nach Größe zwischen 3 und 6 Stimmen, insgesamt 69 Stimmen. Der Vorsitz im Bundesrat wechselt jährlich unter den Ländern in einem festgelegten Turnus.

Stimmenzahl

Aufgrund unterschiedlicher politischer Mehrheiten in der Bundesregierung und den Landesregierungen hat sich der Bundesrat in den letzten Jahren immer mehr zu einem Instrument der Opposition gegen die Bundesregierung entwickelt. Es werden also nicht mehr unbedingt Länderinteressen, sondern parteipolitische Interessen der jeweiligen Bundesoppositionsparteien wahrgenommen. Das jüngste Beispiel hierfür war die Debatte und Entscheidung über das Zuwanderungsgesetz.

Politische Instrumentalisierung

Dies war vom Grundgesetz nicht beabsichtigt und birgt die Gefahr, dass die Mehrheitsverhältnisse im Bundestag und damit auch die politischen Entscheidungen durch eine verfassungsmäßig nicht vorgesehene Oppositionsinstanz auf den Kopf gestellt oder blockiert werden können.

5.3 Die Bundesregierung

Aufgaben und Zusammensetzung der Bundesregierung sind in den Artikeln 62 ff. GG geregelt. Entgegen der Formulierung und einer weit verbreiteten Meinung in der Öffentlichkeit ist die Bundesregierung kein Kollegialorgan mit im Wesentlichen gleichberechtigten Mitgliedern. Dreh- und Angelpunkt und allein parlamentarisch verantwortlich ist vielmehr der Bundeskanzler. Er allein wird auf Vorschlag des Bundespräsidenten vom Bundestag, und zwar ohne Aussprache, gewählt (Art. 63 GG). Er muss die absolute Mehrheit der Stimmen der Mitglieder des Bundestages erhalten. Wenn weder der vom Bundespräsident vorgeschlagene noch ein etwaiger Alternativkandidat diese Mehrheit erhält, so kann nach Ablauf von 14 Tagen ein Bundeskanzler auch mit relativer Stimmenmehrheit, also z. B. 40 % der Stimmen, gewählt werden. In diesem Fall kann der Bundespräsident den Gewählten ernennen oder aber den Bundestag auflösen.

Bundeskanzler

Bundesminister Die Bundesminister werden auf Vorschlag des Bundeskanzlers vom Bundespräsidenten ernannt und entlassen (Art. 64 GG). Sie sind auch nach innen insofern stark an den Bundeskanzler gebunden, als dieser nach Artikel 65 GG die Richtlinien der Politik bestimmt, an die jeder Bundesminister gebunden ist. Nur innerhalb dieser Vorgaben ist er für die Geschicke seines Ministeriums selbst verantwortlich. Selbst seinen Stellvertreter ernennt der Bundeskanzler und nicht etwa der Bundestag oder der Bundespräsident.

Die Zahl der Bundesminister ist nicht festgelegt. Sie kann von der Bundesregierung über die Haushaltsgesetzgebung für jede Legislaturperiode neu festgelegt werden. Die derzeitige Bundesregierung hat 14 Ministerien gebildet. Die regelmäßigen Zusammenkünfte der Bundesregierung werden als Kabinettssitzungen bezeichnet.

5.4 Der Bundespräsident

Wahl und Amtszeit Der Bundespräsident wird von der Bundesversammlung gewählt, die aus einer gleichen Anzahl von Mitgliedern des Bundestages und Ländervertretern besteht. Seine Amtszeit dauert 5 Jahre. Wiederwahl ist nur einmal zulässig.

Staatsoberhaupt Der Bundespräsident ist das Staatsoberhaupt der Bundesrepublik Deutschland. Er hat im Wesentlichen repräsentative Funktionen. Er ernennt und entlässt die obersten Bundesbeamten, er beglaubigt und empfängt die auswärtigen Gesandten. Das Grundgesetz hat diesem Amt in bewusster Abkehr von

Repräsentation der Weimarer Verfassung keine wesentlichen politischen Machtbefugnisse zugeordnet. Wenn der Bundespräsident politischen Einfluss nehmen will, so kann er dies im Wesentlichen nur durch sein öffentliches Auftreten und die Kraft seiner Persönlichkeit. Diese Möglichkeiten dürfen in einer offenen Gesellschaft nicht gering veranschlagt werden. So haben sicherlich frühere Bundespräsidenten, wie Theodor Heuss, Gustav Heinemann, Walter Scheel, Richard von Weizsäcker und Roman Herzog das Bild der Bundesrepublik im In- und Ausland stark mitgeprägt.

5.5 Das Bundesverfassungsgericht

Höchstes Gericht Das Bundesverfassungsgericht ist das höchste Gericht der Bundesrepublik. Seine Aufgaben und sein Verfassungsrang sind in Artikel 93 GG verankert. Wegen seiner besonderen Aufgabenstellung ist es nicht in den Instanzenzug der Regel-Gerichtsbarkeit eingebunden. Man kann das Bundesverfassungsgericht also nicht als Berufungs- oder Revisionsinstanz bei Entscheidungen der ordentlichen Gerichtsbarkeit anrufen.

Die Beschreibung des Bundesverfassungsgerichts als „Hüter der Verfassung" wird seinen vielfältigen Aufgaben und seiner herausragenden Bedeutung für die Entwicklung der Verfassung der Bundesrepublik nicht hinreichend gerecht. Das Bundesverfassungsgericht entscheidet u. a.

Aufgaben
- bei Meinungsverschiedenheiten über die Vereinbarkeit von Bundesrecht oder Landesrecht mit dem Grundgesetz (abstrakte Normenkontrolle),
- über Verfassungsbeschwerden einzelner Bürger,
- über die Verfassungsmäßigkeit von Gesetzen auf Vorlage eines Gerichtes (konkrete Normenkontrolle),
- über die Verfassungswidrigkeit einer Partei (Parteiverbot).

Zwei Senate Das Bundesverfassungsgericht besteht aus zwei Senaten mit je acht Richtern. Diese werden je zur Hälfte vom Bundestag und vom Bundesrat für die Zeit von 12 Jahren gewählt. Durch die lange Wahlzeit, den Ausschluss der Wiederwahl und das Erfordernis einer Zweidrittel-Mehrheit bei der Wahl soll sichergestellt werden, dass die Richter ihr Amt unabhängig von den sie entsendenden politischen Kräften wahrnehmen.

Jedenfalls muss konstatiert werden, dass auch das höchste Gericht, das zur Kontrolle des Bundestages und als Schiedsrichter zwischen den obersten Staatsorganen berufen ist, von eben den Gremien berufen wird, die es kontrollieren soll. Dass es hierbei im Vorfeld oft zu erheblichem politischen Gerangel kommt, ist ein offenes Geheimnis. Trotzdem ist die Amtsloyalität der einmal gewählten Bundesverfassungsrichter sicher hoch zu veranschlagen.

Durch seine zahlreichen Entscheidungen zu zentralen politischen und staatsrechtlichen Fragen hat das Bundesverfassungsgericht die Entwicklung der Bundesrepublik, wie vielleicht kein anderes Verfassungsorgan, geprägt. So ist die heutige Medienlandschaft ohne die langjährige Rechtsprechung des Bundesverfassungsgerichts zur Rundfunk- und Fernsehfreiheit und den Geboten der ausgewogenen Programmgestaltung nicht denkbar. Das Grundrecht der Berufswahlfreiheit (Art. 12 GG) einschließlich des Zugangs zu den Hochschulen ist vom Bundesverfassungsgericht in mehreren Urteilen, u. a. zum „numerus-clausus" gestaltet worden. Mit zahlreichen Entscheidungen zum Status und zur Finanzierung der Parteien (☞ S. 39 ff.) hat das Bundesverfassungsgericht versucht, dem sich immer weiter ausbreitenden Geltungsanspruch und Finanzbedarf der Parteien Grenzen zu setzen. Mit den Entscheidungen zur Neuregelung des Asylrechts und zum Maastrichter Vertrag sind Grundsatzentscheidungen der deutschen Politik bestätigt worden.

Prägung der Bundesrepublik

Die beiden letztgenannten Urteile gehören in die immer zahlreicher werdende Kategorie derjenigen, bei denen der politisch unterlegene Gegner versucht, durch Anrufung des Bundesverfassungsgerichts eine parlamentarische Entscheidung in Frage zu stellen oder umzudrehen. Dadurch wird immer häufiger das Bundesverfassungsgericht in die Rolle des politischen Schiedsrichters hineingedrängt, der es nicht sein möchte und auch nicht sein darf. Wegen der Unfähigkeit der Politik, in zentralen gesellschaftlichen Fragen zu konsensualen Lösungen zu kommen, wird das Bundesverfassungsgericht immer öfter zu verfassungspolitischen Weichenstellungen gezwungen. Dazu gehören z. B. die Urteile über die Notwendigkeit der Reform der Erbschafts- und Schenkungssteuer sowie der Steuerfreiheit des Existenzminimums.

„Politischer Schiedsrichter"

Das hohe Ansehen, das sich das Bundesverfassungsgericht in langen Jahren erworben hatte, ist durch einige strittige Entscheidungen der letzten Jahre etwas gemindert worden. Dazu gehört die Entscheidung zur Fristenlösung in der Abtreibungsfrage, das „Soldaten sind Mörder"-Urteil und das Kruzifix-Urteil. Man muss aber auch bedenken, dass man vom Bundesverfassungsgericht nicht die Lösung aller gesellschaftlichen Probleme verlangen kann und dass es nicht seine Aufgabe ist, Einzelfallentscheidungen zu treffen, sondern, die zur Prüfung vorgelegten Streitfragen auf ihre Vereinbarkeit mit den Anforderungen des Grundgesetzes zu prüfen.

Strittige Entscheidungen

Die Entscheidung des Bundesverfassungsgerichtes sind bindend für sämtliche Staatsorgane in Bund und Ländern. Entscheidungen in Normenkontrollverfahren haben sogar Gesetzeskraft.

6 Die Rolle der Parteien

6.1 Auftrag und Wirklichkeit

Während die Weimarer Verfassung die Parteien trotz ihrer damals schon nicht zu unterschätzenden Bedeutung überhaupt nicht behandelte, hebt sie **Artikel 21 GG** mit folgenden Worten hervor:

Verfassungsrechtliche Stellung

„Die Parteien wirken bei der politischen Willensbildung des Volkes mit. Ihre Gründung ist frei. Ihre innere Ordnung muss demokratischen Grundsätzen entsprechen. Sie müssen über die Herkunft und Verwendung ihrer Mittel sowie über ihr Vermögen öffentlich Rechenschaft geben".

Privatrechtliche Vereinigungen

Trotz dieses staatspolitischen Auftrages sind Parteien privatrechtliche Vereinigungen (wie Sport- oder Gesangvereine), die Mitglieder haben, Mitgliedsbeiträge erheben und ihre inneren Angelegenheiten nach eigenen Satzungsbestimmungen regeln. Trotz ihres immensen Einflusses auf alle staatlichen und viele gesellschaftlichen Einrichtungen, sind sie selbst außerstaatliche Einrichtungen.

Sie sind – das ist ihr verfassungsrechtlicher Auftrag – erforderlich, um den Volkswillen vorzuformulieren, zu kanalisieren und in politische Aktion umzusetzen. Ohne ihre Zwischenschaltung würde das Volk nicht in der Lage sein, auf die Entwicklung der Staatsgeschicke Einfluss zu nehmen. In Wirklichkeit sind die politischen Parteien aber keineswegs Sprachrohr eines irgendwo gebildeten Volkswillens, sondern sie formulieren ihn vor, versuchen ihn durchzusetzen und bringen die Personen ihres Vertrauens in die dafür geeigneten Schlüsselpositionen. Da somit die politische Willensbildung in den Parteien stattfindet oder doch stattfinden soll, ist die Struktur dieser Prozesse von größter Bedeutung für das Funktionieren der Demokratie.

Demokratische Grundsätze

Ihre innere Ordnung „muss demokratischen Grundsätzen entsprechen". Was heißt das?

Es heißt zunächst, dass alle Mitglieder gleichberechtigt sein müssen und die gleiche Chance des Zugangs zu Parteiämtern haben müssen. Funktionäre müssen ihre Stellung durch Wahlen erlangen, wobei das Mehrheitsprinzip gilt. Mandatsträger müssen den Mitgliedern verantwortlich sein und sich regelmäßig zur Wahl stellen.

Die Parteiwirklichkeit entspricht diesen Grundsätzen nicht immer. Die Aufstellung der Kandidaten für Bundes- und Landtagswahlen erfolgt in Delegiertenversammlungen, an denen häufig nur 10 % bis 20 % der Parteimitglieder teilnehmen. Die Vorschläge kommen in der Regel von dem jeweiligen Vorstand. Da nur weniger als 5 % aller Wahlberechtigten einer Partei angehören, bedeutet dies, dass 0,5 % bis 1 % der Wähler über annähernd 2/3 der zu vergebenden Mandate entscheidet. Denn ein sicherer Platz auf der Landesliste ist die Gewähr für ein Mandat.

Einfluss

Während das Grundgesetz in seiner idealisierenden Betrachtungsweise noch von einer „Mit"-Wirkung der Parteien bei der politischen Willensbildung des Volkes ausging, bestimmen die Parteien tatsächlich Staat und Gesellschaft auf allen Ebenen. So entscheiden Parteipolitiker heute über die Vergabe aller wesentlichen Leitungspositionen in öffentlichen Einrichtungen, Gerichten, Schulen, kommunalen Versorgungsunternehmen, Sparkassen und Sparkassenverbänden. Sie haben die Einflusssphären in den öffentlich-rechtlichen Rundfunkanstalten über die Rundfunkräte unter sich aufgeteilt.

Diese unübersehbare Machtstellung der Parteien, verbunden mit persönlicher Ämterhäufung, Absprachen und Manipulationen haben zu einer Abkehr, insbesondere der Jugendlichen, von den politischen Parteien, zu großen Austrittsbewegungen, zum Rückgang bei den Wahlbeteiligungen und zu einer tiefen Parteien- und Staatsverdrossenheit, geführt. Die Flick-Spendenaffäre 1983 bis 1986, die Barschel/Pfeiffer-Affäre 1987 und die Kohl/CDU-Spendenaffäre waren die negativen Höhepunkte dieser Entwicklung. *Affären*

Ein besonders unrühmliches Kapitel ist die schamlose Selbstbedienung der Parteien aus den öffentlichen Kassen. Für das Grundgesetz und anfangs auch für das Bundesverfassungsgericht war es selbstverständlich, dass die Parteien die Aufwendungen für ihre Organisation und ihre Tätigkeit aus eigenen Mitteln bestritten. Aber schon 1959 führte die Bundesrepublik Deutschland als erstes europäisches Land die staatliche Co-Finanzierung der Parteien ein. Damals wurden 5 Mio. DM jährlich bereitgestellt. Von da an begann das bis heute andauernde Ping-Pong-Spiel zwischen den geldhungrigen politischen Parteien und dem Bundesverfassungsgericht sowie einem Teil der öffentlichen Meinung. Das Bundesverfassungsgericht zog 1966 die Notbremse und ließ nur noch die staatliche Erstattung der Kosten eines zeitlich begrenzten Wahlkampfes zu, wobei die staatlichen Mittel höchstens die Hälfte der Gesamteinnahmen einer Partei ausmachen durften. *Parteienfinanzierung*

Daraufhin genehmigten die Parteien sich eine Zahlung von 2,50 DM je Wahlberechtigten (nicht: Wähler). 1984 kam es zu einer massiven Erhöhung der staatlichen Parteifinanzierung.

1992 erklärte das Bundesverfassungsgericht fast die gesamte damals geltende Parteienfinanzierung für verfassungswidrig. Mittlerweile hatten die Parteien nämlich im Durchschnitt der Jahre 1989 bis 1992 jährlich 230 Mio. DM aus der Staatskasse erhalten. Diese Summe ist durch das neue Parteiengesetz aus dem Jahre 1994 zunächst auch einmal festgeschrieben worden. Der Betrag soll nach dem Willen des Bundesverfassungsgerichts und der gesetzlichen Neuregelung die absolute Obergrenze für Parteienfinanzierung darstellen, ist aber durch Nachzahlungen aus der Abrechnung früherer Jahre bereits wieder überschritten worden.

Im Februar 1999 wurde die Obergrenze rückwirkend zum 1.1.1998 (!) auf 245 Mio. DM angehoben.

Der genannte Betrag setzt sich zusammen aus 1,- DM pro abgegebener Stimme bei einer Europa-, Bundestags- oder Landtagswahl je Partei, wobei die ersten 5 Mio. Stimmen mit 1,30 DM je Stimme „bezahlt" werden. Außerdem erhalten die Parteien je eingeworbener Beitrags- und Spendenmark einen staatlichen Zuschuss von 0,50 DM.

Bei den vorgenannten Beträgen sind Zahlungen an die Bundestagsfraktionen (1995: 107 Mio. DM), an die Parteistiftungen (1994: 620 Mio. DM), für die hauptamtlichen Abgeordnetenmitarbeiter (1995: 151 Mio. DM) und für die Jugendorganisationen der Parteien (rd. 10 Mio. jährlich) nicht berücksichtigt.

Einzelheiten zur Parteienfinanzierung, die Pflicht zur öffentlichen Rechenschaftslegung über die Herkunft der Finanzmittel und Regelungen über die innere Ordnung der Parteien enthält das Parteiengesetz in der Fassung vom 31. 1. 1994 (BGBl. I S. 149), zuletzt geändert am 17. 2. 1999 (BGBl. I S. 146). *Parteiengesetz*

6.2 Das Wahlverfahren zum Deutschen Bundestag

Nach Artikel 38 GG werden die Abgeordneten des Deutschen Bundestages in „allgemeiner, unmittelbarer, freier, gleicher und geheimer Wahl gewählt". Diese Grundsätze gelten auch für die Wahlverfahren in den Ländern, Kreisen und Gemeinden, wie aus Artikel 28 GG hervorgeht. In diesen Vorschriften sind gleichsam die Grundregeln für jede demokratische Wahl niedergelegt. *Grundsätze*

Listenplätze	Wählen bedeutet: auswählen können. Es ist Aufgabe der politischen Parteien, den Wählern durch die Kandidatenaufstellung personelle Auswahlmöglichkeiten anzubieten. Allerdings ist diese Auswahlmöglichkeit dadurch eingeschränkt, dass mit der Entscheidung einer Partei über die Aufstellung der Kandidatenliste im Bereich der „sicheren" Listenplätze bereits eine Vorentscheidung darüber getroffen wird, wer in den Bundestag gelangt. Der Bürger kann nicht einzelne Kandidaten in der Rangfolge auf- oder abstufen. Überlegungen, die Bürger unmittelbar an der Kandidatenaufstellung zu beteiligen, sind bisher bei Bundestagswahlen nicht umgesetzt worden.
Wahlkreise	Das Bundesgebiet ist künftig in 299 Wahlkreise aufgeteilt (die Hälfte der gesetzlichen Mitgliederzahl des Bundestages). Die Abgeordneten werden zur Hälfte mit relativer Mehrheit aufgrund von Wahlkreisvorschlägen und zur anderen Hälfte nach dem Verhältniswahlsystem über Landeslisten gewählt.
Erst- und Zweitstimme	Deshalb hat bei der Bundestagswahl jeder Wähler eine Erst- und eine Zweitstimme. Mit der Erststimme wählt er den Wahlkreiskandidaten als Person, mit der Zweitstimme die Landesliste einer Partei. Die Entscheidung über die Sitzverteilung im Bundestag hängt **ausschließlich** von den Ergebnissen der Zweitstimmen ab. Die Zahl der mit der Erststimme gewonnenen Sitze wird quasi mit der Zahl der durch die Zweitstimme erlangten Mandate verrechnet. Das geht so vor sich: Die für die Landeslisten der einzelnen Parteien abgegebenen Zweitstimmen werden addiert. Die zu vergebenden Bundestagssitze werden auf diejenigen Parteien, die die 5%-Klausel überschritten haben, nach dem Hare-Niemeyer-Verfahren verteilt. Die Formel lautet:

$$\text{Anzahl der Sitze} = \frac{\text{Zweitstimmen der Partei x Gesamtzahl der Sitze}}{\text{bereinigte Gesamtzahl aller Zweitstimmen}}$$

Beispiel Bundestagswahl 1998 ☞ Tab. 2 (S. 41).

In einem zweiten Schritt wird ermittelt, wie viel Mandate jeder Partei in jedem Bundesland zustehen. Wenn beispielsweise in Nordrhein-Westfalen einer Partei danach 50 Mandate zustehen und sie 30 Kandidaten in Wahlkreisen „durchgebracht" hat, so werden die restlichen 20 der der Partei zustehenden Mandate nach der Landesliste in der Reihenfolge der Kandidatenaufstellung besetzt.

Überhangmandate	Hat eine Partei ausnahmsweise mehr Direktmandate gewonnen als ihr nach der Landesliste zustehen, so behält sie diese als sog. „Überhangmandate". Diese Überhangmandate können das Wahlergebnis und die Gewichtung der Wählerstimmen verzerren. Das Bundesverfassungsgericht hat allerdings die bei der Bundestagswahl 1994 zustande gekommenen 16 Überhangmandate – wenn auch nur mit Stimmengleichheit – noch für rechtens erklärt.
Modifiziertes Verhältniswahlsystem	Unser Wahlsystem ist also eine Kombination von Mehrheitswahlsystem, nämlich in den Wahlkreisen, und Verhältniswahlsystem in Bezug auf die Mandatsaufteilung insgesamt. Das für den Ausgang der Bundestagswahlen entscheidende Verhältniswahlelement führt dazu, dass die Wahlen sehr stark von Parteien und weniger von Personen geprägt sind. Es schafft ferner eine relativ stabile Parteienlandschaft mit dem Merkmal, dass die Mehrheitspartei in aller Regel auf einen Bündnispartner angewiesen ist, um eine regierungsfähige Mehrheit im Parlament zu finden. So hat in der gesamten Geschichte der Bundesrepublik nur einmal eine Partei die absolute Mehrheit der Stimmen erreicht, in allen anderen Fällen waren Koalitionen erforderlich. Und die wenigen Fälle eines Regierungswechsels während einer Legislaturperiode waren ausschließlich darin begründet, dass die F.D.P. ihren Koalitionspartner wechselte.
Mehrheitswahlsystem	Ein Mehrheitswahlsystem würde hier für klare Verhältnisse sorgen. Es würde allerdings auch die kleinen Parteien eliminieren und damit eine Veränderung

6 Die Rolle der Parteien — 41

1998–09	Bundestagswahl 1998						
	Wahlberechtigte	Wahlbeteiligung in %	Gültige Zweitstimmen	Berechnung der „ganzen" Sitze	Ergebnisse (mit Nachkommastellen)	Sitze (ohne Nachkommastellen, abgerundet)	Sitze aufgrund der höchsten Nachkommastellen	Sitze*
Von den gültigen Stimmen entfielen auf								
Bundesrepublik Deutschland	60 762 751	82,2	49 308 512					
CDU, CSU			17 329 388	×656/46408690 =	244,956	244	1	245
SPD			20 181 269	×656/46408690 =	285,268	285		285
GRÜNE			3 301 624	×656/46408690 =	46,669	46	1	47
F.D.P.			3 080 955	×656/46408690 =	43,550	43		43
PDS			2 515 454	×656/46408690 =	35,557	35	1	36
Sonstige			2 899 822					
bereinigt			46 408 690			653	3	656*

* Zuzüglich 13 Überhangmandate der SPD.

Jede Partei erhält zunächst so viele Sitze, wie ganze Zahlen auf sie entfallen. Danach noch zu vergebende Sitze werden den Parteien in der Reihenfolge der höchsten Zahlenbruchteile dieser Berechnung zugestellt.

Tab. 2: Die Bundestagswahl 1998

der politischen Landschaft durch neue politischen Gruppierungen verhindern. Schon aus diesen Gründen hat eine Wahlrechtsänderung wenig Aussicht auf Erfolg.

Die Verhinderung von „Weimarer Verhältnissen", nämlich die Wahl einer Vielzahl von Splittergruppen in das Parlament, ist durch die 5 %-Klausel gewährleistet. Danach erhält eine Partei, die bundesweit nicht wenigstens 5 % der Zweitstimmen oder aber 3 Direktmandate erreicht, keinen Sitz im Bundestag. Auch dies ist bereits eine hohe Hürde für das Aufkommen neuer politischer Kräfte.

7 Die Wirtschaftsordnung des Grundgesetzes

Zur Wirtschaftsordnung sagt das Grundgesetz so gut wie gar nichts. Es ist wirtschaftspolitisch neutral, d. h. der Gesetzgeber hat eine große Gestaltungsfreiheit.

Marktwirtschaft

Allerdings wird aus Artikel 2 Abs. 1 GG („Jeder hat das Recht auf die freie Entfaltung seiner Persönlichkeit") abgeleitet, dass im Prinzip eine freie Wettbewerbsordnung, also eine Marktwirtschaft herrschen soll. Jeder darf sich daher, sofern er die gesetzlichen Voraussetzungen erfüllt, unternehmerisch oder gewerblich betätigen. Jeder kann mit anderen auf der Basis der Gleichberechtigung Verträge über den Austausch von Waren oder Leistungen abschließen. Das Grundgesetz lässt sogar die Verstaatlichung von Grund und Boden und Produktionsmitteln zu (Art. 15), wenn es auch bisher hierzu noch keine politischen Vorstöße gegeben hat. Allerdings würde eine total dirigistische Wirtschaftsordnung im Sinne einer Planwirtschaft mit den verschiedenen Freiheitsrechten des Grundgesetzes kaum zu vereinbaren sein.

8 Deutschland und die Europäische Union

Vorläufer

Die Bundesrepublik Deutschland ist mit 14 anderen europäischen Staaten Mitglied der Europäischen Union (EU) (☞ Tab. 3). So heißt der europäische Staatenbund seit dem Inkrafttreten des Maastricht-Vertrages am 1.11.1993. Vorläufer war seit 1967 die „Europäische Gemeinschaft (EG)", die wiederum eine Nachfolgeeinrichtung der Europäischen Wirtschaftsgemeinschaft (EWG) war, die mit der Europäischen Gemeinschaft für Kohle und Stahl (Montanunion) und der Europäischen Atomgemeinschaft (Euratom) die europäische Kernzelle bildete.

Europäische Währung

An dieser Entwicklung wird deutlich, dass der europäische Einigungsprozess bereits eine lange Geschichte hat, die auf eine immer engere Zusammenarbeit im Sinne einer Wirtschafts-, Währungs- und politischen Union zusteuert. Ziel ist neben der Einführung einer gemeinsamen europäischen Währung, des „EURO", eine verstärkte Abstimmung in der Außen- und Verteidigungspolitik sowie die Einführung einer europäischen Staatsbürgerschaft.

Europäisches Recht

Das Grundgesetz hatte auf eine ausgesprochen weitsichtige Weise bereits 1949 in Artikel 24 festgelegt, dass der Bund durch Gesetz Hoheitsrechte auf zwischenstaatliche Einrichtungen übertragen könne. Aufgrund dieser Klausel konnte die Bundesrepublik den EG-Verträgen beitreten und den hierdurch bedingten Verzicht auf innerstaatliche Hoheitsrechte aussprechen. Denn das Europäische Gemeinschaftsrecht geht dem nationalen Recht vor. Die Rechtsset-

Tab. 3: Die Länder der EU im Vergleich

Land	Fläche in 1000 qkm	Einwohner in Mio. 1999	BIP/Kopf in KKS* 1999	Hauptstadt
Daten der Europäischen Union 2001				
Belgien	31	10,2	23400	Brüssel
Dänemark	43	5,3	24900	Kopenhagen
Deutschland	357	82,2	22600	Berlin
Finnland	337	5,2	21800	Helsinki
Frankreich	544	59,1	21300	Paris
Griechenland	132	10,5	14100	Athen
Großbritannien	244	59,6	21500	London
Irland	70	3,7	23000	Dublin
Italien	301	57,6	20900	Rom
Luxemburg	3	0,4	37700	Luxemburg
Niederlande	41	15,8	23600	Amsterdam Regierungssitz: Den Haag
Österreich	84	8,1	23300	Wien
Portugal	92	10,0	15800	Lissabon
Schweden	411	8,9	21500	Stockholm
Spanien	505	39,4	17300	Madrid
EU	3191	376,4	21100	

* Bruttoinlandsprodukt pro Kopf in Kaufkraftstandards. Quelle: eurostat.

zungsakte der Europäischen Gemeinschaft („Verordnungen") brauchen von den Mitgliedsstaaten weder bestätigt zu werden, noch können sie aufgehoben werden. Dagegen haben die „Richtlinien" der Europäischen Union nur empfehlenden Charakter. Sie müssen von den Mitgliedsstaaten in nationales Recht umgesetzt werden.

Paradoxerweise wird das europäische Recht nicht etwa vom europäischen Parlament in Straßburg, sondern vom Ministerrat in Brüssel beschlossen. Die Aufgaben der Legislative sind nämlich auf europäischer Ebene noch unzureichend ausgebildet. Es gibt folgende Organe:

Europäische Kommission

Das Exekutivorgan der EU. Ihre Mitglieder werden von den Regierungen der Mitgliedsländer entsandt.

Ministerrat (Rat der Europäischen Union)

Das zentrale Entscheidungsorgan der EU. Besteht aus je einem Vertreter pro Land. Erlässt Verordnungen und Richtlinien, beschließt Programme.

Europäisches Parlament

Direkt gewählte Abgeordnete aus 15 Mitgliedsstaaten. Berät und kontrolliert. Hat neuerdings neben dem Anhörungsrecht und dem Mitbestimmungsrecht auch ein Vetorecht für bestimmte Rechtsgebiete (z. B. Kultur, Aus- und Weiterbildung).

Die erhöhte Bedeutung der Europäischen Union und ihrer Rechtssetzungsakte wird auch dadurch deutlich, dass das Grundgesetz 1992 in mehreren Vorschriften, vor allem in Artikel 23, an die neue Rechtslage angepasst werden musste. So heißt es in Artikel 23 Abs. 1 GG jetzt:
„Zur Verwirklichung eines vereinten Europas wirkt die Bundesrepublik Deutschland bei der Entwicklung der Europäischen Union mit, die demokratischen, rechtsstaatlichen, sozialen und förderativen Grundsätzen und dem Grundsatz der Subsidiarität verpflichtet ist und einen diesem Grundgesetz im Wesentlichen vergleichbaren Grundrechtsschutz gewährleistet."

Zuständigkeiten der EU im Gesundheitswesen

Während die Europäische Union auf den Gebieten der Wirtschaft, des Umweltschutzes und der Landwirtschaft viele wichtige Aktivitäten entfaltet hat, ist ihre Bedeutung auf dem Gebiet des Gesundheitswesens bisher eher gering gewesen. Der Grund dafür besteht darin, dass insoweit die Zuständigkeiten auf nationaler Ebene liegen und die EU nach dem EG-Vertrag nur einen „Beitrag zur Sicherstellung eines hohen Gesundheitsniveaus" leisten soll. Deshalb hat sie sich bisher auf die Bekämpfung besonders verbreiteter und gefährlicher Zivilisationskrankheiten, wie Krebs und Aids sowie auf die Bekämpfung der Drogensucht konzentriert. Ferner wurde 1995 in London die Europäische Agentur zur Beurteilung von Arzneimitteln eröffnet, die sich mit der Herstellungskontrolle und Arzneimittelüberprüfungen auf europäischer Ebene befasst.

Künftige Gesundheitspolitik

In Zukunft wird die europäische Gesundheitspolitik eine größere Bedeutung erlangen. Bereits nach dem durch den Maastricht-Vertrag neu eingeführten Art. 129 EGV ist die Gemeinschaft auch für die Verhütung von Krankheiten (nicht für deren Behandlung) zuständig geworden. Durch Art. 152 des Amsterdamer Vertrages hat die Gemeinschaft Zuständigkeiten für die medizinische Nutzung von Blut und Organen erhalten. Gegenwärtig wird ein Aktionsprogramm für die Jahre 2001–2006 im Bereich der öffentlichen Gesundheit ausgearbeitet.

Teil II: Sozial- und Gesundheitswesen sowie Berufskunde

1 Grundzüge der sozialen Sicherung

1.1 Einführung

Mit dem System der sozialen Sicherung werden zwei Ziele verfolgt:
- die Verbesserung der wirtschaftlichen und sozialen Lage von Personen, die als bedürftig oder benachteiligt gelten,
- die wirtschaftliche Absicherung gegen die Folgen von Krankheit und Pflegebedürftigkeit, Unfall und Tod, Arbeitslosigkeit, Alter sowie sonstige unverschuldete Notlagen.

Ziele

Zur Bewältigung der genannten Existenzkrisen und ihrer wirtschaftlichen Folgen konnte der Gesetzgeber im wesentlichen auf folgende Grundprinzipien zurückgreifen:

Grundprinzipien

Das Versicherungsprinzip

Beispiele sind die gesetzliche Rentenversicherung, Krankenversicherung, Unfallversicherung, Arbeitslosenversicherung und Pflegeversicherung. Voraussetzungen für die Leistungsgewährung sind die Mitgliedschaft in der Versicherung und der Eintritt des Versicherungsfalles. Eine Bedürftigkeitsprüfung erfolgt nicht.

Das Fürsorgeprinzip

Beispiele sind die Sozialhilfe, die Wohngeldgewährung und die Ausbildungsförderung (BAFöG). Voraussetzung ist der Eintritt einer individuellen Notlage bzw. Bedürftigkeit, die auch die Höhe der Leistung bestimmt.

Das Versorgungsprinzip

Beispiele sind die Kriegsopferfürsorge, die Beamtenversorgung und die staatliche Entschädigung bei Impfschäden. Voraussetzung ist die Zugehörigkeit zu einer gesetzlich definierten Personengruppe. Eine Bedürftigkeitsprüfung erfolgt nicht.

Die Auflistung zeigt, dass das in Deutschland praktizierte System der sozialen Sicherung weitgehend von dem Versicherungsprinzip bestimmt wird. In anderen europäischen Ländern (Skandinavien, England) herrscht ein System der staatlichen Gesundheits- und Wohlfahrtspflege vor.

Versicherungsprinzip statt Wohlfahrtssystem

Dass in Deutschland die soziale Sicherung als Sozialversicherungssystem ausgestaltet ist, hat historische Gründe. Die durch die Industrialisierung im frühen 19. Jahrhundert ausgelöste Not der Industriearbeiter hatte zu gewerkschaftlichen und politischen Zusammenschlüssen und Aktivitäten geführt, die als Bedrohung der staatlichen Ordnung empfunden wurden. Das Deutsche Reich unter Bismarck versuchte mit einer Doppelstrategie hierauf zu reagie-

Geschichtliche Gründe

ren, indem einerseits die sog. „Sozialistengesetze" eine scharfe Bekämpfung politischer Aktivitäten vorsahen, andererseits versucht wurde, durch eine weltweit neue Sozialgesetzgebung die ärgsten Nöte zu lindern. Letztere wurde eingeleitet durch die Kaiserliche Botschaft vom 17.11.1881, in der es heißt, dass „die Heilung der sozialen Schäden nicht ausschließlich im Wege der Repression sozialdemokratischer Ausschreitungen, sondern gleichmäßig auf dem der positiven Förderung des Wohles der Arbeiter zu suchen sein werde".

In der Folge wurden erlassen

Erste Sozialgesetze

- das Gesetz betreffend die Krankenversicherung der Arbeiter (1883), das auch Angestellte bis zu DM 2000,- Jahresverdienst einschloss,
- das Unfallversicherungsgesetz (1884), das zunächst nur für Arbeiter und einige Beamte in besonders gefährdeten Betrieben galt,
- das Gesetz über die Invaliditäts- und Altersversicherung (1889).

Es war weltweit die erste große staatliche Sozialgesetzgebung überhaupt. Die genannten Gesetze wurden 1911 in der Reichsversicherungsverordnung (RVO) zusammengefasst, deren Grundzüge in das geltende Sozialversicherungsrecht übernommen worden sind. Mit dem Gesetz über Arbeitsvermittlung und Arbeitslosenversicherung aus dem Jahre 1927 hatte das Sozialversicherungssystem – abgesehen von der Pflegeversicherung – bereits im Kern die heute bestehende Ausprägung erhalten.

Sozialgesetzbuch

Alle wesentlichen Teile der Sozialversicherung sind inzwischen im Sozialgesetzbuch zusammengefasst, und zwar

als III. Buch das Recht der Arbeitsförderung,
als V. Buch die gesetzliche Krankenversicherung,
als VI. Buch die gesetzliche Rentenversicherung,
als VII. Buch die gesetzliche Unfallversicherung,
als IX. Buch die Rehabilitation und Teilhabe behinderter Menschen und
als XI. Buch die gesetzliche Pflegeversicherung.

1.2 Die gesetzliche Krankenversicherung

Gesetzliche Krankenkassen

Gesetzliche Grundlagen sind das V. Buch des Sozialgesetzbuches und einige Vorschriften der RVO.

Träger sind die folgenden Krankenkassen:
1. Orts-, Betriebs- und Innungskrankenkassen,
2. See-Krankenkasse, Bundesknappschaft, Landwirtschaftliche Krankenkassen.

Ersatzkassen

Daneben gibt es sog. Ersatzkassen (z. B. Deutsche Angestelltenkrankenkasse (DAK), Barmer Ersatzkasse (BEK)), die anstelle einer der genannten Kassen gewählt werden können. Seit 1996 ist die Wahlfreiheit der Versicherten u. a. dadurch erheblich ausgeweitet worden, dass alle Mitglieder Zugang zu allen Ersatzkassen erhalten haben. Vom 1.1.1997 an sollten alle einheimischen Sozialhilfeempfänger in die gesetzliche Krankenversicherungspflicht einbezogen werden. Das entsprechende Umsetzungsgesetz steht allerdings immer noch aus.

Versicherungspflicht

Die Krankenversicherung ist eine gesetzliche Zwangsversicherung. Die Mitgliedschaft (Versicherungspflicht) beginnt mit der Aufnahme eines versicherungspflichtigen Beschäftigungsverhältnisses. Versicherungspflichtig sind Arbeiter und Angestellte, wenn ihr Brutto-Einkommen eine bestimmte Entgeltgrenze (2002: 3375 Euro) monatlich nicht übersteigt, Rentner sowie Arbeitslose, die Arbeitslosengeld oder ähnliche Leistungen beziehen.

Geringfügig Beschäftigte, also solche, die höchstens 325 Euro im Monat verdienen, sind versicherungsfrei.

Die finanziellen Mittel werden durch gleich hohe Beiträge von Versicherten und Arbeitgebern aufgebracht. Den Beitragssatz, ausgedrückt als Prozentsatz vom Arbeitsentgelt (z. Zt. um 13,5 %) legt die Mitgliedskasse durch Satzung oder Beschluss fest. Alle Sozialversicherungsbeiträge, also auch die zur Rentenversicherung und Arbeitslosenversicherung, werden durch die Krankenkassen als Einzugsstellen im Wege des Lohnabzugsverfahrens eingezogen. Die Krankenkassen führen dann die entsprechenden Beiträge an die Versicherungsträger ab.

Aufbringung der Beiträge

Bei den Leistungen unterscheidet man **Regelleistungen,** das sind solche, die im Gesetz vorgesehen sind, und **freiwillige Leistungen,** die von der Kasse aufgrund ihres Satzungsrechtes zusätzlich gewährt werden.

Leistungen

Regelleistungen sind
- Maßnahmen zur Früherkennung von Krankheiten
  Diese sog. Vorsorgeuntersuchungen kommen in Betracht für Kinder bis zur Vollendung des 6. Lebensjahres (regelmäßig), einschließlich einer sog. Früherkennungsuntersuchung nach Vollendung des 10. Lebensjahres, und für Erwachsene ab Vollendung des 35. Lebensjahres (alle 2 Jahre). Darüber hinaus haben Frauen vom 20. Lebensjahr und Männer vom 45. Lebensjahr an einmal jährlich Anspruch auf eine kostenlose Untersuchung zur Früherkennung von Krebserkrankungen.

Vorsorgeuntersuchungen

- Krankenbehandlung
  Der Begriff „Krankheit" wird in der gesetzlichen Krankenversicherung nicht definiert. Die Rechtsprechung versteht darunter einen „regelwidrigen Körper- oder Geisteszustand, der Behandlungsbedürftigkeit oder/und Arbeitsunfähigkeit zur Folge hat".

„Krankheit"

Die Krankenbehandlung umfasst u. a.
- die ärztliche und zahnärztliche Behandlung einschließlich des Zahnersatzes,
- die Versorgung mit Arznei-, Verband-, Heil- und Hilfsmitteln,
- die häusliche Krankenpflege,
- die Krankenhausbehandlung.

Eine wichtige Regelleistung ist auch das Krankengeld.

- Das Krankengeld als Lohnersatzleistung soll die wirtschaftliche Versorgung des Versicherten im Krankheitsfall sicherstellen. Daher ruht der Anspruch auf Krankengeld, solange vom Arbeitgeber das Gehalt fortgezahlt wird (nach dem Entgeltfortzahlungsgesetz in der Regel für 6 Wochen).
- Das Krankengeld beträgt 70 % des regelmäßigen Arbeitsentgelts, darf aber 90 % des Nettoentgelts nicht übersteigen.

Krankengeld als Lohnersatzleistung

Damit sind nur die wichtigsten Leistungsarten aufgezählt. Daneben bestehen Ansprüche auf Leistungen bei Schwangerschaft und Mutterschaft, Übernahme der Kosten einer künstlichen Befruchtung, auf Sterbegeld und Fahrtkosten.

Für alle Leistungen gilt, dass sie ausreichend, zweckmäßig und wirtschaftlich sein müssen und das Maß des Notwendigen nicht überschritten wird. Es galt bisher – bis auf wenige Ausnahmen – das **Sachleistungsprinzip.** Dies bedeutet, dass den Versicherten die benötigten Leistungen und Hilfsmittel im Prinzip unentgeltlich zur Verfügung gestellt werden. Allerdings sind in jüngerer Zeit zahlreiche Selbstbeteiligungs- und Zuzahlungsregelungen, z. B. zu Arzneimit-

Sachleistungen

teln, zur Krankenhausbehandlung, zu Zahnersatzkosten und zu Fahrtkosten eingeführt worden.

Kostenerstattung — Im Unterschied hierzu gilt in der privaten Krankenversicherung das **Kostenerstattungsprinzip**, d. h. der Versicherte muss zunächst bezahlen und bekommt anschließend seine Aufwendungen ganz oder teilweise von der privaten Krankenversicherung erstattet.

1.3 Die gesetzliche Unfallversicherung

Haftungsbeschränkung — Wenn ein Arbeitnehmer bei der Beschäftigung in dem Betrieb des Arbeitgebers einen Unfall erleidet, so könnte er nach allgemeinen zivilrechtlichen Regeln von seinem Arbeitgeber Schadensersatz verlangen, wenn dieser den Unfall schuldhaft herbeigeführt hat. Derartige Auseinandersetzungen würden den Betriebsfrieden empfindlich stören. Die zivilrechtliche Haftung des Arbeitgebers wird daher weitgehend durch die Unfallversicherung abgelöst. Bei Schadensfällen im Betrieb haftet der Arbeitgeber aufgrund der §§ 104 ff. SGB VII nur für Sachschäden, für Personenschäden nur dann, wenn er den Unfall vorsätzlich herbeigeführt hat oder wenn dieser sich als Wegeunfall darstellt (vgl. unten). Die Regelung gilt entsprechend für Ansprüche zwischen im gleichen Betrieb beschäftigten Arbeitnehmern.

Berufsgenossenschaften — Die gesetzliche Unfallversicherung ist im VII. Buch des Sozialgesetzbuches geregelt. Träger sind mehr als 100 verschiedene Berufsgenossenschaften, die regional und nach Branchen über das ganze Bundesgebiet verteilt sind. So gibt es z. B. zahlreiche Gemeindeunfallversicherungsverbände und eine Berufsgenossenschaft für Gesundheitsdienst und Wohlfahrtspflege in Hamburg. Sie sind zusammengeschlossen im Bundesverband der Unfallkassen.

Versicherter Personenkreis — In die Versicherungspflicht einbezogen sind alle Arbeitnehmer, Auszubildende und Arbeitslose.
Unabhängig von einem Arbeits- oder Ausbildungsverhältnis sind kraft Gesetzes u. a. versichert:
- Personen, die bei Unglücksfällen oder Gefahr Hilfe leisten (z. B. Feuer löschen, Ertrinkende bergen usw.), und Personen, die bei der Verfolgung von Straftätern Verletzungen erleiden,
- Blutspender,
- ehrenamtliche Ratsmitglieder,
- Kinder, Schüler und Studierende während des Besuchs ihrer Ausbildungsstätte.

Neuerdings sind auch Pflegepersonen einbezogen, die Pflegebedürftige in häuslicher Umgebung mindestens 14 Stunden wöchentlich pflegen.

Im Unterschied zu allen anderen Zweigen der Sozialversicherung werden die finanziellen Mittel ausschließlich durch Umlagen der Arbeitgeber, also nicht durch Beiträge der Versicherten aufgebracht. Ihre Höhe richtet sich nach dem Arbeitsverdienst der Versicherten und dem Grad der Unfallgefahr im Betrieb.

Aufgaben — Die Versicherung hat vor allem folgende Aufgaben:
- Unfallverhütung
  Die Berufsgenossenschaften erlassen Vorschriften zur Verhütung von Arbeitsunfällen und Berufskrankheiten sowie über ärztliche Untersuchungen von Arbeitnehmern, die besonderen Gefahren ausgesetzt sind (☞ S. 160). Die Beratung und Kontrolle dieser Vorschriften erfolgt durch technische Aufsichtsbeamte. Verstöße können als Ordnungswidrigkeiten mit Bußgeldern geahndet werden.

- Leistungen nach Versicherungsfällen
Ein Versicherungsfall (z. B. Arbeitsunfall) ist ein Unfall im Zusammenhang mit der versicherten Tätigkeit, der einen Körperschaden zur Folge hat. Es kann sich dabei auch um einen Wegeunfall handeln, d. h. einen Unfall auf dem Weg von und zur Arbeit. Dabei war bislang grundsätzlich nur der kürzeste (direkte) Weg zur Arbeitsstelle versichert. Nach einer Gesetzesänderung sind jetzt auch Umwege im Rahmen einer Fahrgemeinschaft oder beim Abholen von Kindern aus dem Kindergarten einbezogen.

Versicherungsfall

Als Versicherungsfall gilt auch das Auftreten einer der zahlreichen Berufskrankheiten, z. B. bandscheibenbedingte Erkrankungen der Lendenwirbelsäule durch langjähriges Heben bei Pflegekräften, Hauterkrankungen und Infektionskrankheiten wie Hepatitis B und C bei MTAs. Die anerkannten Berufskrankheiten sind im Einzelnen in einer Rechtsverordnung der Bundesregierung aufgeführt.

Berufskrankheiten

Die Leistungen der Unfallversicherung bestehen in
- der Gewährung von Heilbehandlung sowie medizinischer und beruflicher Rehabilitation. Zur Prüfung, welche ärztliche oder unfallmedizinische Betreuung notwendig ist, wird das sog. D-Arzt-Verfahren (Durchgangsarzt-Verfahren) praktiziert.
- Zahlung einer Verletztenrente, wenn die Erwerbsfähigkeit nicht wieder hergestellt werden kann.
- Zahlung eines Sterbegeldes und einer Hinterbliebenenrente.

Leistungen

1.4 Die Arbeitslosenversicherung

Es handelt sich ebenfalls um eine gesetzliche Pflichtversicherung. Eine freiwillige Mitgliedschaft ist nicht möglich. Rechtsgrundlage ist das vielfach geänderte Arbeitsförderungsgesetz aus dem Jahre 1969, jetzt SGB III.

Pflichtversicherung

Leistungsträger ist die Bundesanstalt für Arbeit mit ihren Dienststellen: Landesarbeitsämter und Arbeitsämter.
Die Aufgaben und Leistungen der Arbeitsverwaltung gehen über die Zahlung von Arbeitslosengeld weit hinaus. Weitere Aufgaben sind:
- Arbeitsvermittlung (wofür die Bundesanstalt für Arbeit früher ein gesetzliches Monopol hatte),
- Berufsberatung,
- Zahlung bzw. Abrechnung des Kindergeldes mit den Betrieben,
- Zahlung von Kurzarbeitergeld und von Insolvenzgeld,
- Durchführung von Umschulungs- und Berufsförderungsmaßnahmen.

Aufgaben

Versicherungs- und damit beitragspflichtig sind alle Personen, die als Arbeitnehmer gegen Entgelt beschäftigt sind, ferner Auszubildende sowie Wehr- und Zivildienstleistende. Nicht beitragspflichtig sind u. a. Beamte, Personen, die das 65. Lebensjahr vollendet haben und im Allgemeinen geringfügig Beschäftigte.

Personenkreis

Es gilt das Territorialprinzip, d. h. die Beitragspflicht besteht für alle Inlandsbeschäftigten unabhängig von ihrer Staatsangehörigkeit.
Die Mittel werden grundsätzlich je zur Hälfte von Arbeitgebern und Arbeitnehmern aufgebracht. Ausgenommen hiervon sind die Kosten für die Arbeitslosenhilfe und das Kindergeld, weil es sich hierbei um staatliche Leistungen (Bundesmittel) handelt. Der Beitragssatz beträgt z. Zt. 6,5 % des Bruttoarbeitsentgelts.

Territorialprinzip

Die folgende Darstellung der geldlichen Leistungen der Arbeitsverwaltung beschränkt sich auf das Arbeitslosengeld und die Arbeitslosenhilfe als die wichtigsten Leistungsarten.

1.4.1 Arbeitslosengeld

Arbeitslosengeld erhält auf Antrag, wer
- arbeitslos ist,
- sich arbeitslos gemeldet hat und
- die Anwartschaftszeit erfüllt hat.

Verfügbarkeit — Arbeitslos ist ein vorübergehend beschäftigungsloser Arbeitnehmer, der eine mindesten 15 Wochenstunden umfassende Beschäftigung sucht. Dazu muss er dem Arbeitsamt „zur Verfügung stehen".

Verfügbarkeit heißt, dass jemand eine zumutbare Beschäftigung unter den üblichen Bedingungen des allgemeinen Arbeitsmarktes ausüben kann, also nicht z. B. durch gesundheitliche Einschränkungen oder familiäre Bindungen nur begrenzt vermittelbar ist.

Anwartszeit — Die Anwartschaftszeit ist erfüllt, wenn der Betreffende innerhalb der letzten 3 Jahre vor der Arbeitslosmeldung mindestens 12 Monate eine beitragspflichtige Beschäftigung ausgeübt hat.

Bezugsdauer — Die mögliche Bezugsdauer des Arbeitslosengeldes richtet sich nach der Dauer der beitragspflichtigen Beschäftigung und dem Lebensalter des Betroffenen. Wer 12 Monate gearbeitet hat, bekommt 6 Monate lang Arbeitslosengeld. Wer in den letzten 7 Jahren 36 Monate gearbeitet hat, bekommt 12 Monate Arbeitslosengeld, wenn er unter 45 Jahre alt ist und 18 Monate Arbeitslosengeld, wenn er über 45 Jahre alt ist.

Höhe — Das Arbeitslosengeld beträgt bei Arbeitslosen mit mindestens einem Kind 67 %, bei den übrigen Arbeitslosen 60 % des Nettoentgelts.

Der Anspruch auf Arbeitslosengeld ruht, wenn der Arbeitnehmer aus seinem Arbeitsverhältnis noch Abfindungsleistungen oder Entschädigungen erhalten hat und die ordentliche Kündigungsfrist nicht eingehalten wurde. Das gleiche gilt, wenn bestimmte andere Sozialleistungen wie Krankengeld, Rente wegen voller Erwerbsminderung oder Altersruhegeld gezahlt werden.

Sperrzeit — Hat der Arbeitslose das Beschäftigungsverhältnis selbst durch Kündigung gelöst oder durch ein vertragswidriges Verhalten seine Kündigung verschuldet, so muss er mit einer Sperrzeit von 12 Wochen rechnen.

1.4.2 Arbeitslosenhilfe

Die Arbeitslosenhilfe ist im Gegensatz zum Arbeitslosengeld keine Versicherungsleistung, sondern wird aus Steuermitteln des Bundes bezahlt.

Voraussetzungen — Auch wer Arbeitslosenhilfe beansprucht, muss arbeitslos sein, sich arbeitslos gemeldet haben und innerhalb des letzten Jahres vor der Antragstellung Arbeitslosengeld bezogen haben. Die frühere „originäre" Arbeitslosenhilfe – ohne vorangegangenes Arbeitslosengeld – gibt es nicht mehr.

Im Unterschied zum Arbeitslosengeld ist weitere Voraussetzung die **Bedürftigkeit**, d. h., dass der Arbeitslose ohne diese Mittel seinen Lebensunterhalt nicht bestreiten könnte.

Die Anschlussarbeitslosenhilfe wird zeitlich unbefristet gewährt, aber immer nur auf 1 Jahr bewilligt. Sie beträgt der Höhe nach bei Arbeitslosen mit mindestens einem Kind 57 %, im übrigen 53 % des Nettoarbeitsentgelts.

1.5 Die gesetzliche Rentenversicherung

1.5.1 Allgemeines

Die gesetzliche Rentenversicherung für Arbeiter und Angestellte ist das größte soziale Sicherungssystem in der Bundesrepublik. Die Ausgaben der Rentenversicherungsträger erreichten 1996 mehr als 400 Milliarden DM.
Die Rentenversicherung verteilt sich auf drei Zweige:
- die Rentenversicherung der Arbeiter, Träger: Landesversicherungsanstalten;
- die Rentenversicherung der Angestellten, Träger: Bundesversicherungsanstalt für Angestellte;
- die knappschaftliche Versicherung, Träger: die Bundesknappschaft.

Volumen

Träger

Die Grundzüge der rentenrechtlichen Regelungen sind für alle Versicherten gleich. Es gibt Bestrebungen, die Rentenversicherung der Arbeiter und die der Angestellten, zwischen denen derzeit nur ein finanzieller Ausgleich stattfindet, auch organisatorisch zusammenzufassen.

Auch die Rentenversicherung ist eine Pflichtversicherung, die an das Beschäftigungsverhältnis anknüpft. Sie umfasst alle Arbeitnehmer einschließlich der Auszubildenden, Wehr- und Ersatzdienstleistende unter bestimmten Voraussetzungen, Empfänger von Arbeitslosengeld und Arbeitslosenhilfe, nicht aber Beamte, Rentner und geringfügig Beschäftigte. Seit 1999 sind auch arbeitnehmerähnlich tätige Selbstständige einbezogen.
Über die gesetzliche Pflichtversicherung hinaus können Beiträge zu einer Höherversicherung geleistet werden.

Pflichtversicherung

Die finanziellen Mittel werden je zur Hälfte durch Beiträge der Arbeitnehmer und der Arbeitgeber, aber auch durch Bundeszuschüsse aufgebracht. Der Beitragssatz beträgt ab 1.1.2001: 19,1 % des Bruttoarbeitsentgelts. Die Höhe der Beiträge ist nach oben begrenzt durch eine Beitragsbemessungsgrenze, die sich in Westdeutschland 2002 auf 4500 Euro im Monat beläuft (Ostdeutschland: 3375 Euro).

Aufbringung der Beiträge

1.5.2 Notwendigkeit und Stand der Rentenreform

Die Höhe der Rente orientiert sich seit der Rentenreform 1957 an dem Durchschnittsentgelt der Beschäftigten. Auf diese Weise wird eine „Dynamisierung" ausgelöst, die dazu geführt hat, dass die Renten in der Zeit von 1957 bis 1993 preisbereinigt auf das 2,3-fache ihres Ausgangswertes gestiegen sind.

Rentenhöhe

Die Finanzierung der Renten beruht auf dem Prinzip, dass die jeweils erwerbstätige Generation die Renten der aus dem Erwerbsleben ausgeschiedenen finanziert (**Generationenvertrag**). Dieses Finanzierungsprinzip ist so lange durchzuhalten, wie die Zahl der aktiv Beschäftigten die der Rentner deutlich überwiegt. Aufgrund der niedrigen Geburtenrate und der hierdurch bedingten Überalterung der deutschen Bevölkerung steuern wir allerdings sehr schnell auf einen Punkt zu, wo diese Relation nicht mehr stimmt (☞ Abb. 4, S. 52). Muss heute noch etwa 1 Rentner von 2 Erwerbstätigen „finanziert" werden, so wird das Verhältnis im Jahre 2030 ungefähr 1 : 1 sein. Es liegt auf der Hand, dass bei dieser Entwicklung gravierende Eingriffe des Gesetzgebers notwendig wurden, die aber nur zögerlich und in kleinen Schritten, z. B. durch die Heraufsetzung des Rentenalters für Frauen oder das Rentenreformgesetz 1999 vom 16. 12. 1997 (BGBl. I. S. 2998) in Angriff genommen worden sind. Durch das Rentenreformgesetz sollte das Rentenniveau, das bis 1991 an die Bruttolöhne, dann an die Nettolöhne gekoppelt war, um einen de-

Generationenvertrag

Niedrige Geburtenrate Überalterung

Rentenreform 1999

Abb. 4:
Die Bevölkerungs-
entwicklung in
Deutschland (Quelle:
Stat. Bundesamt)

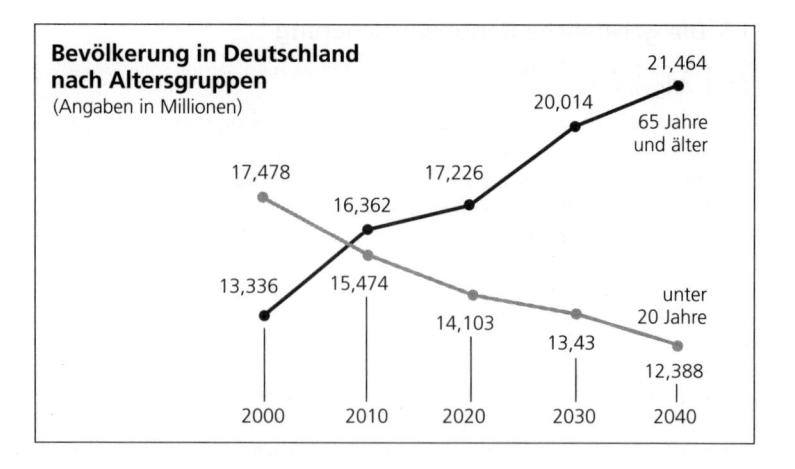

Bevölkerung in Deutschland nach Altersgruppen
(Angaben in Millionen)

- 65 Jahre und älter: 17,478 (2000); 16,362 (2010); 17,226 (2020); 20,014 (2030); 21,464 (2040)
- unter 20 Jahre: 13,336 (2000); 15,474 (2010); 14,103 (2020); 13,43 (2030); 12,388 (2040)

mografischen Faktor ergänzt werden, der die längere Lebenserwartung bzw. Rentenbezugsdauer zum Ausdruck bringt. Dadurch wäre das nach 45 Beitragsjahren zu erreichende Netto-Rentenniveau von derzeit 70 % allmählich auf 64 % gesunken. Durch die derzeitige Bundesregierung wurden im Hinblick auf die angestrebte umfassende Rentenreform der demografische Faktor für 1999 und 2000 ausgesetzt und die Renten (systemwidrig) nur an die Inflationsrate angepasst. Das neue Rentenkonzept, das mittlerweile Gesetzeskraft erlangt hat[6], versucht, das scheinbar Unmögliche zu vereinen:

„Riestersche"
Rentenreform

- Beitragsstabilität,
- annähernd gleiches Rentenniveau,
- Verbesserung der Gesamtversorgungssituation.

Beitragssatz
Rentenniveau

Durch das Aufkommen der Mineralölsteuererhöhungen im Rahmen der Öko-Steuerreform soll der Beitragssatz zur Rentenversicherung bis 2020 auf unter 20 % und bis 2030 auf unter 22 % begrenzt bleiben. Das Rentenniveau wird unter der Voraussetzung hinreichender privater Altersvorsorge lediglich von 70,8 % auf 68 % abgesenkt.

Förderung
der Altersvorsorge

Die Kompensation der Ausfälle oder sogar eine Besserstellung der künftigen Rentner soll durch eine ergänzende private Altersvorsorge mit staatlicher Förderung erreicht werden. Die Beteiligung an diesem Vorsorgesystem ist freiwillig. Die maximale staatliche Förderung kann in Anspruch nehmen, wer
ab 2002: 1 %
ab 2004: 2 %
ab 2006: 3 %
ab 2008: 4 %
seines sozialversicherungspflichtigen Einkommens für die Altersvorsorge aufwendet. In diesem Falle zahlt der Staat eine von 38 Euro auf 154 Euro stufenweise ansteigende Grundzulage je Person, die auf die Sparleistung angerechnet wird, sowie eine sich von 46 Euro auf 185 Euro steigernde Zulage je Kind. Hierdurch errechnet sich unter bestimmten Annahmen, z. B. bei einem ledigen Arbeitnehmer mit einem Einkommen von 30 678 Euro/Jahr, eine zusätzliche Rente in Höhe von 576 Euro im Monat.

Diese Förderung gilt (jetzt auch für Angestellte im öffentlichen Dienst (Beschäftigte nach BAT), obwohl diese schon eine Zusatzversorgung über die Versorgungsanstalt des Bundes und der Länder (VBK) erhalten.

---

6 Gesetze vom 21.03.2001 (BGBl. I S. 403) und vom 26.06.2001 (BGBl. I S. 1310)

1.5.3 Rentenarten

Die Leistungen der Rentenversicherung bestehen nicht nur in Rentenzahlungen, sondern auch in der Gewährung von Heilbehandlungen, Berufsförderung und Rehabilitationsmaßnahmen. Dazu gehören auch vorbeugende Maßnahmen, wie die Gewährung von Kuraufenthalten.

Leistungen

Die Hauptleistungsart ist jedoch die Rentenzahlung. Dabei sind – abgesehen von Hinterbliebenenrenten – zwei Arten von Rentenberechtigungen zu unterscheiden, nämlich die Rente wegen
- Erwerbsminderung oder wegen
- Erreichens der Altersgrenze.

In beiden Fällen müssen bestimmte Wartezeiten eingehalten worden sein.

Rente wegen Erwerbsminderung

Die Rente wegen Erwerbsminderung gibt es seit dem 1.1.2001. Sie ersetzt die bisherigen Rentenarten wegen **Berufsunfähigkeit oder Erwerbsunfähigkeit**, bei denen danach differenziert wurde, ob die Erwerbsfähigkeit auf weniger als die Hälfte eines gesunden Versicherten mit vergleichbarer Ausbildung und Kenntnissen abgesunken war (= berufsunfähig) oder ob jede nennenswerte Erwerbsfähigkeit, gleich welcher Art, ausgeschlossen war (= erwerbsunfähig). Diese „Privilegierung" von Personen mit qualifizierter Ausbildung ist entfallen, was bedeutet, dass der Versicherte grundsätzlich für alle – also auch berufsfremde – Beschäftigungsmöglichkeiten nicht mehr in Betracht kommen darf, bevor er Rente wegen Erwerbsminderung erhält.

Neuregelung

Wer weniger als 3 Stunden täglich arbeiten kann, erhält die volle Rente; wer 3 bis 6 Stunden am Tag arbeiten kann, bekommt die halbe Rente. Die Höhe der Rente wird nach den gleichen Regeln berechnet wie die Altersrente, d. h. nach Höhe und Dauer der gezahlten Beiträge sowie Anrechnungszeiten z. B. für Schulausbildung. Der Arbeitnehmer muss der gesetzlichen Rentenversicherung mindestens 5 Jahre lang angehört und in den letzten 5 Jahren vor Eintritt der Erwerbsminderung 36 Monate Pflichtbeiträge geleistet haben.

Rentenhöhe

Besteht begründete Aussicht, dass die Minderung der Erwerbsfähigkeit in absehbarer Zeit behoben sein könnte, so wird die Rente nur auf Zeit (maximal 3 Jahre) geleistet. Verlängerungen sind möglich.

Rente nach Erreichen der Altersgrenze

- Anspruch auf die „normale" Altersrente haben Versicherte, die das 65. Lebensjahr vollendet und die allgemeine Wartezeit von 5 Jahren erfüllt haben.
- Bereits mit 63 Jahren konnte bisher in Ruhestand gehen, wer eine Wartezeit von 35 Jahren erfüllt hatte.
- Mit 60 Jahren konnten in Rente gehen
  1. Arbeitslose, die eine gewisse Zeit arbeitslos waren und 15 Jahre Wartezeit zurückgelegt hatten und
  2. Schwerbehinderte mit einem Behinderungsgrad von 50 % sowie Berufs- oder Erwerbsunfähige, wenn sie eine Wartezeit von 35 Jahren erfüllt hatten.
- Frauen hatten bisher Anspruch auf Altersrente, wenn sie 60 Jahre alt waren, nach dem 40. Lebensjahr 10 Jahre Beitragszeiten und eine Wartezeit von 15 Jahren nachweisen konnten. Ihre Altersgrenze sollte vom Jahre 2001 an stufenweise bis zur neuen Regelaltersgrenze von 65 Jahren, die im Jahre 2012 erreicht worden wäre, hinausgeschoben werden. Diese Anhe-

Bisherige Rechtslage

bung ist vorgezogen worden, so dass die neue Regelaltersgrenze bereits 2004 erreicht wird.

Zugleich wird auch die bisherige Möglichkeit für Männer, wegen Arbeitslosigkeit oder als langjährig Versicherter vorzeitig Rente zu erhalten, auf das 65. Lebensjahr hinausgeschoben. Für Schwerbehinderte wird die Altersgrenze stufenweise auf das 63. Lebensjahr angehoben.

Neue Rechtslage

Seit 2002 besteht daher – vereinfacht – folgende Rechtslage :
- Die Regelaltersgrenze beträgt 65 Jahre bei 5 Jahren Wartezeit.
- Für Frauen gilt eine gleitende Übergangsregelung, bis im Jahre 2004 die Regelaltersgrenze erreicht ist.
- Bei Schwerbehinderten wird die Altersgrenze stufenweise ab 2001 von 60 auf 63 Jahre angehoben.

Es gibt zahlreiche Vertrauensschutzregelungen für Personen, die auf die durch das Rentenreformgesetz 1992 geschaffene Rechtslage vertraut haben.
Von den auslaufenden Sonderregelungen (z. B. frühere Altersrente für Frauen) kann weiterhin Gebrauch gemacht werden, allerdings gegen einen Abschlag von 0,3 % für jeden Monat der vorzeitigen Inanspruchnahme.

Ansprüche Hinterbliebener

Wenn der anspruchsberechtigte Versicherte verstirbt, haben die Witwe, der Witwer und die Waisen Rentenansprüche. Die sog. kleine Witwenrente (25 % der Rente wegen Erwerbsminderung des Verstorbenen) erhält die Witwe, wenn der Verstorbene die allgemeine Wartezeit (5 Jahre) erfüllt hat. Die große Witwenrente (60 % der Erwerbsminderungsrente) wird fällig, wenn die Witwe bereits über 45 Jahre alt ist oder noch ein minderjähriges Kind erzieht oder teilweise oder voll erwerbsgemindert ist. Für jüngere Frauen soll der Anspruch auf 55 % gesenkt werden. Dafür wird es künftig im Rahmen der Witwenrente einen Kinderbonus geben.
Bei Wiederheirat entfällt der Anspruch auf Witwenrente. Er kann aber nach einer Scheidung wieder aufleben.

Rentenhöhe

Die Höhe der Rente wird in einem komplizierten Berechnungsverfahren ermittelt. Sie richtet sich vor allem nach der Höhe der während des Arbeitslebens geleisteten Beiträge. Neben den Beitragszeiten werden Zeiten der Krankheit, Schwangerschaft oder Arbeitslosigkeit angerechnet. Für Kindererziehung werden 3 Jahre als Beitragszeiten (in voller Höhe ab 1.7.2000) angerechnet und bis zu 10 Jahre als „Berücksichtigungszeiten" anerkannt. Die spätere Rente erhöht sich dadurch bei der Erziehung eines Kindes um bis zu 135 Euro monatlich.

1.6 Die Pflegeversicherung

Neuer Sozialversicherungszweig

Als fünfte Säule der Sozialversicherung ist 1995 die Pflegeversicherung hinzugetreten. Ihr ging ein 25-jähriges Ringen um die Lösung des Problems voraus. In dieser Zeit sind 17 Gesetzentwürfe eingebracht und behandelt worden, die letztlich alle gescheitert sind.

Betroffene

Bei Einführung der Pflegeversicherung galten etwa 1,65 Mio. Menschen in Deutschland als pflegebedürftig. Heute erhalten schon über 1,9 Mio. Menschen Leistungen der Pflegeversicherung. 75 % dieser Menschen werden zu Hause durch Angehörige oder Pflegedienste betreut. Das restliche Viertel, etwa 560 000 Personen, lebt in Pflegeheimen. Bei den Pflegebedürftigen handelt es sich nicht nur um ältere Menschen, sondern vielfach auch um Jüngere, z. B. Opfer von Verkehrsunfällen, Querschnittgelähmte oder Schlaganfall-Patienten. Insgesamt sind 320.000 Pflegebedürftige jünger als 60 Jahre.

Für diesen ständig wachsenden Personenkreis war die betreuungsmäßige und finanzielle Absicherung der Pflegebedürftigkeit zu einem dringend lösungsbedürftigen Problem geworden.

Die Gründe für die zunehmende Verschärfung des Problems liegen zunächst einmal wieder in der sich verändernden Altersstruktur. Bis zum Jahre 2010 wird die Zahl der über 60-Jährigen um 3,8 Mio. steigen. Bei Menschen zwischen dem 60. und 80. Lebensjahr geht man von einem Anteil von 5 %, nach dem 80. Lebensjahr von 20 % an Pflegebedürftigen aus. Andererseits sinkt die Bereitschaft und die Möglichkeit, Pflege innerhalb der Familie zu leisten. Familienverbände, die mehrere Generationen einschließen, werden immer seltener. Die Zahl der Kleinfamilien und der Single-Haushalte übersteigt in weiten Teilen Deutschlands bereits die Zahl der Familien mit Kindern. *(Problemdruck)*

Andererseits sind die Kosten der stationären Pflege so hoch, nämlich 2500,– Euro bis über 4000,– Euro in der obersten Pflegestufe, dass ein hoher Anteil der Pflegebedürftigen trotz lebenslanger Erwerbstätigkeit die Kosten nicht mehr bestreiten konnte und ganz oder teilweise Sozialhilfe in Anspruch nehmen musste. Hierdurch wurden auch die Kinder als Unterhaltspflichtige erheblich belastet.

Die Einführung der sozialen Pflegeversicherung ist dennoch sehr umstritten gewesen, weil sie in einem ohnehin aufs Äußerste angespannten Steuer- und Sozialabgabensystem eine weitere Belastung für Arbeitnehmer und Arbeitgeber hinzufügte. Denn die benötigten Mittel werden – wie auch sonst in der Sozialversicherung – durch einen Beitrag von 1,7 % des Bruttogehalts, den Arbeitgeber und Arbeitnehmer je zur Hälfte tragen, erbracht. Als Kompensation dieser Belastung für die Arbeitgeberseite ist ein Feiertag, in den meisten Bundesländern der Buß- und Bettag, gestrichen worden.

Auch die Pflegeversicherung ist eine gesetzliche Pflichtversicherung, die der Krankenversicherung „folgt". Wer in der gesetzlichen Krankenversicherung (pflicht-)versichert ist, ist dort auch pflegeversichert. Wer eine private Vollversicherung hat, gehört dieser auch als Pflegeversicherter an. *(Pflichtversicherung)*

Pflegebedürftig sind Personen, die wegen einer körperlichen, geistigen und seelischen Krankheit oder Behinderung **für die gewöhnlichen und regelmäßig wiederkehrenden Verrichtungen** im Ablauf des täglichen Lebens auf Dauer, mindestens aber für 6 Monate, in erheblichem Maße der Hilfe bedürfen. Psychisch Kranke und geistig Behinderte sind, wenn sie in dem beschriebenen Maße der Pflege bedürfen, eingeschlossen. *(Pflegebedürftigkeit)*

Es gibt drei Stufen der Pflegebedürftigkeit, die im Wesentlichen nach der Art des Pflegebedarfs (Körperpflege, Ernährung, Mobilität) und dem hierfür erforderlichen Zeitaufwand gestaffelt sind. *(Stufen)*

Die Einstufung erfolgt aufgrund einer Begutachtung durch den medizinischen Dienst der Krankenkassen (MDK).

Durch die Leistungen der Pflegeversicherung soll u. a. sichergestellt werden, dass die Betroffenen so lange wie möglich in ihrer häuslichen Umgebung bleiben können. Es gilt daher der Grundsatz des Vorrangs der ambulanten vor der stationären Pflege.

Bei der ambulanten (häuslichen) Pflege werden Sachleistungen und Geldleistungen unterschieden. Unter Sachleistung ist dabei die tatsächliche Inanspruchnahme von Pflegeleistungen eines ambulanten Dienstes auf Kosten der Pflegeversicherung zu verstehen. *(Ambulante Pflege)*

Die Sachleistungen betragen *(Sachleistungen)*
- für Pflegebedürftige der Stufe 1: bis zu 384 Euro,
- für Pflegebedürftige der Stufe 2: bis zu 921 Euro,
- für Pflegebedürftige der Stufe 3: bis zu 1432 Euro (bei besonderen Härtefällen bis zu 1918 Euro).

Geldleistungen	Mit der Geldleistung soll der Pflegebedürftige in die Lage versetzt werden, pflegende Angehörige oder Dritte zu bezahlen. Das Pflegegeld beträgt
- für Pflegebedürftige der Stufe 1: 205 Euro,
- für Pflegebedürftige der Stufe 2: 410 Euro und
- für Pflegebedürftige der Stufe 3: 665 Euro.

Pflegesachleistungen und Pflegegeld können auch nebeneinander, dann allerdings in begrenzter Höhe, in Anspruch genommen werden. |
| Stationäre Pflege | Bei vollstationärer Pflege werden folgende Beträge gezahlt:
- Pflegestufe 1: bis zu 1023 Euro,
- Pflegestufe 2: bis zu 1279 Euro,
- Pflegestufe 3: bis zu 1432 Euro (in besonderen Härtefällen bis zu 1688 Euro monatlich).

Diese Beträge sind nur für die reinen Pflegeaufwendungen gedacht. Die Kosten für Unterkunft und Verpflegung (sog. Hotelkosten) trägt der Pflegebedürftige selbst. |
| Lücke | Eine Lücke der bisherigen Regelung, nämlich die fehlende Abgeltungsmöglichkeit der Kosten für die Betreuung Altersverwirrter, geistig Behinderter oder psychisch Kranker, ist ab 1.4.2002 geschlossen worden. Hierfür kann ein zusätzliches Pflegegeld von bis zu 460 Euro pro Jahr gezahlt werden. |
| Weitere Leistungen | Neben ambulanter und stationärer Pflege gibt es andere Hilfen. Zunächst können Zuschüsse bis zu 2557 Euro zur Verbesserung des Wohnumfeldes (rollstuhlgerechte Verbreiterung von Türen, Handläufe) gezahlt werden. Finanzielle Leistungen sind weiter möglich für Tages- und Nachtpflege sowie für Kurzzeitpflege, z. B. beim Ausfall der Pflegeperson. |
| Ehrenamtliche Pflegepersonen | Wichtig sind auch die Maßnahmen zur sozialen Absicherung ehrenamtlicher Pflegepersonen. Häufig verzichten ja Frauen zugunsten der Pflege eines Familienangehörigen auf eine eigene Berufstätigkeit. Für diesen Personenkreis werden, wenn wöchentlich mindestens 14 Stunden Pflege erbracht wird, Beiträge zur gesetzlichen Rentenversicherung gezahlt, die sowohl rentenbegründend als auch rentensteigernd sind.
Die finanziellen Leistungen der Pflegeversicherung werden, wie in der Sozialversicherung üblich, ohne Rücksicht auf die Bedürftigkeit des Betroffenen gewährt. Eine Einkommensprüfung oder Heranziehung von Unterhaltsverpflichteten findet also – im Unterschied zur Sozialhilfe – nicht statt. |
| Einsparungen | Die Pflegeversicherung hat aber – in Anlehnung an die Krankenhausfinanzierung – noch eine Neuerung gebracht: Da durch die Einführung der Pflegeversicherung bis zu 70 % Sozialhilfekosten vor allem im stationären Bereich eingespart werden konnten, wurden diese ersparten Mittel einerseits zum Aufbau von Pflegeeinrichtungen in Ostdeutschland, andererseits zur Finanzierung von Investitionskosten für Pflegeeinrichtungen ganz allgemein eingesetzt. Das bedeutet, dass Pflegeheime und ambulante Dienste, die – wie jeder Gewerbebetrieb – bisher ihre Investitionskosten (Hausbau, Fahrzeuge, Ausstattung) grundsätzlich selbst finanzieren mussten, in die Lage versetzt worden sind, dass ihnen der Staat nach Maßgabe der jeweiligen landesrechtlichen Regelung, z. B. in Nordrhein-Westfalen durch zinslose Darlehen bzw. pauschale Zuschüsse, diese Kosten abnimmt. Allerdings dürfen sie diese dann selbstverständlich nicht mehr in den Pflegesatz einrechnen. |
| Träger | Träger der Pflegeversicherung sind die Pflegekassen, die zwar rechtlich selbstständig, aber unter dem Dach der jeweiligen Krankenkasse errichtet werden. Praktisch heißt das, jede Ortskrankenkasse, Betriebskrankenkasse usw. ist gleichzeitig auch Pflegekasse. Soweit Personen nicht der gesetzlichen Kran- |

kenversicherung angehören, weil sie Beamte oder privat versichert sind, muss bei den entsprechenden Privatversicherungen zwingend eine Pflegeversicherung zu den gleichen Beitragssätzen wie in der sozialen Pflegeversicherung abgeschlossen werden.

1.7 Die Sozialhilfe

Bis in das 20. Jahrhundert hinein war die Sorge für Arme und Obdachlose eine Angelegenheit der örtlichen Gemeinschaft und privater Mildtätigkeit. Ortsfremde hatten keinen Anspruch auf Unterstützung. Erst die Fürsorgepflichtverordnung aus dem Jahre 1924 schuf eine einheitliche Rechtsgrundlage für den Umgang mit Hilfebedürftigen. Das Bundessozialhilfegesetz aus dem Jahre 1962 vollendet diese Entwicklung, in dem es dem Hilfesuchenden einen Rechtsanspruch auf Sozialhilfe einräumt, wenn er seine Notlage aus eigenen Kräften und Mitteln nicht beheben kann.
Rückblick

Dabei war der Grundgedanke, dass die Sozialhilfe als letzter Rettungsanker zur Verfügung stehen sollte, wenn weder Hilfe aus eigener Kraft noch aufgrund von spezialgesetzlichen Regelungen möglich war. Diese subsidiäre Funktion hat die Sozialhilfe allerdings weithin eingebüßt. Sie hat auch ihren Makel verloren, der für viele Menschen früher mit der Inanspruchnahme von Fürsorgeunterstützung oder Sozialhilfe verbunden war. Im Jahre 1993 lebten knapp 4,3 Mio. Menschen, also über 5 % der Bevölkerung ganz oder teilweise von Sozialhilfe. Die Bruttoausgaben beliefen sich auf 43 Mrd. DM (altes Bundesgebiet). In vielen Städten und Gemeinden hatte sich die Zahl der Sozialhilfeempfänger zwischen 1990 und 1996 verdoppelt.
Subsidiarität

Von daher wird verständlich, dass die Bundesregierung durch verschiedene Reformgesetze versucht hat und weiter versucht, Sozialhilfeleistungen einzuschränken, auf andere Leistungsträger zu verlagern und der missbräuchlichen Inanspruchnahme vorzubeugen. So wurde ab 1994 mit dem Asylbewerberleistungsgesetz eine eigenständige Rechtsgrundlage mit abgesenkten Leistungen (vgl. unten) geschaffen, die inhaltlich aber den Sozialhilfeleistungen zuzurechnen sind. Hieraus werden bundesweit etwa 435.000 Personen mit einem Aufwand von 4,1 Mrd. DM alimentiert (1999).
Reformen

Ferner wurden die Zahl der Empfänger von Sozialhilfe in Form von Hilfe zur Pflege und die Ausgaben hierfür durch die Einführung der Pflegeversicherung 1995/96 drastisch reduziert. Die entsprechenden Ausgaben der Sozialhilfeträger sanken hierdurch zwischen 1994 und 1999 von 17,7 Mrd. DM auf rd. 5,7 Mrd. DM.
Entwicklung der Ausgaben

Dies alles muss man bedenken, wenn man den heutigen Stand der Sozialhilfeausgaben und die anhaltende politische Diskussion hierüber betrachtet. 1999 betrugen die Gesamtausgaben für Sozialhilfe ca. 45 Mrd. DM. Davon entfielen 19,6 Mrd. DM auf die sog. laufende Hilfe zum Lebensunterhalt, die 1999 ca. 2,8 Mio. Personen erhielten. Damit lag die Sozialhilfequote 1999 bei ca. 3,4 % der Bevölkerung.[7]

Der größere Teil der Ausgaben entfällt aber mit über 25 Mrd. DM (1999) auf die Hilfe in besonderen Lebenslagen. Das sind Ausgaben für Hilfe zur Pflege, Krankenhilfe und vor allem Eingliederungshilfe für Behinderte (16,7 Mrd. DM). Nach den neuesten Angaben des Statistischen Bundesamtes in der Tagespresse ist die Zahl der Sozialhilfeempfänger seit 1998 leicht auf etwa 2,7 Mio. im Jahre 2000 zurückgegangen.

---

[7] Angaben aus „Lebenslagen in Deutschland – Armuts- und Reichtumsbericht der Bundesregierung (2001)und „Statistisches Jahrbuch 2001".

Anspruchs-voraussetzungen	Sozialhilfe wird gewährt, wenn jemand sich in einer wirtschaftlichen Notlage befindet, ohne Rücksicht darauf, ob er diese verschuldet hat oder nicht. Maßgebend ist nur, dass er im Moment der Antragstellung nicht in der Lage ist, aus eigenen Kräften seinen Lebensunterhalt zu bestreiten und auch von dritter Seite keine ausreichende Hilfe erhält. Diesen Grundsatz nennt man den **Nachrang der Sozialhilfe**. Zahlungsverpflichtungen von Unterhaltspflichtigen (Ehegatte, Kind) oder anderen Sozialleistungsträgern (z. B. Arbeitslosenversicherung) bleiben zunächst unberücksichtigt, wenn sie im Augenblick nicht realisiert werden können. Das führt u. a. dazu, dass Sozialhilfe in vielen Fällen auch dann gewährt werden muss, wenn zustehende Leistungen, z. B. eines Rentenversicherungsträgers oder der Arbeitsverwaltung, länger als erwartet ausbleiben. Umgekehrt wird Sozialhilfe nicht gezahlt zur Begleichung von Schulden oder zuvor eingegangenen Verpflichtungen.
Einschränkungen	Sozialhilfe erhalten Deutsche und Ausländer, letztere aber nur eingeschränkt. Eine noch weitergehende Beschränkung besteht für Asylbewerber, für die insbesondere Leistungen im Krankheitsfall nur bei akuten Erkrankungen und Schmerzzuständen gewährt werden sollen. Das gleiche gilt für eine Krankenhausbehandlung. Diese Unterschiede sind auch deshalb bedeutsam, weil Ausländer vor Inkrafttreten des Asylbewerberleistungsgesetzes fast 33 % der Bezieher von laufender Hilfe zum Lebensunterhalt ausmachten, während ihr Bevölkerungsanteil nur bei etwa 9 % lag.
	Die Sozialhilfe umfasst die **laufende Hilfe zum Lebensunterhalt** und die **Hilfe in besonderen Lebenslagen**.
Hilfe zum Lebensunterhalt	Hilfe zum Lebensunterhalt wird nach Pauschalsätzen (Regelsätzen) berechnet, die jährlich neu festgelegt werden. Dabei erhält der Alleinstehende und der Haushaltsvorstand den sog. Eckregelsatz und die Familienangehörigen einen bestimmten Bruchteil hiervon. Die Sätze sind bei weitem nicht so hoch, wie dies gelegentlich behauptet wird (☞ Tab. 4).
	Bei der laufenden Hilfe zum Lebensunterhalt muss vorhandenes Einkommen grundsätzlich voll angerechnet werden. Wenn also beispielsweise der errechnete Bedarf 900 Euro monatlich beträgt und eigene Einkünfte in Höhe von 500 Euro vorhanden sind, so wird Sozialhilfe nur noch in Höhe von 400 Euro monatlich gewährt. Hilfe zum Lebensunterhalt umfasst auch einmalige Ausgaben, z. B. für Brennstoffe, Kleidung oder weihnachtsbedingte Mehrausgaben. Außerdem werden die angemessenen Kosten der Unterkunft und der Nebenaufwendungen übernommen.
Hilfe in besonderen Lebenslagen	Hilfe in besonderen Lebenslagen kann z. B. Krankenhilfe, Eingliederungshilfe für Behinderte oder Hilfe zur Überwindung besonderer sozialer Schwierigkeiten sein. Besonders bedeutsam ist die Eingliederungshilfe für Behinderte, die häufig in besonderen Einrichtungen oder beschützenden Werkstätten stattfindet. Hilfe zur Überwindung besonderer sozialer Schwierigkeiten kommt z. B. bei Obdachlosen, Strafgefangenen oder jugendlichen Verhaltensgestörten in Betracht.
Einkommensgrenzen	Bei dieser Hilfeart wird Einkommen nur oberhalb bestimmter Einkommensgrenzen, die z. B. bei einem Ehepaar mit 2 Kindern über 1600 Euro monatlich liegt, angerechnet. Wenn das Einkommen diese Grenzen unterschreitet, wird im Allgemeinen die Hilfe im vollen Umfang geleistet. Der Einsatz von eigenem Vermögen zur Behebung der Notlage ist differenziert geregelt. Bei vielen Hilfearten sind Ausnahmen von der Pflicht, das Vermögen zu verwerten, vorgesehen. So kann es vorkommen, dass das Vorhandensein eines angemessen kleinen Hausgrundstücks die Zahlung von Sozialhilfe nicht ausschließt.
Zuschuss – Darlehen	Sozialhilfe wird grundsätzlich als Zuschuss gewährt, muss also nicht zurückgezahlt werden. Ausnahmsweise sind Darlehen vorgesehen, wenn Hilfe zum

Typ der Bedarfs-gemeinschaft	Regel-sätze	Mehr-bedarf	Kalt-miete	Heiz-kosten	einma-lige Leistun-gen*	Summe
Früheres Bundesgebiet						
Allein Lebende/r	549	–	497	76	88	1210
Ehepaar ohne Kind	988	–	649	104	163	1904
Ehepaar mit						
einem Kind	1343	–	766	115	234	2458
zwei Kindern	1698	–	859	116	305	2978
drei Kindern	2053	–	951	139	376	3519
Allein Erziehende/r mit						
einem Kind unter 7 Jahren	851	220	649	104	148	1972
zwei Kindern zw. 7 u. 13 J.	1263	220	766	115	230	2594
Neue Länder und Berlin-Ost						
Allein Lebende/r	530	–	385	71	85	1071
Ehepaar ohne Kind	954	–	834	95	157	1740
Ehepaar mit						
einem Kind	1297	–	627	110	226	2260
zwei Kindern	1640	–	702	124	295	2761
drei Kindern	1983	–	776	129	364	3252
Allein Erziehende/r mit						
einem Kind unter 7 Jahren	822	212	534	95	143	1806
zwei Kindern zw. 7 u. 13 J.	1220	212	627	110	223	2392

Tab. 4: Durchschnittlicher Bedarf im Rahmen der Hilfe zum Lebensunterhalt (Stand 1. 7. 2000). Quelle: Grundinformationen und Daten zur Sozialhilfe (BMA)

– = nichts vorhanden
* Für einmalige Leistungen, die je nach individuellem Bedarf gewährt werden, sind Durchschnittswerte nicht ohne weiteres ermittelbar. In einer Erhebung des Stat. Bundesamtes im Jahr 1991 wurden durchschnittliche einmalige Leistungen ermittelt, die beim Haushaltsvorstand 16 %, bei weiteren erwachsenen Haushaltsmitgliedern 17 % und bei Kindern 20 % des jeweiligen Regelsatzes betragen.

Lebensunterhalt voraussichtlich nur vorübergehend gewährt werden muss. Eine Rückzahlungspflicht besteht auch dann, wenn die Voraussetzungen für den Eintritt für die Sozialhilfebedürftigkeit vorsätzlich oder grob fahrlässig herbeigeführt worden sind, z. B. indem das vorhandene Vermögen auf die Kinder übertragen wurde. Hat der Hilfeempfänger für die Zeit des Bezuges von Sozialhilfe Ansprüche gegen andere Leistungsträger (z. B. Arbeitsverwaltung, gesetzliche Krankenkasse), so geht sein Anspruch auf den Sozialhilfeträger in Höhe von dessen Aufwendungen über. Das gleiche gilt nach einer Neuregelung des Bundessozialhilfegesetzes aus dem Jahre 1993 grundsätzlich auch für Ansprüche gegenüber Unterhaltsverpflichteten (also z. B. Ansprüche der Eltern gegen ihren Sohn), vgl. aber unten 1.8. In anderen Fällen öffentlich-rechtlicher Leistungen ist eine schriftliche Überleitungsanzeige erforderlich.

Rückzahlungspflicht

Anspruchsübergang

Die Sozialhilfe wird von örtlichen und überörtlichen Trägern ausgeführt. Örtliche Träger sind die kreisfreien Städte und die Landkreise. In den meisten Fällen haben die örtlichen Träger die Aufgabe auf die Städte und Gemeinden delegiert, die sie durch eigene Sozialämter wahrnehmen.
Die überörtlichen Träger (in Nordrhein-Westfalen: die Landschaftsverbände) sind in der Regel zuständig für die stationäre Betreuung und für Hilfe in Ein-

Träger

richtungen oder Heimen. Diese Zuständigkeit wird derzeit für über 65-Jährige stufenweise bis 2004 auf die örtlichen Träger übertragen.
Für Rechtsstreitigkeiten auf dem Gebiet des Sozialhilferechts sind die Verwaltungsgerichte zuständig.

1.8 Grundsicherung im Alter und bei Erwerbsminderung

Neue Sozialleistung — Durch das am 1.1.2003 in Kraft tretende „Gesetz über eine bedarfsorientierte Grundsicherung im Alter und bei Erwerbsminderung" vom 26.6.2001 (BGBl. I S. 1335), das von der breiten Öffentlichkeit unbemerkt im Rahmen der Rentenreformgesetzgebung mit verabschiedet wurde, wird eine neue Sozialleistung eingeführt. Antragsberechtigt sind Personen, die das 65. Lebensjahr vollendet haben oder die voll erwerbsgemindert sind, z. B. Behinderte. Sie erhalten im Falle der Bedürftigkeit sozialhilfeähnliche, weitgehend pauschalierte Leistungen. Unterhaltsansprüche zwischen Kindern und Eltern bleiben, im Unterschied zum Sozialhilferecht, unberücksichtigt, soweit das jährliche Einkommen der Unterhaltsverpflichteten unter 100.000 Euro liegt.

Ziele — Damit soll der sog. „verschämten Altersarmut" begegnet werden, womit gemeint ist, dass ältere Menschen häufig aus Scham auf die Inanspruchnahme von Sozialhilfe verzichten. Außerdem soll das Verhältnis der Generationen unbelastet von der Geltendmachung von Unterhaltsansprüchen bleiben.

Das Gesetz ist allerdings ziemlich unausgereift, weil es die Systematik der Sozialhilfe ignoriert, in vielen Fällen zu Doppelbearbeitungen und Doppelleistungen führt und zu erheblichen finanziellen Verschiebungen zwischen den bisherigen Sozialleistungsebenen führt, ohne wirklich jemandem (ausgenommen den Unterhaltsverpflichteten) zu helfen. Es wird mit Sicherheit noch vor seinem Inkrafttreten geändert werden.

2 Das Gesundheitswesen

2.1 Gesetzgebungs- und Verwaltungszuständigkeit

2.1.1 Gesetzgebungszuständigkeit

Konkurrierende Gesetzgebungszuständigkeit — Das Gesundheitswesen gehört in weiten Teilen zur konkurrierenden Gesetzgebungszuständigkeit des Bundes (☞ S. 31). Das heißt, die Länder können in diesen Bereichen Gesetze erlassen, solange der Bund von seinem Gesetzgebungsrecht keinen Gebrauch macht. In gesundheitsrechtlichen Fragen hat der Bund allerdings weitgehend seine Gesetzgebungskompetenz ausgeschöpft. Sie umfasst nach

Artikel 74 Ziffer 19 a GG die „wirtschaftliche Sicherung der Krankenhäuser und die Regelung der Krankenhauspflegesätze",
Art. 74 Ziffer 20 GG „(den) Schutz beim Verkehr mit Lebens- und Genussmitteln ... sowie (den) Tierschutz".

Ferner gehören nach Artikel 74 Ziffer 19 GG zur konkurrierenden Gesetzgebung

„Maßnahmen gegen gemeingefährliche und übertragbare Krankheiten bei Menschen und Tieren, die Zulassung zu ärztlichen und anderen Heilberufen und zum Heilgewerbe, der Verkehr mit Arzneien, Heil- und Betäubungsmitteln und Giften".

1994 wurde der Zuständigkeitskatalog erweitert um Ziffer 26: „die künstliche Befruchtung beim Menschen, die Untersuchung und die künstliche Veränderung von Erbinformationen sowie Regelungen zur Transplantation von Organen und Geweben".

Aufgrund dieser – hier nicht abschließend aufgezählten – Zuständigkeitsregelung hat der Bund für viele Gebiete des Gesundheitswesens Gesetze erlassen, z. B.

- die Gesetzliche Krankenversicherung (SGB V),
- die Bundesärzteordnung,
- das Zahnheilkundegesetz,
- die Ausbildungsordnungen für Ärzte, Zahnärzte, Tierärzte und Apotheker sowie für die nichtärztlichen Heilberufe (u. a. Krankenpflegegesetz),
- das Arzneimittelgesetz,
- das Betäubungsmittelgesetz,
- das Krankenhausfinanzierungsgesetz,
- das Infektionsschutzgesetz,
- das Transplantationsgesetz.

Wesentliche landesrechtliche Vorschriften sind in Nordrhein-Westfalen | Landesrechtliche Vorschriften
- das Krankenhausgesetz des Landes NW vom 16.12.1998 (GVBl. S. 696), zuletzt geändert am 9.5.2000 (GVBl. S. 403),
- die Gemeindekrankenhausbetriebsverordnung in der Neufassung vom 12.02.1991 (GVBl. S. 143),
- das Rettungsdienstgesetz vom 24.11.1992 (GVBl. S. 458), zuletzt geändert am 15.6.1999 (GVBl. S. 386) und
- das Gesetz über den öffentlichen Gesundheitsdienst vom 25.11.1997 (GVBl. S. 431).

2.1.2 Verwaltungszuständigkeit

Bundesebene

Während in der früheren Geschichte der Bundesrepublik das Gesundheitswesen stets mit anderen Zuständigkeiten vermischt war, gibt es seit 1991 ein „reines" Bundesministerium für Gesundheit. Es ist für die dem Bund im Rahmen des Grundgesetzes obliegenden gesetzgeberischen Aufgaben auf dem Gebiet der Gesundheitspolitik zuständig. Der Verwaltungsvollzug ist weitgehend Sache der Länder (☞ S. 17), wobei dem Bundesgesundheitsminister allerdings zahlreiche Sachverständigengremien und sog. Bundesoberbehörden zur Seite stehen. | Bundesministerium für Gesundheit

Das Bundesgesundheitsministerium gliedert sich in eine Zentralabteilung und vier Fachabteilungen, die für den Gesundheitsbereich von Bedeutung sind. | Abteilungen

Abt. 1:
Arzneimittel, Blut- und Blutprodukte, Sera und Impfstoffe, Medizinprodukte, Recht der Medizinprodukte.

Abt. 2:
Gesundheitsversorgung, Krankenversicherung.
In dieser Abteilung werden u. a. Grundsatzfragen der Krankenhausversorgung und der Krankenhausfinanzierung sowie die Belange der gesetzlichen Krankenversicherung behandelt.

Abt. 3:
Gesundheitsvorsorge, Krankheitsbekämpfung.

Recht der Gesundheitsberufe

In dieser Abteilung ist die Ethik, die Biomedizin, aber auch das Recht der Gesundheitsberufe angesiedelt.
Eine Unterabteilung befasst sich mit übertragbaren Krankheiten, Aids, Sucht und Gentechnik.

Abt. 4:
Verbraucherschutz, Veterinärmedizin.

Kommissionen

Von den zahlreichen Sachverständigenkommissionen, die dem Bundesgesundheitsminister unterstehen, seien hier folgende erwähnt:
- der Ethik-Beirat,
- der Sachverständigenrat für die konzertierte Aktion im Gesundheitswesen,
- die Kommission für Krankenhaushygiene und Infektionsprävention,
- die Zulassungskommissionen für humanmedizinische Arzneimittel, die der Verschreibungspflicht unterliegen,
- der wissenschaftliche Beirat für Sera und Impfstoffe des Paul-Ehrlich-Instituts,
- der Arbeitskreis „Blut und Blutprodukte".

Nachfolgeeinrichtungen des Bundesgesundheitsamtes

Das frühere **Bundesgesundheitsamt** wurde 1994 auf Grund von Vorwürfen wegen mangelnder Kontrolle im Zusammenhang mit Aids-verseuchten Blutkonserven durch Gesetz aufgelöst. An seine Stelle sind folgende Nachfolgeeinrichtungen getreten:

1. **Bundesinstitut für Arzneimittel und Medizinprodukte**
Es hatte seinen Sitz zunächst in Berlin, ist aber nach dem Umzug der Bundesregierung nach Bonn übergesiedelt.
Es ist mit seinen neun Abteilungen zuständig für die Zulassung von Fertigarzneimitteln, für die Registrierung von homöopathischen Arzneimitteln, für die Arzneimitteltoxikologie und für den Arzneimittelverkehr. Ferner untersteht ihm die Überwachung des Verkehrs mit Betäubungsmitteln und die Erfassung der Risiken von Medizinprodukten.

2. **Robert Koch-Institut – Bundesinstitut für Infektionskrankheiten und nicht übertragbare Krankheiten**
Der Sitz ist in Berlin. Das Institut wird insbesondere tätig auf den Gebieten
- der Erkennung, Verhütung und Bekämpfung von übertragbaren und nicht übertragbaren Krankheiten und Epidemien,
- der Aidsforschung,
- der Gentechnologie.

3. **Bundesinstitut für gesundheitlichen Verbraucherschutz und Veterinärmedizin**
Sein Sitz ist ebenfalls Berlin. Seine Aufgaben sind sehr weit gefächert. Es gehören dazu:
- Hygiene, Toxikologie und Rechtsfragen des Lebensmittelverkehrs,
- Gesundheitsgefahren durch Chemikalien und Gifte,
- Kontrolle und Zulassung von Tierarzneimitteln,
- Pflanzenschutz und Schädlingsbekämpfungsmittel.

4. **Bundeszentrale für gesundheitliche Aufklärung**
Die in Köln ansässige Anstalt befasst sich mit der Prävention von Volkskrankheiten (Herz-, Kreislauf-Erkrankungen, Krebserkrankungen, Aids-Bekämpfung, Drogen- und Suchtvorbeugung), mit Gesundheitserziehung in Familie und Schulen sowie mit Sexualaufklärung und Familienplanung.

5. **Deutsches Institut für medizinische Dokumentation und Information**
Die ebenfalls in Köln angesiedelte Anstalt sammelt Literatur und sonstige Informationen auf dem Gesamtgebiet der Medizin. Die Informationen werden elektronisch erfasst und gespeichert und der interessierten Öffentlichkeit durch periodische Publikationen oder auf Anfrage bekannt gemacht.

6. **Paul Ehrlich-Institut – Bundesamt für Sera und Impfstoffe**
Das in Langen bei Frankfurt ansässige Institut hat die Aufgabe, Sera und Impfstoffe zu prüfen und zuzulassen, den Verkehr mit diesen Stoffen zu überwachen und einschlägige Forschungen zu betreiben. Es hat folgende Abteilungen:
- Abteilung 1: Bakteriologie
- Abteilung 2: Virologie
- Abteilung 3: Immunologie
- Abteilung 4: Veterinärmedizin
- Abteilung 5: Allergologie
- Abteilung 6: Medizinische Biotechnologie
- Abteilung 7: Hämatologie/Transfusionsmedizin.

Neben dem Bundesgesundheitsministerium ist das **Bundesministerium für Arbeit und Sozialordnung** für einige Randbereiche des Gesundheitswesens, nämlich den Arbeitsschutz und die Arbeitsmedizin sowie die Versorgungsmedizin im Rahmen der Kriegsopferfürsorge und des Behindertenrechts zuständig. Zu seinem Geschäftsbereich gehören zwei für die betriebliche Praxis wichtige Einrichtungen, die jetzt zu einer **Bundesanstalt für Arbeitsschutz und Arbeitsmedizin** zusammengefasst sind.   *Arbeitsschutz/Arbeitsmedizin*

Der in Dortmund ansässige Teil der Anstalt befasst sich mit gesundheitlichen Fragen der Arbeitsplatzgestaltung, mit Lärm und gefährlichen Stoffen am Arbeitsplatz und mit technischen Fragen des Arbeitsschutzes.
Der arbeitsmedizinische Teil hat seinen Sitz in Berlin. Der Arbeitsbereich ist eng verwandt. Es geht um betrieblichen und betriebsärztlichen Gesundheitsschutz, die Wirkung von Gefahrstoffen, von physikalischen und psychosozialen Einflussfaktoren auf den Arbeitnehmer.

Landesebene

1. Auf Landesebene sind die gesundheitspolitischen Fragen meist mit arbeits- und sozialrechtlichen Angelegenheiten in einem Ministerium zusammengefasst. In Nordrhein-Westfalen ist der Gesundheitsbereich jetzt dem Ministerium für Frauen, Jugend, Familie und Gesundheit zugeordnet. Die Abteilung III ist für Gesundheitsangelegenheiten zuständig. Im Einzelnen sind dort u. a. folgende Sachgebiete angesiedelt: *Ministerialebene*
- Sucht- und Drogenpolitik,
- präventive Gesundheitspolitik,
- Aids-Bekämpfung,
- öffentlicher Gesundheitsdienst,
- Sicherung der Krankenpflege,
- nichtärztliche Heilberufe,
- Krankenhausangelegenheiten,
- Rettungswesen.

Zu den nachgeordneten Dienststellen gehören: *Nachgeordnete Dienststellen*
- **Die Landesanstalt für Arbeitsschutz.**
  Die 1994 in Düsseldorf eingerichtete Anstalt soll die staatlichen Ämter für Arbeitsschutz durch Beratung und Untersuchungen bei der Wahrnehmung

ihrer Aufgaben unterstützen. Insbesondere soll sie den Stand des Gesundheitsschutzes in der Arbeitswelt beobachten, Belastungsschwerpunkte erkennen und Handlungskonzepte entwickeln.

- **Das Landesinstitut für den öffentlichen Gesundheitsdienst (lögd)**
  Das in Bielefeld angesiedelte Institut ist der Rechtsnachfolger des früheren „Institutes für Dokumentation und Information, Sozialmedizin und öffentliches Gesundheitswesen (IDIS)". Es soll Daten und Schrifttum über Sozialmedizin und das öffentliche Gesundheitswesen sammeln und auswerten und den öffentlichen Gesundheitsdienst, aber auch die Allgemeinheit mit entsprechenden Informationen versorgen.

- **Die Akademie für öffentliches Gesundheitswesen**
  Die Düsseldorfer Akademie dient der Aus- und Fortbildung für Berufe im öffentlichen Gesundheitswesen, z. B. für Amtsärzte. Daneben betreibt sie angewandte Forschung auf dem Gebiet des öffentlichen Gesundheitswesens.

- Die früheren Hygienisch-Bakeriologischen Landesuntersuchungsämter in Düsseldorf und Münster befinden sich in der Auflösung. Die verbliebenen Untersuchungsbereiche, z. B. für Wasser- und Arzneimittel sind organisatorisch seit 1995 dem o.a. Landesinstitut für den öffentlichen Gesundheitsdienst zugeordnet.

Bezirksregierung

2. Für Länder mit dreistufigem Verwaltungsaufbau (Ministerium – Bezirksregierung – Kreis/Stadt/Gemeinde) ist die Bezirksregierung als Mittelbehörde eine wesentliche Bündelungs- und Kontrollinstanz. Ihr obliegen wichtige Aufgaben der Gesundheitsaufsicht im Regierungsbezirk. Die Zuständigkeit erstreckt sich u. a. auf:

- Gesundheitsämter
- Krankenanstalten
- Kurorte.

Gesundheitsfachberufe

Hinsichtlich der Gesundheitsfachberufe ist die Bezirksregierung zuständig für das Approbationsrecht der Ärzte und die staatliche Anerkennung von Krankenpflegeschulen.

Ferner ist der Regierungspräsident in die Krankenhausstrukturplanung, die Förderung von Krankenhaus-Großgeräten und die Psychiatrieversorgung eingebunden.

Kommunale Ebene

Gesundheitsämter

Das „Herz" des öffentlichen Gesundheitswesens sind die **Gesundheitsämter**. Sie sind auf der kommunalen Ebene, bei den Landkreisen und kreisfreien Städten angesiedelt. In ganz Deutschland gibt es etwa 500 derartige Einrichtungen, die teilweise als staatliche, teilweise als kommunale Dienststellen geführt werden.

Ihre Aufgaben beruhen in den meisten Bundesländern (ausgenommen Schleswig-Holstein, Berlin, Bayern, Baden-Württemberg, Brandenburg, Nordrhein-Westfalen) noch auf dem (Reichs-)Gesetz über die Vereinheitlichung des Gesundheitswesens und dessen Durchführungsverordnungen aus dem Jahre 1934. Daher wundert es nicht, wenn dort von „Gesundheitspolizei", „Erbpflege" und „gesundheitlicher Volksbelehrung" die Rede ist.

Aufgaben

Die Aufgaben sind sehr umfangreich. Sie reichen von der Beobachtung und Beurteilung der Gesundheitsverhältnisse der Bevölkerung bis zur Erstattung von amtsärztlichen Gutachten in Führerscheinangelegenheiten, sozial- und versorgungsrechtlichen u. ä. Angelegenheiten. Es obliegt ihnen die Überwachung und Beratung in Sachen des Apotheken-, Arzneimittel- und Blutspendewesens, der Heime und der Einrichtungen der Krankenversorgung sowie der Kurorte. Sie sind für Seuchenschutzmaßnahmen und Schutzimpfungen, gesundheitsrechtliche Fragen der Trinkwasserversorgung, der Abfallbeseitigung und des Begräbniswesens, für die Schulzahnpflege, für Tuberkulose- und Geschlechtskranke zuständig.

Internationale Ebene

Deutschland ist Mitglied der „World Health Organization" (WHO) mit Sitz in Genf. Es handelt sich um eine Sonderbehörde der Vereinten Nationen, die Regionalbüros in allen Erdteilen unterhält. Das für Europa zuständige Regionalbüro hat seinen Sitz in Kopenhagen.

WHO

Das ursprüngliche Ziel der WHO war die Verhütung und Bekämpfung von Seuchen, jetzt steht im Vordergrund Hilfe für die Entwicklungsländer beim Aufbau von staatlichen Gesundheitsverwaltungen und bei der Ausbildung von Ärzten und Hilfspersonal.
Ihr definiertes Ziel ist es, den bestmöglichen Gesundheitszustand aller Völker herbeizuführen. Dabei wird Gesundheit verstanden als „Zustand des vollständigen körperlichen, geistigen und sozialen Wohlergehens und nicht nur das Fehlen von Krankheit oder Pflegebedürftigkeit".
Im Rahmen dieser Zielsetzung wird gegenwärtig das Programm „Gesundheit für alle" umgesetzt, das für Europa in 21 Teilziele aufgegliedert ist. Sie reichen von der „Gesundheitlichen Chancengleichheit" bis zur „Qualifizierung von Fachkräften für gesundheitliche Aufgaben".

Aufgaben und Ziele

2.2 Strukturdaten und -probleme

Der Zustand des Gesundheitswesens eines Landes hängt vom Zustand der Gesundheit der Bevölkerung ab. Dieser wiederum ist abhängig vom Altersaufbau, der Sozialstruktur und den Lebensgewohnheiten.

Es ist allgemein bekannt, dass der Altersaufbau der deutschen Bevölkerung gewaltig ins Rutschen gekommen ist (☞ Abb. 5, S. 66). Während der Altersaufbau 1910 noch durch einen absolut symmetrischen, sich nach oben verjüngenden „Tannenbaum" wiedergegeben werden konnte, zeigt die heutige Struktur eine Massierung bei den 40- bis 60-jährigen und eine drastische Ausdünnung bei den unter 30-jährigen. Dieser Altersaufbau der Bevölkerung, verbunden mit einer zu geringen Geburtenrate, führt mit absoluter Zwangsläufigkeit dazu, dass die Bevölkerung Deutschlands von derzeit rd. 80 Millionen auf 60 bis 70 Millionen im Jahre 2030 zurückgehen wird. Dabei wird sich der Altersaufbau dramatisch verändern. Dann wird nämlich ein Viertel der Bevölkerung über 60 Jahre und nur noch 12 % unter 20 Jahre alt sein.

Altersaufbau

Der sich verändernde Altersaufbau der Bevölkerung, die längere Lebenserwartung und die Krankheitsanfälligkeit der Älteren sind wesentliche Ursachen für die sog. „Kostenexplosion" im Gesundheitswesen. Ein weiterer Grund mag in dem – trotz gesetzlicher Restriktionen – immer weiteren Anstieg der Zahl der niedergelassenen Ärzte auf etwa 128.000 im Jahr 2000 in ganz Deutschland zu suchen sein. Bezieht man alle 295.000 berufstätigen Ärzte ein, so ergibt sich hieraus eine Arzt/Bevölkerungsrelation von etwa 1 : 278. Auch die Krankenhäuser haben, begünstigt durch das bis 1993 geltende „Selbstkosten-Deckungsprinzip" zu dieser Entwicklung beigetragen.

„Kostenexplosion"

Ein Blick auf die Ausgaben der gesetzlichen Krankenversicherung als des Hauptkostenträgers zeigt eine geradezu unvorstellbare Kostenentwicklung (alle Zahlen altes Bundesgebiet):

Ausgaben der Krankenkassen

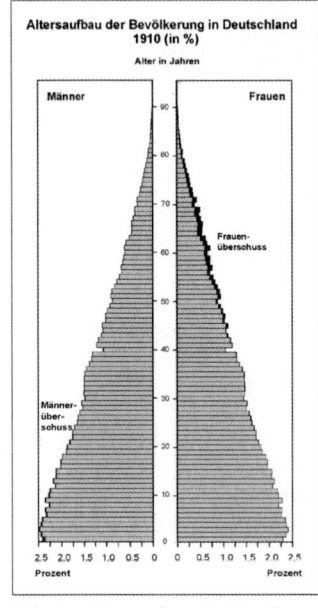

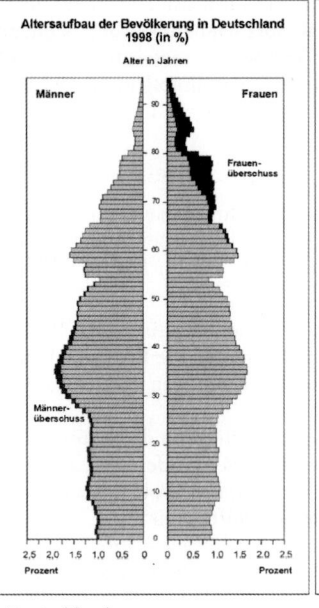

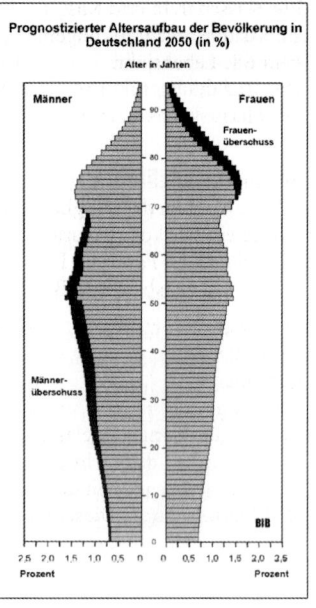

Abb. 5: Altersaufbau der Bevölkerung Deutschlands

1960	9 Milliarden DM
1970	24 Milliarden DM
1980	86 Milliarden DM
1990	134 Milliarden DM
1998	195 Milliarden DM.

Entsprechend stieg der jährliche Höchstbeitrag für einen gesetzlich Krankenversicherten von 665 DM im Jahre 1960 auf 10 457 DM im Jahre 2000 an.

Selbstkostendeckungsprinzip

Der Versuch zur Gegensteuerung begann schon 1985. Mit dem Krankenhaus-Neuordnungsgesetz zog sich der Bund aus der Investitionsförderung für die Krankenhäuser zurück, die seitdem nur noch Ländersache ist. Das Selbstkostendeckungsprinzip für die Krankenhäuser wurde dahin modifiziert, dass der nachträgliche Gewinn- und Verlustausgleich abgeschafft wurde. Die Krankenhäuser mussten von nun an grundsätzlich mit dem vorauskalkulierten Budget auskommen.

Festbudgets

Das Gesundheits-Reformgesetz von 1989 zielte dagegen auf den ambulanten Bereich der medizinischen Versorgung. Die Kostenerstattung für Zahnersatz wurde begrenzt, Selbstbeteiligungen bei den Arzneimitteln angehoben und Bagatellleistungen von der Erstattung ausgenommen. Die gesetzliche Krankenversicherung wurde neu geordnet und an den Zielen „Beitragssatzstabilität" und „Wirtschaftlichkeit" ausgerichtet.

Gesundheitsstrukturgesetz

Die Wirkung dieser Reform war auf die Jahre 1989 und 1990 beschränkt. Ab 1991 stiegen die Ausgaben bereits wieder erheblich stärker als die Einnahmen an. So musste der Gesetzgeber mit dem ab 1.1.1993 geltenden **Gesundheitsstrukturgesetz** erneut auf die Notbremse treten. Durch Einsparungen und eine Strukturreform im Bereich der niedergelassenen Ärzte und Zahnärzte, der Pharmaindustrie, der Apotheken und der Krankenkassen sowie der Krankenhäuser sollte ein Einsparvolumen von 11 Milliarden DM jährlich mobilisiert werden.

Für Kassenärzte und Kassenzahnärzte wurden in „überversorgten Gebieten" Zulassungsbeschränkungen angeordnet. Die Zulassung endet seit 1999 mit dem 68. Lebensjahr.
Die Zuzahlung für Arzneimittel wurde nach Abgabegrößen neu geordnet, die Herstellerabgabepreise für bestimmte Arzneimittel um bis zu 5 % gesenkt.

Zulassungsbeschränkungen für Ärzte

Für die Mitglieder der gesetzlichen Krankenkassen wurde das Recht eingeführt, zwischen der Mitgliedschaft in verschiedenen Kassen frei zu wählen. Es wurde ein Risikostrukturausgleich zwischen den Krankenkassen eingeführt, der sich auf die Faktoren Einnahmen, mitversicherte Angehörige sowie alters- und geschlechtsbedingte Belastungen erstreckt.

Risikostrukturausgleich

Die „Zauberformel" des Gesundheitsstrukturgesetzes ist aber die **Budgetierung**. Mit dieser planwirtschaftlichen Gewaltkur sollten die wichtigsten Ausgabenbereiche für begrenzte Zeit an die Einnahmeentwicklung (Lohnentwicklung) angekoppelt und damit der Kostenzuwachs gebremst werden. So ist z. B. für die niedergelassenen Ärzte ein Arznei- und Heilmittelbudget festgelegt worden, das nicht überschritten werden durfte. Wird es überschritten, so sollte die Gesamtheit der Kassenärzte mit einem Betrag von bis zu 280 Mio. DM hierfür haften. Diese, von der Ärzteschaft heftig bekämpfte Regelung ist seit 2002 wieder aufgehoben.

Budgetierung

Für die Krankenhäuser bedeutete die „Budgetdeckelung", dass entstandene Mehrkosten von den Krankenkassen nur noch in Höhe des Anstiegs der Grundlohnsumme getragen wurden. Entgegen den ursprünglichen Planungen ist die „Deckelung" auch für die Folgejahre festgeschrieben worden und hat faktisch zu einer Absenkung der Krankenhausbudgets geführt.
Mit dieser Regelung ist das Selbstkostendeckungsprinzip im Krankenhausbereich endgültig aufgegeben worden, d. h. die Krankenhäuser müssen mit einem „gedeckelten" Budget auskommen, obwohl ihre Kosten (Personal, Geräte, medizinischer Bedarf) ungedeckelt ansteigen. Diese Situation stellt die Krankenhäuser vor nahezu unlösbare wirtschaftliche Probleme.

Durch das Gesundheitsstrukturgesetz wurde auch die bisher fast unantastbare Trennung zwischen stationärer Krankenversorgung, die im Krankenhaus stattfindet, und ambulanter Krankenversorgung, die durch die niedergelassene Ärzteschaft erfolgt, aufgehoben. Denn die Krankenhäuser dürfen nun auch ambulant operieren und ihre Patienten vorstationär bis zu 3 Tagen und nachstationär bis zu 7 Tagen behandeln. Dadurch können die Patienten auch ohne stationäre Aufnahme durch Untersuchungen, Blutabnahmen und Aufklärungsgespräche auf die Operation vorbereitet werden. Nach einer Operation ist eine frühere Entlassung möglich, wenn Verbandswechsel und Nachuntersuchungen ambulant vorgenommen werden können. Ziel dieser Regelung war ein Bettenabbau und ein Rückgang der Kosten für den stationären Krankenhausaufenthalt.

Stationär – ambulant

Gleichzeitig sollten die Krankenhäuser durch die Einführung von Fallpauschalen und pauschalierten Sonderentgelten zu mehr Wirtschaftlichkeit und Wettbewerb veranlasst werden. Hierdurch kann der angestrebte Effekt eintreten, dass unrentabel arbeitende Krankenhäuser im Wettbewerb keine Chance mehr haben und schließen müssen, aber auch der, dass aufwändige Operationen in bestimmten Häusern nicht mehr durchgeführt werden und dadurch die regionale Patientenversorgung gefährdet wird.

Fallpauschalen

Jedenfalls hat sich das System, das anfangs von der Bundesregierung verordnet, seit 1998 aber von den Spitzenverbänden der Beteiligten ausgehandelt wird, nur sehr langsam durchgesetzt. Derzeit herrscht ein Mischsystem, bestehend aus dem

Mischsystem

- herkömmlichen **Tagespflegesatz** (aufgespalten in einen **Basispflegesatz** als Entgelt für die sog. Hotelleistungen und einen **Abteilungspflegesatz** für die ärztlichen und pflegerischen Leistungen),
- **Fallpauschalen** für die Behandlung konkreter Krankheitsbilder und
- **Sonderentgelten**.

Über Fallpauschalen und Sonderentgelte werden derzeit etwa 25 % der Krankenhausleistungen abgerechnet.

DRGs
Das System gilt aber auch nur übergangsweise. Es wird 2003, spätestens 2004, durch eine nahezu 100 %ige Fallkostenvergütung abgelöst, dem sog. GR-DRG-System (German Refined Diagnosis Related Groups). Durch die DRGs werden Patienten mit ähnlichen Erkrankungen und vergleichbarem Aufwand zu Fallgruppen zusammengefasst. Dieses System, für das es Vorbilder in USA, Skandinavien und Frankreich gibt, kommt aus Australien. Man rechnet nach seiner Einführung mit einer Verweildauerverkürzung um 20–30 %.

3 Das Krankenhauswesen

3.1 Strukturmerkmale

Aufgaben
Das Krankenhaus ist der Schwerpunkt der stationären Krankenversorgung. Seine Aufgaben werden in § 107 Abs. 1 SGB V beschrieben. Daneben werden als Annex zur Hauptaufgabe vielfache ambulante Leistungen erbracht, z. B. in den Unfallambulanzen und bei der halbstationären Versorgung von Dialysepatienten. Aufgrund des erwähnten Gesundheitsstrukturreformgesetzes dürfen die Krankenhäuser nunmehr in erheblich größerem Umfang als bisher ambulante Leistungen sowie vor- und nachstationäre Behandlungen erbringen.

Bettenzahl
1994 gab es in der Bundesrepublik rd. 2300 Krankenhäuser mit 620 000 Betten. Die Bettenzahl ist seit Mitte der 70er-Jahre rückläufig und betrug 1999 565 000. Die Zahl der Krankenhäuser ist nur leicht auf 2250 zurückgegangen.

Träger
Man kann Krankenhäuser nach verschiedenen Gesichtspunkten einteilen. Ein wichtiges Unterscheidungsmerkmal ist das der Trägerschaft. Hiernach unterscheidet man:
- Öffentliche Krankenhäuser: Krankenhäuser, die von einer Stadt, einem Kreis oder einem Zweckverband getragen werden.
- Frei gemeinnützige Krankenhäuser: Krankenhäuser, die von Stiftungen und karitativen Einrichtungen getragen werden und
- Private Krankenhäuser: Kliniken, die als Gewerbebetriebe konzessioniert sind.

Bundesweit dominieren die öffentlichen Krankenhäuser mit etwa 52 % Anteil. Es folgen die frei gemeinnützigen Krankenhäuser (36 %) und die privaten mit weniger als 10 % Anteil. In den einzelnen Bundesländern ist die Struktur aber sehr unterschiedlich. So gibt es in Nordrhein-Westfalen ca. 22 % öffentliche, aber 72 % frei gemeinnützige Häuser.

Behandlungsspektrum
Man kann weiter nach dem Spektrum der behandelten Krankheiten unterscheiden:
- Allgemeinkrankenhäuser oder Krankenhäuser der Akutversorgung
Das sind solche, die grundsätzlich alle Personen bei akuten Erkrankungen aufnehmen und meistens über die Disziplinen Innere Medizin, Chirurgie und Gynäkologie verfügen.

- Sonderkrankenhäuser
  Dies sind Häuser, die nur bestimmte Patientengruppen, z. B. Suchtkranke, psychisch Kranke oder Tuberkulosekranke aufnehmen.
- Eine weitere Typisierung betrifft die Frage, ob die ärztlichen Leistungen von angestellten Ärzten des Krankenhauses oder von niedergelassenen Ärzten erbracht werden. Eine solche Einrichtung nennt man Belegkrankenhaus. In der Praxis haben auch die erstgenannten Krankenhäuser häufig Belegbetten.

Man kann schließlich die Krankenhäuser nach Versorgungsstufen differenzieren. Die Grundversorgung wird durch Akutkrankenhäuser mit regionalem Einzugsgebiet gewährleistet. Die Bandbreite der vorgehaltenen Disziplinen, die apparative Ausstattung und die Spezialisierung des Personals steigert sich bis zur Maximalversorgung, z. B. in Universitätskliniken. Da die Begriffsbildung in den einzelnen Bundesländern unterschiedlich ist, wird von einer Darstellung abgesehen.

Versorgungsstufen

3.2 Rechtsgrundlagen

3.2.1 Bundesrecht

Das Krankenhauswesen ist Gegenstand der konkurrierenden Gesetzgebung gemäß Artikel 74 Ziffer 19 a GG. Danach darf der Bund Rechtsvorschriften erlassen über „die wirtschaftliche Sicherung der Krankenhäuser und die Regelung der Krankenhauspflegesätze". Alles andere, z. B. Regelungen über die Aufgabenstellung und die Organisation ist Sache der Länder.

Bund – Länder

Entsprechend regelt auf Bundesebene das Krankenhausfinanzierungsgesetz in der Neufassung vom 24.4.1991 (BGBl. I S. 887), zuletzt geändert am 27.4.2001 (BGBl. I S. 772), wie die Kosten für die Krankenhäuser aufgebracht werden sollen. Dabei wird unterschieden nach
- **Investitionskosten**, die von der öffentlichen Hand bezahlt werden und
- **Betriebskosten** (Selbstkosten), die über Pflegesätze und sonstige Vergütungen finanziert werden.

Krankenhausfinanzierungsgesetz

Die Bundespflegesatzverordnung vom 26.9.1994 (BGBl. I S. 2.750), zuletzt geändert am 27.4.2001 (BGBl. I S. 772), enthält in Ausführung des Krankenhausfinanzierungsgesetzes Bestimmungen, wie die Betriebskosten zu ermitteln und abzugelten sind. Dabei ist an die Stelle der früheren Abrechnung nach tagesüblichen Pflegesätzen ein differenziertes System getreten:
Soweit die Leistungen nicht mit Fallpauschalen und Sonderentgelten bezahlt werden, wird zwischen dem Krankenhaus und den Kostenträgern in einer sog. Pflegesatzvereinbarung ein Restbudget für die übrigen künftig vom Krankenhaus zu erbringenden Leistungen vereinbart.
Die Bundespflegesatzverordnung soll künftig durch eine sog. Entgeltverordnung abgelöst werden.

Bundespflegesatzverordnung

Pflegesatzvereinbarung

3.2.2 Landesrecht

An landesrechtlichen Vorschriften sind in Nordrhein-Westfalen das Krankenhausgesetz vom 16.12.1998 (GVBl. S. 696), zuletzt geändert am 9.5.2000 (GVBl. S. 403) und die Gemeindekrankenhausbetriebsverordnung in der Neufassung vom 12.2.1991 (GVBl. S. 143) von Bedeutung.
Das Krankenhausgesetz NW regelt die Aufgaben und die Zusammenarbeit der Krankenhäuser sowie die interne Krankenhausstruktur. Es enthält Festle-

Krankenhausgesetz

gungen über die landesseitig aufzustellende Krankenhausplanung und die Krankenhausförderung. Es sieht die Einrichtung von Patientenbeschwerdestellen vor.

Gemeindekrankenhausbetriebsverordnung

Die Gemeindekrankenhausbetriebsverordnung gilt als Spezialvorschrift gegenüber dem Landeskrankenhausgesetz für kommunale Krankenhäuser ohne eigene Rechtspersönlichkeit (also nicht für Krankenhäuser, die z. B. in der Rechtsform einer GmbH geführt werden). Sie regelt die Aufgaben der Krankenhausbetriebsleitung, die Stellung des Bürgermeisters bzw. Landrats und des kommunalen Krankenhausausschusses und enthält Vorschriften über das Wirtschafts- und Rechnungswesen.

3.3 Die Organisation kommunaler Krankenhäuser in NW nach der Gemeindekrankenhausbetriebsverordnung

Leitung

Zentrales Leitungsorgan ist die Krankenhausbetriebsleitung, bestehend aus
- Leitendem Arzt (Ärztlicher Direktor),
- Leitender Pflegekraft (Oberin),
- Leiter des Wirtschafts- und Verwaltungsdienstes (Verwaltungsdirektor).

Ihr obliegen alle Aufgaben der laufenden Betriebsführung, die sich der Träger nicht selbst vorbehält. Sie hat die Stellung der Werksleitung eines Eigenbetriebes (vgl. unten). Einzelheiten regelt eine Betriebssatzung.

Die genannten Leitungskräfte dürfen in ihrem Aufgabenbereich jeder für sich allein handeln, z. B. die Oberin im Zusammenhang mit Diensteinteilung, Bereitschaftsdienst und Fortbildung im pflegerischen Bereich; der Ärztliche Direktor in Fragen der Krankenhaushygiene, des medizinischen Sachbedarfs und des Rettungsdienstes; der Verwaltungsdirektor in Angelegenheiten der Organisation, des Wirtschafts- und Stellenplanes, der Dienstaufsicht und des Hausrechtes.

Kollegialorgan

In fachübergreifenden Fragen, z. B. der Bauunterhaltung, des Bettenabbaus, wird die Betriebsleitung als Kollegialorgan tätig. Bei grundsätzlichen Fragen, wie z. B. der Einrichtung einer neuen Abteilung, der Einstellung von leitendem Personal, hat sie ein Anhörungs- oder Vorschlagsrecht gegenüber dem Träger.

Ärztlicher Vorstand

Ein ärztlicher Vorstand ist jetzt im Krankenhausgesetz nicht mehr vorgesehen, an vielen Kliniken aber als freiwillige Einrichtung noch vorhanden. Er bestand nach der früheren gesetzlichen Regelung aus den Chefärzten und einer gleichen Anzahl gewählter Vertreter der übrigen Ärzteschaft. Er hatte die Aufgaben, die Zusammenarbeit der Abteilungen zu fördern, bei der organisatorischen Weiterentwicklung des Hauses mitzuwirken und vor allem über die Verteilung der Abgaben der liquidationsberechtigten Ärzte an die ärztlichen Mitarbeiter zu entscheiden.

Kommunale Ebene

Da Krankenhäuser auf kommunaler Ebene, soweit sie nicht rechtlich verselbstständigt sind, wie ein Eigenbetrieb (vergleichbar den Stadtwerken) geführt werden, gelten für sie die allgemeinen kommunalverfassungsrechtlichen Regelungen. Es gibt einen Krankenhausausschuss, der die Entscheidungen des Rates auf Gemeindeebene bzw. des Kreisausschusses und Kreistages auf Kreisebene vorbereitet. Er behandelt z. B. die allgemeinen Vertragsbedingungen für Krankenhäuser, die Vergabe von Bau- und sonstigen Aufträgen von einer gewissen Größenordnung an und gibt Empfehlungen zum Wirtschaftsplan und Jahresabschluss ab.

3.4 Staatliche Vorgaben

Aufgabe des einzelnen Krankenhauses ist die Krankenversorgung entsprechend der jeweiligen fachlichen Ausrichtung. Hierüber, also über die Art und Zahl der an einem Krankenhaus vertretenen medizinischen Fachgebiete, entscheidet der Träger.

Eine finanzielle Förderung durch das jeweilige Bundesland, ohne die kaum ein Akutkrankenhaus auskommt, ist aber nur möglich nach einer Aufnahme des Krankenhauses in den Krankenhausplan und das Investitionsförderungsprogramm des Landes. In dem Krankenhaus-(bedarfs-)plan wird listenmäßig zunächst einmal der Bestand an Häusern und Betten erfasst, sodann der Bedarf (das „Bettensoll") bezogen auf konkrete Stichtage. Jede Veränderung in der Art der Disziplinen oder der Zahl der Betten bedarf der staatlichen Genehmigung. Tatsächlich entscheidet also weitgehend das jeweilige Bundesland, an welchem Ort welche Betten vorgehalten werden.

Krankenhausplan

Die Ermittlung des Bedarfs an Betten erfolgt nach der sog. „analytischen Bettenbedarfsformel". Sie ist eine rechnerische Formel, in die die Komponenten
- Einwohnerzahl im Versorgungsgebiet,
- Krankenhaushäufigkeit (wie viele von 1000 Einwohnern suchen im Jahr ein Krankenhaus auf),
- Verweildauer,
- Bettennutzung (Pflegetage : Betten)

eingehen.

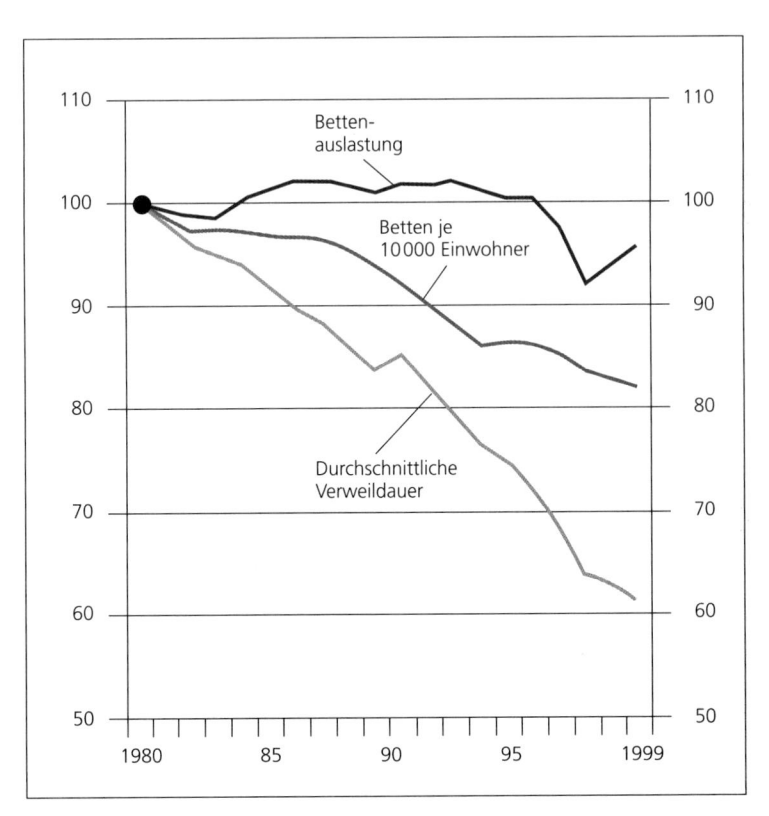

Bettenbedarf

Abb. 6:
Die stationäre Versorgung (1980 = 100).
Quelle: Statistisches Bundesamt, Jahrbuch 2001

Verkürzung der Verweildauer

Da die Verweildauer zwischen 1970 und 1993 um ca. 40 % zurückgegangen ist und weiter fällt (durchschnittliche Verweildauer 1999: 10,4 Tage), sind in erheblichem Umfang Betten überflüssig geworden, die vor allem in den kleinen Häusern abgebaut worden sind. Die Verweildauerverkürzung ist einer der Gründe (neben Bevölkerungszuwachs und veränderter Krankenhaushäufigkeit), warum in dem gleichen Zeitraum trotz des Bettenabbaus die durchschnittliche Bettenauslastung etwa konstant geblieben ist. In den Folgejahren ist allerdings ein starkes Absinken der Bettenauslastung zu beobachten, die erst ab 1997 wieder ansteigt und 1999 im Durchschnitt aller Fachabteilungen bei knapp 82 % liegt (☞ Abb. 6).

3.5 Wirtschaftliche Aspekte

Jedes Krankenhaus ist auch ein Wirtschaftsunternehmen, das einen Umsatz in Millionenhöhe hat und Arbeitsplätze für Beschäftigte vieler Berufsgruppen vorhält. So sind bundesweit über 1 Mio. Menschen, davon ein Drittel Pflegekräfte, in Krankenhäusern beschäftigt.

Personalintensive Betriebe

Krankenhäuser sind trotz der zunehmenden Technisierung überaus personalintensive Betriebe. Über zwei Drittel der Kosten sind Personalkosten. Der Rest ist Sachaufwand (medizinisches Verbrauchsmaterial, Lebensmittel, Heizung, Reinigung, Instandhaltung usw. ☞ Abb. 7).

Duales Finanzierungssystem

Die Krankenhäuser sollen kostendeckend geführt werden. Dies soll nach dem Krankenhausfinanzierungsgesetz dadurch gewährleistet werden, dass die Investitionskosten von der öffentlichen Hand übernommen werden und sie zur Deckung ihrer sonstigen Kosten die Erlöse aus den Pflegesätzen und sonstige Vergütungen erhalten (**Duales Finanzierungssystem**).

Trotz dieses eigentlich einleuchtenden und sinnvollen Finanzierungsprinzips und der hohen Pflegesätze (1999 bundesweit durchschnittlich 600 DM/Tag) schreiben viele Krankenhäuser „rote Zahlen", können also ihre Kosten nicht durch Erlöse decken.

Was sind die Gründe hierfür?

- Die notwendigen Investitionsmittel sind häufig nicht verfügbar. Die Folge ist, dass der Instandhaltungsaufwand wächst, für Darlehen Zinsen aufgewandt werden müssen, andererseits aber unterlassene Investitionen die Leistungsfähigkeit absenken können.

Personalkosten

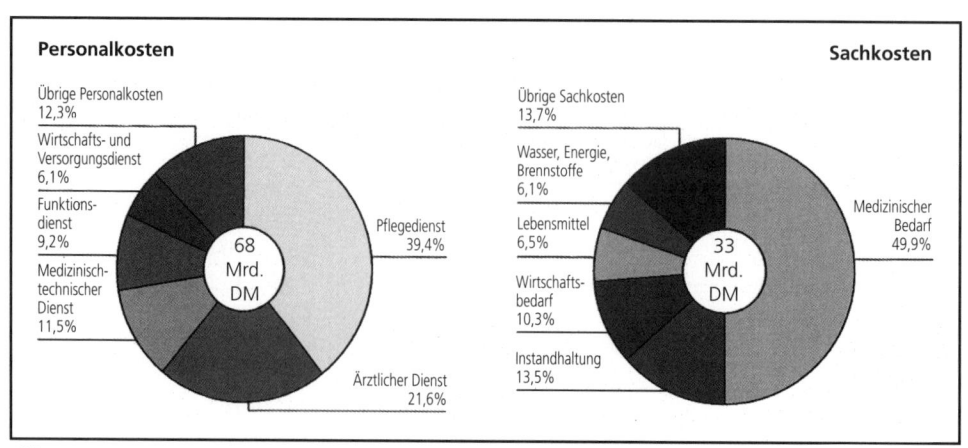

Übrige Personalkosten 12,3%
Wirtschafts- und Versorgungsdienst 6,1%
Funktionsdienst 9,2%
Medizinischtechnischer Dienst 11,5%
Pflegedienst 39,4%
Ärztlicher Dienst 21,6%

68 Mrd. DM

Sachkosten

Übrige Sachkosten 13,7%
Wasser, Energie, Brennstoffe 6,1%
Lebensmittel 6,5%
Wirtschaftsbedarf 10,3%
Instandhaltung 13,5%
Medizinischer Bedarf 49,9%

33 Mrd. DM

Abb. 7: Kosten der Krankenhäuser 1999. Quelle: Statistisches Bundesamt, Jahrbuch 2001

- Die im Budget zugrunde gelegte Belegungsannahme wird nicht erreicht. Dies führt zu einem Ertragsausfall.
- Die Fallpauschalen, Sonderentgelte und Pflegesätze reichen zur Kostendeckung nicht aus. Gründe können Abstriche seitens der Kassen sein („Deckelung" ☞ S. 67), fehlerhafte Ermittlungen oder unvorhergesehene Preissteigerungen.
- Es werden kostenträchtige Nebeneinrichtungen (Kindergärten, Wohnheime) unterhalten.

Grundlage der Pflegesatzermittlung ist die obligatorische kaufmännische Buchführung sowie eine Kosten- und Leistungsrechnung. Der Pflegesatz wird zwischen dem Krankenhausträger und einer Arbeitsgemeinschaft der Sozialleistungsträger (Krankenkassen) in oft mühsamen Verhandlungen vereinbart. Falls keine Einigung zustande kommt, entscheidet eine unabhängige Schiedsstelle.   *Pflegesatzverhandlungen*

4 Der Krankenpflegeberuf

4.1 Voraussetzungen

Es ist erstaunlich festzustellen, dass das Krankenhauswesen im neuzeitlichen Sinne, also mit geregelter medizinischer und pflegerischer Betreuung, erst gegen Ende des 18. und zu Beginn des 19. Jahrhunderts seinen Anfang genommen hat. Bis dahin waren die Hospitäler eher Einrichtungen des Armenwesens, in denen sich Landstreicher und Bettler, Schwangere und Findelkinder, Alte und Kranke auf engem Raum und ohne ärztliche Betreuung zusammendrängten. Eine geregelte medizinische Betreuung kam erst in der zweiten Hälfte des 18. Jahrhunderts auf. Doch gab es auch damals noch keine ausgebildeten Pflegekräfte. Als der Universitätsprofessor Franz Anton Mai im Jahre 1781 in Mannheim eine „Krankenwärterschule" gründete, wurde diese als „Pfuscherschule" beschimpft und konnte sich nicht halten. Erst im 19. Jahrhundert kam es zur Neubegründung der katholischen Ordenspflege, der evangelischen Diakonie, von weltlichen Mutterhausverbänden und freiberuflicher Krankenpflegevereinigungen.   *Rückblick*

Das geltende Recht der Krankenpflegeausbildung[8] beruht auf dem Krankenpflegegesetz vom 4.6.1985 (BGBl. I S. 893), zuletzt geändert am 17.11.2000 (BGBl. I S. 1518), und der Ausbildungs- und Prüfungsverordnung vom 16.10.1985 (BGBl. I S. 1973), zuletzt geändert am 27.4.1993 (BGBl. I S. 525). Ergänzend ist von Bedeutung der Tarifvertrag zur Regelung der Rechtsverhältnisse der Krankenpflegeschülerinnen vom 28.2.1986, zuletzt geändert am 17.7.1996. Danach sind folgende Voraussetzungen für die Zulassung zur Ausbildung als Krankenschwester/-pfleger oder Kinderkrankenschwester/-pfleger zu erfüllen: *Krankenpflegegesetz*   *Voraussetzungen*
- Vollendung des 17. Lebensjahrs,
- gesundheitliche Eignung zur Ausübung des Berufs,
- Realschulabschluss oder eine gleichwertige Schulbildung,

---

8 Eine Novellierung auf der Grundlage der Ergebnisse einer Bund-Länder-Arbeitsgruppe ist in Vorbereitung. Dabei sind grundlegende Auffassungsunterschiede zu den Pflegeverbänden deutlich geworden, die u. a. eine Ausbildung im berufsbildenden Schulsystem statt der Anbindung an Krankenhäuser und Änderungen der Finanzierungsgrundlage fordern.

alternativ:
- Hauptschulabschluss oder gleichwertige Schulbildung, sofern der Bewerber entweder eine mindestens 2-jährige Pflegevorschule oder eine 2-jährige Berufsausbildung erfolgreich abgeschlossen hat,

alternativ:
- die Erlaubnis als Krankenpflegehelfer/-in.

Krankenpflegeschulen

In der Regel wird darüber hinaus die Vorlage eines Führungszeugnisses und das Bestehen eines schulinternen Auswahlverfahrens verlangt. Die Ausbildung selbst erfolgt an staatlich anerkannten Krankenpflegeschulen, die mit Krankenhäusern verbunden sind, die ihrerseits mindestens über die Fachgebiete Innere Medizin, Chirurgie sowie Gynäkologie, Psychiatrie oder ein anderes Fachgebiet verfügen sollen.

4.2 Dauer, Ziel und Inhalte der Ausbildung

Dauer

Die Ausbildung dauert – unabhängig vom Zeitpunkt der Prüfung – drei Jahre. Die Ausbildung besteht etwa zu zwei Dritteln aus Praxisanteilen und zu einem Drittel aus Theorieanteilen. Für Bewerber mit abgeschlossener einschlägiger Ausbildung in einem Pflege- oder verwandten Beruf kann die Ausbildung auf Antrag verkürzt werden.

Fehlzeiten

Urlaub (bis zu 6 Wochen jährlich), Schwangerschaft und Krankheit (bis zu 12 Wochen jährlich) werden auf die Ausbildung angerechnet, verlängern also die Ausbildungszeit nicht. Bei besonderen Härten können auch darüber hinausgehende Fehlzeiten berücksichtigt werden.

Ziel und Inhalte

Ziel der Ausbildung ist es, dem Auszubildenden die „Kenntnisse, Fähigkeiten und Fertigkeiten zur verantwortlichen Mitwirkung bei der Verhütung, Erkennung und Heilung von Krankheiten (zu) vermitteln" (§ 4 Abs. 1 Krankenpflegegesetz). Weiter heißt es, dass die Ausbildung gerichtet sein soll auf
„1. die sach- und fachkundige, umfassende, geplante Pflege des Patienten,
2. die gewissenhafte Vorbereitung, Assistenz und Nachbereitung bei Maßnahmen der Diagnostik und Therapie,
3. die Anregung und Anleitung zu gesundheitsförderndem Verhalten,
4. die Beobachtung des körperlichen und seelischen Zustandes des Patienten und der Umstände, die seine Gesundheit beeinflussen sowie die Weitergabe dieser Beobachtungen an die an der Diagnostik, Therapie und Pflege Beteiligten,
5. die Einleitung lebensnotwendiger Sofortmaßnahmen bis zum Eintreffen der Ärztin oder des Arztes,
6. die Erledigung von Verwaltungsaufgaben, soweit sie in unmittelbarem Zusammenhang mit den Pflegemaßnahmen stehen."

4.3 Das Ausbildungsverhältnis

Eigenständiger Ausbildungsgang

Es war lange Zeit unklar, ob für die Ausbildung zur Krankenschwester das Berufsbildungsgesetz, also die Regelungen für eine betriebliche Ausbildung, gelten sollte. Schließlich hat man die Krankenpflegeschulen als Einrichtungen zwischen betrieblich-dualer Ausbildung und schulischen Ausbildungsgängen eingeordnet. Die Krankenpflegeausbildung ist heute ein eigenständiger Ausbildungsgang, auf den das Berufsbildungsgesetz ausdrücklich keine Anwendung findet. Inhaltlich ist jedoch der Status des Krankenpflegeschülers dem eines Auszubildenden weitgehend angeglichen.

Es ist ein schriftlicher Ausbildungsvertrag zu schließen. Die Ausbildung beginnt mit einer sechsmonatigen Probezeit. Während der Probezeit kann ohne Einhaltung einer Kündigungsfrist gekündigt werden. Nach Ende der Probezeit kann von dem Auszubildenden mit einer Frist von 4 Wochen, von der Schule bei Vorliegen eines wichtigen Grundes, insbesondere Unzuverlässigkeit oder Vorliegen eines körperlichen Gebrechens, ohne Einhaltung einer Kündigungsfrist gekündigt werden. *(Ausbildungsvertrag)*

Während der Ausbildung ist die tariflich vereinbarte Ausbildungsvergütung zu gewähren. Eine Vereinbarung, dass seitens der Schülerin eine Ausbildungsentschädigung gezahlt wird, ist unzulässig. *(Ausbildungsvergütung)*

Der Ausbildungsträger muss den Schülern kostenlos die Ausbildungsmittel, Instrumente und Bücher zur Verfügung stellen, die für die Ausbildung und Prüfung erforderlich sind.

Da die in Ausbildung befindlichen Schwestern und Pfleger (Lernschwestern und Lernpfleger) mit zunehmender Dauer der Ausbildung auch praktische Arbeit leisten, werden sie auf den Stellenplan des Krankenhauses angerechnet. Aus dem gleichen Grunde dürfen die Kosten der Ausbildung einschließlich der Ausbildungsvergütung über die Pflegesätze finanziert werden. *(Anrechnung auf den Stellenplan)*

4.4 Die Prüfung

Während der Ausbildung erfolgen Lernzielkontrollen, deren Inhalt und Häufigkeit von der jeweiligen Schule festgelegt werden. Nach 3-jähriger Ausbildung mit einem Stundenminimum von 1.600 Stunden theoretischen und praktischen Unterrichts sowie 3.000 Stunden praktischer Ausbildung kann die staatliche Prüfung abgelegt werden. Voraussetzung ist u. a. die Bescheinigung über die regelmäßige Teilnahme am Unterricht, die wiederum Sache der Schule ist. *(Lernzielkontrollen)*

Zwischenprüfungen als Voraussetzung zur Zulassung für die Abschlussprüfung sind im Krankenpflegegesetz nicht vorgesehen.

Die Prüfung wird an der Ausbildungsschule selbst durchgeführt. Sie gliedert sich in einen schriftlichen, einen mündlichen und einen praktischen Teil. Die Prüfung wird abgenommen von einem mehrköpfigen Prüfungsausschuss unter Vorsitz des Medizinalbeamten der zuständigen Behörde (in Nordrhein-Westfalen: der Kreisordnungsbehörde [Gesundheitsamt]). *(Prüfungsteile)*

Die schriftliche Prüfung dauert zwei Tage und wird in folgenden Fächern abgelegt: *(Prüfungsdauer)*
- Krankenpflege in 4 verschiedenen Fachgebieten,
- Krankheitslehre in 4 verschiedenen Fachgebieten,
- Anatomie und Physiologie,
- Berufs-, Gesetzes- und Staatsbürgerkunde.

Dabei sind aus jedem Fachgebiet in einer Aufsichtsarbeit schriftlich gestellte Fragen zu beantworten.

Der mündliche Teil der Prüfung erstreckt sich auf folgende Fächer:
- Krankenpflege,
- Krankheitslehre,
- Psychologie, Sozialmedizin, Rehabilitation,
- Hygiene.

In jedem Fach soll nicht länger als 10 Minuten geprüft werden.

Der praktische Teil der Prüfung soll die Fertigkeiten in der Krankenpflege bei einer Patientengruppe von höchstens 4 Patienten nachweisen. Der praktische Teil soll höchstens 6 Stunden dauern, die auf 2 Tage verteilt sein können.

Verlängerung der Ausbildungszeit
Kann der Auszubildende die Prüfung ohne eigenes Verschulden vor Ablauf der Ausbildungszeit nicht ablegen, so wird das Ausbildungsverhältnis auf seinen Antrag um bis zu einem Jahr verlängert.

Benotung
Die Prüfung ist bestanden, wenn jeder der drei Prüfungsteile mit mindestens „ausreichend" benotet wird. Es gibt keine Gesamtnote, vielmehr werden die in den einzelnen Prüfungsteilen erreichten Noten einzeln aufgeführt.

Wiederholung
Ist die Prüfung nicht bestanden worden, so kann jeder Teil der Prüfung einmal wiederholt werden. Wenn der Prüfling alle Teile oder den praktischen Teil der Prüfung nicht bestanden hat, so darf er an der Wiederholungsprüfung nur teilnehmen, wenn er eine weitere zeitlich und inhaltlich festzulegende Ausbildungszeit absolviert hat.

4.5 Erteilung und Widerruf der Erlaubnis zur Führung der Berufsbezeichnung

Voraussetzung
Wenn die Prüfung bestanden worden ist, kann die Erlaubnis zur Führung der Berufsbezeichnung „Krankenschwester/-pfleger" oder „Kinderkrankenschwester/-pfleger" beantragt werden. Neben dem Bestehen der staatlichen Prüfung ist weitere Voraussetzung, dass der Bewerber
1. sich nicht als unzuverlässig für die Ausübung des Berufes erwiesen hat und
2. nicht wegen eines körperlichen oder geistigen Gebrechens oder wegen Sucht zur Ausübung des Berufes ungeeignet oder unfähig ist.

Zuständigkeit
Der Antrag ist an die „zuständige Behörde", in Nordrhein-Westfalen die Kreisordnungsbehörde, zu richten. Bei Vorliegen der genannten Voraussetzungen besteht ein Rechtsanspruch auf die Erteilung der Erlaubnis.

Inhalt der Erlaubnis
Die erteilte Erlaubnis berechtigt dann zur Führung der Bezeichnung „Krankenschwester bzw. Krankenpfleger". Sie besagt aber nicht, dass nur Krankenschwestern/-pfleger sich in der Krankenpflege betätigen dürfen. Vielmehr kann jedermann krankenpflegerisch tätig werden. Er darf diese Tätigkeit nur nicht unter der Berufsbezeichnung „Krankenschwester/-pfleger" durchführen. Sonderregelungen gelten für EU-Angehörige.

Widerruf
Die Erlaubnis ist zwingend zu widerrufen, wenn nachträglich die Voraussetzung der Zuverlässigkeit für die Berufsausübung entfallen ist. Es muss sich dabei um eine berufsbezogene Unzuverlässigkeit handeln.
Die Erlaubnis **kann** widerrufen werden, wenn nachträglich körperliche Gebrechen, Schwäche der körperlichen oder geistigen Kräfte oder eine Sucht aufgetreten sind. In diesem Fall ist nach pflichtgemäßem Ermessen zu prüfen, inwieweit der Betreffende für die Ausübung des Berufes noch geeignet ist.

4.6 Berufsverbände, Fachzeitschriften

ADS
Die Pflegeberufe sind in zahlreichen Fachverbänden organisiert. Die kirchlich orientierten Schwesternschaften und die Schwesternverbände des Deutschen Roten Kreuzes sind in der Dachorganisation „Arbeitsgemeinschaft Deutscher Schwesternverbände und Pflegeorganisationen (ADS)" zusammengeschlossen.

Die freien Schwesternschaften haben sich in dem „Deutschen Berufsverband für Krankenpflege e. V. (DBfK)" zusammengeschlossen. Der Deutsche Pflegeverband (DPV) e. V. ist die Nachfolgeorganisation des früheren Agnes-Karll-Verbandes.

DBfK

Aus der Fülle der Fachzeitschriften sollen die folgenden erwähnt werden:
- „Pflegezeitschrift", Fachzeitschrift für stationäre und ambulante Pflege, Kohlhammer Verlag, Stuttgart,
  – erscheint monatlich –
- „Pflege", Die wissenschaftliche Zeitschrift für Pflegeberufe, Verlag Hans Huber, Göttingen,
  – erscheint 4-mal jährlich –
- „Pflege Aktuell", Fachzeitschrift des Deutschen Berufsverbandes für Pflegeberufe, DBfK-Verlag, Eschborn,
  – erscheint monatlich –
- „Die Schwester – Der Pfleger", Fachzeitschrift für Pflegekräfte, Medizinische Verlagsgesellschaft, Melsungen,
  – erscheint monatlich –
- Heilberufe – Das Pflegemagazin, Verlag Urban & Vogel,
  – erscheint monatlich –
- „Altenpflege", Fachmagazin für die ambulante und stationäre Altenpflege, Vincentz-Verlag, Hannover,
  – erscheint monatlich –.

4.7 Weiterbildung

Im Unterschied zur Ausbildung ist die Fort- und Weiterbildung der Krankenpflegeberufe bundesgesetzlich nicht geregelt. Sie ist Ländersache und daher in drei Ländern überhaupt nicht, in den übrigen teils durch Erlasse, teils aber auch durch eigene Gesetze staatlich geordnet. Daneben existieren differenzierte Weiterbildungsempfehlungen der Deutschen Krankenhausgesellschaft.

Ländersache

Der hohe Weiterbildungsbedarf wird durch Krankenpflegeschulen und vor allem Weiterbildungsträger abgedeckt. Im Vordergrund stehen funktionsbezogene Angebote, z. B. für Stationsleitungen, Praxisanleiter, oder fachspezifische Angebote, z. B. für Intensivpflegekräfte oder OP-Mitarbeiter. Abschlussbezogene Ausbildungsgänge, die teilweise zur Führung der Bezeichnung „Fachkrankenschwester/-pfleger für ..." berechtigen, werden u. a. in den Bereichen

Weiterbildungsträger

Fachweiterbildungen

- Intensivpflege
- Operationsdienst/Endoskopie
- Gemeindekrankenpflege
- Psychiatrie und Gerontopsychiatrie
- Lehre und Schulleitung

angeboten.

Aufnahmevoraussetzung ist in der Regel eine mindestens 2-jährige Berufspraxis.

Die Kosten von Weiterbildungsmaßnahmen trägt im Geltungsbereich des BAT der Arbeitgeber. Er stellt die Pflegekräfte, soweit erforderlich, bei Weiterzahlung der Bezüge von der Arbeit frei. Der Mitarbeiter muss allerdings die Kosten der Weiterbildung – ganz oder teilweise – zurückzahlen, wenn er innerhalb von 3 Jahren nach Abschluss der Weiterbildungsmaßnahme aus dem Dienst ausscheidet (ausgenommen wegen Schwangerschaft). Das BAG hat im Zusammenhang mit einer Rückzahlungsvereinbarung entschieden, dass diese nicht für den Fall einer arbeitgeberseitigen Kündigung gilt.

Kosten

Akademisierung
In den Berufsverbänden für Krankenpflege gibt es seit den 80er-Jahren eine starke Tendenz, die Pflege zu einer akademischen Disziplin aufzuwerten. Es gibt bereits mehrere Lehrstühle für Pflegewissenschaft. Damit sollen eine Profilierung der Pflege als eigenständiges Aufgabengebiet, eine Aufwertung des Berufsbildes gegenüber der Ärzteschaft und in der Öffentlichkeit sowie verbesserte Aufstiegs- und Fortbildungsmöglichkeiten geschaffen werden.

Inzwischen gibt es bereits 42 Vollzeit-Studiengänge[9] in den Bereichen
- Pflegemanagement,
- Pflegedienstleitung,
- Pflegepädagogik und
- Pflegewissenschaft,

die (mit Ausnahme des letztgenannten) vorzugsweise an Fachhochschulen angeboten werden.

---

9 Überblick bei Krause, Studienführer Pflege- und Gesundheitswissenschaft, 4. Auflage 2000.

Teil III: Rechtskunde

1 Grundlagen

1.1 Das Recht als soziale Norm

Das Recht ist – formal gesehen – nichts anderes als eine Summe von Geboten, Verboten und Regeln. Man könnte sich fragen, ob man nicht besser oder genau so gut ohne solche Regeln auskommen könnte. In der Tat hat die Bewegung der Anarchisten Rechtsregeln ebenso wie staatliche Ordnung abgelehnt.

Notwendigkeit von Regeln?

Für den heutigen Menschen ist allerdings das Leben nur in einer Gemeinschaft denkbar, die ihrerseits unabdingbar nach Ordnungsprinzipien verlangt. Durch solche Regeln, die man auch als **soziale Normen** bezeichnen kann, werden Verhaltensleitbilder geschaffen, die ein konfliktfreies Zusammenleben in einer Gemeinschaft erst ermöglichen. Damit wird der Alltag kalkulierbar (Bsp.: Wenn ich ein Auto kaufe, kann ich davon ausgehen, dass der Verkäufer es auch liefert), und es werden viele Einzelentscheidungen überflüssig (z. B.: Muss ich einem entgegenkommenden Auto rechts oder links ausweichen?).

Soziale Normen

In den genannten Beispielen sind die sozialen Normen zugleich auch Rechtsnormen. Aber nicht alle sozialen Normen sind Rechtsnormen. Es gibt Verhaltensmuster, die unterhalb der Rechtsebene angesiedelt sind, wie etwa die Sitte/Gepflogenheit (z. B. Mann grüßt Frau), aber auch solche, die oberhalb des Rechts stehen (Grundsätze der Moral/Ethik). Wenn man eine Stufenleiter aufstellen wollte, so würde das Recht in der Mitte stehen:
Sitte/Gepflogenheit
Recht
Moral/Ethik.

Soziale Normen und Rechtsnormen

Das Recht ist das „ethische Minimum", also Verhaltensweisen, die die Mindestanforderungen im Umgang miteinander beschreiben. Dabei begnügt sich das Recht mit einem rein äußerlichen Wohlverhalten („die Gedanken sind frei"), auf die innere Überzeugung kommt es nicht an. Auch wenn ich gegenüber meinem Nachbarn noch so böse Gedanken hege, ist dies rechtlich vollkommen unerheblich, sofern ich diese nicht in Taten umsetze.

Ethisches Minimum

Im Unterschied zu anderen sozialen Normen kann die Beachtung der Rechtsnormen aber vom Staat erzwungen werden. Es gibt das sog. **Gewaltmonopol des Staates**, d. h. nur der Staat darf – von Notwehrsituationen und ähnlichem abgesehen -zulässigerweise Gewalt gegenüber anderen einsetzen.

Durchsetzung des Rechts

Die Grenzen zwischen den einzelnen sozialen Normen, insbesondere zwischen Recht und Moral, sind fließend. Zwar erweitert der Gesetzgeber ständig den Umfang rechtlich geregelter Materien, z. B. durch ein Embryonenschutzgesetz oder ein Transplantationsgesetz. Dennoch sind bei weitem nicht alle Handlungen, die moralisch verwerflich sind, auch rechtlich unzulässig.

Recht und Moral

> **Beispiele:**
> Wer einer Rentnerin mit 600,- Euro Rente einen Flamenco-Kurs aufschwatzt, der monatlich 100,- Euro kostet, handelt nur unanständig, nicht aber rechtswidrig.
> Wer, obwohl selbst wohlhabend, seinen verarmten Bruder nicht unterstützt, handelt nicht rechtswidrig (weil es keine Unterhaltspflicht zwischen Geschwistern gibt).

1.2 Die Rechtsquellen

Es stellt sich die Frage, wo und durch wen verbindlich geregelt wird, was rechtens ist.

Vier Arten Die Juristen unterscheiden vier Arten von Rechtsquellen:
1. Gesetz
2. Rechtsverordnung
3. Satzung
4. Gewohnheitsrecht.

Gesetz

Gesetze sind Rechtsnormen, die von einem Parlament in einem vorgeschriebenen Verfahren und bestimmter Form erlassen werden. Parlamente in diesem Sinne sind der Bundestag, die Landtage und die Abgeordnetenhäuser der Stadtstaaten.

Auch der Kreistag oder der Rat einer Gemeinde kann „Gesetze" erlassen, die dann aber als Satzung bezeichnet werden (nicht zu verwechseln mit einer Vereinssatzung!).

Typische Beispiele für Gesetze sind das Bürgerliche Gesetzbuch (BGB), das Strafgesetzbuch (StGB), das Krankenpflegegesetz.

Rechtsverordnung

Rechtsverordnungen sind von der Verwaltung erlassene Rechtssätze. Verwaltung heißt hier: die Bundesregierung, eine Landesregierung oder ein (oder mehrere) Ministerien. Für den Erlass einer Rechtsverordnung ist in jedem Fall eine ausdrückliche gesetzliche Ermächtigung erforderlich. Daher wird zu Beginn jeder Rechtsverordnung auf die gesetzliche Ermächtigungsgrundlage verwiesen. Bekanntestes Beispiel einer Rechtsverordnung ist die Straßenverkehrsordnung.

Satzung

Satzungen sind Rechtsnormen, die aufgrund einer gesetzlichen Verleihung von einer Einrichtung unterhalb des Staates (Körperschaft, Anstalt) erlassen werden. Sie entsprechen in ihrem Inhalt und in ihrer Wirkung einem Gesetz, wenngleich mit einem begrenzten Wirkungsbereich. Satzungen können Kreise und Gemeinden, der Westdeutsche Rundfunk, die Hochschulen und die Ärztekammer sowie vergleichbare Einrichtungen erlassen.

Gewohnheitsrecht

Gewohnheitsrecht sind Verhaltensweisen, die von der Bevölkerung oder Teilen davon als langjährige Übung mit Rechtsüberzeugung praktiziert werden. Dazu gehören z. B. Hand- und Spanndienste, die Möglichkeit zum Bezug von Deputatholz sowie das Recht der Totenfürsorge für die nächsten Angehörigen.

Gelegentlich wird auch die Rechtsprechung, die das Recht ja kontinuierlich fortentwickelt, als Rechtsquelle bezeichnet. Obwohl die Gerichte eine wichtige Rolle bei der Auslegung von Gesetzen spielen, gibt es im eigentlichen Sinne kein „Richterrecht". Das heißt, der Richter ist nach unserem Verständnis des Rechts auf die Auslegung gesetzlicher Quellen beschränkt, darf aber nicht eigenständig neues Recht schaffen.

Rechtsprechung

Immer wieder wird die Frage aufgeworfen, ob man Recht in jedem Fall beachten müsse. Man denkt dabei an nicht genehmigte Demonstrationen, „zivilen Ungehorsam" und Sitzblockaden. Abgesehen von extremen Notstandssituationen, die regelmäßig nicht vorliegen, lautet die Antwort ganz eindeutig: ja! Allerdings ist darauf hinzuweisen, dass es im zivilrechtlichen Bereich (bei Kauf- oder Mietverträgen, im Arbeitsrecht usw.) zahlreiche abdingbare (dispositive) Gesetzesbestimmungen gibt. In solchen Fällen hat der Gesetzgeber bestimmte Lösungsvorschläge für die Regelung von Konflikten bereitgestellt, die aber die Parteien einvernehmlich durch eine andere Regelung ersetzen könne.

Verbindlichkeit des Rechts

> **Beispiel:** Nach § 536 BGB hat der Vermieter einer Wohnung diese in einem vertragsgemäßen Zustand zu überlassen und zu erhalten. Dies schließt auch Schönheitsreparaturen seitens des Vermieters ein.
> Es ist aber zulässig und üblich, diese unter bestimmten Voraussetzungen durch Absprache im Mietvertrag auf den Mieter zu übertragen.

1.3 Die Arbeitsweise der Juristen oder wie lese ich ein Gesetz?

Die Arbeitsweise der Juristen ist im Grunde sehr einfach nachzuvollziehen. Juristen wenden Gesetze an, sie „subsumieren". Das heißt, ihre wesentliche Aufgabe ist es, einen Sachverhalt einem Gesetz unterzuordnen. Das Ganze vollzieht sich in drei Schritten:

„Subsumieren"

> **Beispiel:**
> Gesetzliche Regelung: Alle volljährigen Bundesbürger sind wahlberechtigt.
> Lebenssachverhalt: Fräulein X ist eine volljährige Bundesbürgerin.
> Schlussfolgerung: Fräulein X ist wahlberechtigt.

Abstrakt formuliert kann der Vorgang der Subsumtion auf folgende Formel gebracht werden:
Tatbestand A hat die Rechtsfolge B.   A = B
Lebenssachverhalt C entspricht Tatbestand A.   C = A
Also: hat auch Lebenssachverhalt C die Rechtsfolge B.   C = B

Jedes Gesetz bzw. jede Rechtsnorm besteht in ihrem Kern aus einem Tatbestand und einer Rechtsfolge. Der Jurist vergleicht den Lebenssachverhalt mit dem gesetzlichen Tatbestand, um festzustellen, ob sich beide decken.

Tatbestand – Rechtsfolge

> **Weiteres Beispiel:**
> Gesetzliche Regelung: Verwandte in gerader Linie ... (Tatbestand)
> sind verpflichtet, einander Unterhalt zu gewähren. (Rechtsfolge)
> Lebenssachverhalt: Fräulein X ist die Tochter der Eheleute X, also in gerader Linie verwandt.
> Rechtsfolge: Die Eheleute X sind ihrer Tochter gegenüber zum Unterhalt verpflichtet.

Interpretationen

Entscheidend für die oft schwierige Arbeit der Juristen ist die Frage, ob der Lebenssachverhalt mit dem ins Auge gefassten Tatbestand übereinstimmt. Hierzu sind häufig schwierige Interpretationen des Gesetzeswillens erforderlich. In dem zweiten Fall würde sich z. B. sofort ein Interpretationsproblem ergeben, wenn es sich nicht um die leibliche, sondern um eine Adoptivtochter handelt. Die Frage wäre also: Ist eine Adoptivtochter im unterhaltsrechtlichen Sinne einer leiblichen Tochter gleichzustellen? Glücklicherweise hat der Gesetzgeber diese Frage in § 1754 BGB positiv beantwortet.

1.4 Einige Grundeinteilungen und Grundbegriffe

1.4.1 Privatrecht – Öffentliches Recht

Rechtsgebiete

Die Unterscheidung ist wichtig, weil für beide Rechtsgebiete unterschiedliche Regeln gelten und verschiedene Gerichtszweige zuständig sind.

Privatrecht, auch bürgerliches Recht oder Zivilrecht genannt, ist das Recht, das für jedermann gilt. Seine Grundlage ist die Selbstbestimmung und Gleichberechtigung der Individuen, das typische Gestaltungsmittel der Vertrag. Beispiele sind das Kaufrecht, das Mietrecht, das Familienrecht.

Für privatrechtliche Streitigkeiten sind die ordentlichen Gerichte (Zivilgerichte) zuständig.

Das **öffentliche Recht** regelt
1. die Beziehungen des einzelnen Menschen zum Staat und zu anderen Trägern hoheitlicher Gewalt (laienhaft könnte man sagen, das Verhältnis des Einzelnen zu Behörden und ähnlichen Einrichtungen). Kennzeichen ist ein Über- und Unterordnungsverhältnis. Gestaltungsmittel ist nicht der auf Gleichordnung beruhende Vertrag, sondern im Regelfall der einseitig zu erlassende Verwaltungsakt. Beispiele sind die Entziehung einer Fahrerlaubnis oder die Erteilung einer Baugenehmigung.
2. Außerdem regelt das öffentliche Recht auch die Beziehungen von Trägern hoheitlicher Gewalt untereinander, z. B. zwischen einem Kreis und einer Gemeinde. Gestaltungsmittel ist hier im allgemeinen die öffentlich-rechtliche Vereinbarung.

Zu den Rechtsgebieten des öffentlichen Rechts gehört das Verfassungsrecht und das Verwaltungsrecht, z. B. das Baurecht, das Steuerrecht und das Sozialrecht, aber auch das Strafrecht sowie das gesamte Prozessrecht.

Krankenhausrecht

Das Krankenhausrecht ist kein einheitliches Rechtsgebiet: es gehört überwiegend dem öffentlichen Recht (Strukturfragen, Finanzierung), in Teilen (Rechtsverhältnisse der Beschäftigten, Patientenrecht) aber auch dem Privatrecht an.

1.4.2 Rechtsfähigkeit – Geschäftsfähigkeit – Testierfähigkeit
Rechtsfähigkeit

Rechtsfähigkeit ist die Fähigkeit, Träger von Rechten und Pflichten sein zu können. Ein Hund oder eine Sache sind nicht rechtsfähig. Rechtsfähig sind **natürliche** und **juristische Personen**. Natürliche Personen sind Menschen.

Natürliche und juristische Personen

Die Rechtsfähigkeit der natürlichen Person beginnt mit der Vollendung der Geburt als lebendes Wesen. Auf die fortdauernde Lebensfähigkeit oder das Vorhandensein von Missbildungen kommt es nicht an.

Der Mensch als natürliche Person

Eine begrenzte Rechtsfähigkeit hat auch das ungeborene Kind, der „nasciturus". Der „nasciturus" kann z. B. Erbe werden oder bei der Tötung des für ihn Unterhaltspflichtigen einen Ersatzanspruch haben. In diesem Fall kann ihm ein Pfleger zur Wahrung seiner Rechte bestellt werden, wenn die Eltern oder der Elternteil aus rechtlichen oder tatsächlichen Gründen diese nicht wahrnehmen können.

Begrenzte Rechtsfähigkeit

Die Rechtsfähigkeit der natürlichen Person endet mit dem Tod. Überraschenderweise ist unter Juristen immer noch die Rechtslage bezüglich der Leiche strittig. Sie ist nach herrschender Meinung eine herrenlose Sache, deren Aneignung aber unzulässig ist. Im Prinzip gilt: Die Hinterbliebenen dürfen Einwirkungen auf die Leiche (Obduktion, Entnahme von Organen) verbieten, wenn der Verstorbene sie nicht zu Lebzeiten gestattet hat. Diese Rechtslage ist durch das Transplantationsgesetz vom 5.11.1997 (BGBl. I S. 2631) bestätigt worden (Überblick ☞ S. 155 f.).

Tod

Exkurs: Totenfürsorge, Rechte an der Leiche und an Implantaten

Es besteht ein gewohnheitsrechtlich anerkanntes Recht zur Totenfürsorge, und zwar durch die nächsten Angehörigen. Dieses gründet sich auf die familienrechtlichen Beziehungen und ist daher völlig losgelöst vom Erbrecht. Unter den nächsten Verwandten hat der Ehegatte ein Vorrecht vor den sonstigen Angehörigen.
Vorrang hat allerdings immer der ausdrückliche oder mutmaßliche Wille des Verstorbenen, der z. B. im Testament oder durch schriftliche oder sonstige Äußerungen zum Ausdruck gebracht worden sein kann.

Totenfürsorge

Das Recht zur Totenfürsorge umfasst die Festlegung von Bestattungsort und -art, auch die Entscheidung über Umbettung und Exhumierung sowie die Auswahl des Grabmals. Dagegen hat der Erbe, dem ja auch der Nachlass zufällt, die Kosten einer standesgemäßen Beerdigung zu tragen.

Bestattungskosten

Neben diesem privatrechtlichen Recht der Totenfürsorge gibt es eine öffentlich-rechtliche Bestattungspflicht. Diese beruht auf ordnungsrechtlichen Vorschriften, in Nordrhein-Westfalen auf der Ordnungsbehördlichen Verordnung über das Leichenwesen vom 3. 12. 2000. Dort heißt es in § 2:

Bestattungspflicht

„Zur Beschaffung der ärztlichen Todesbescheinigung und zur Bestattung sind die Angehörigen der Verstorbenen verpflichtet. Angehörige im Sinne dieser Verordnung sind die Ehegattin oder der Ehegatte, die Abkömmlinge, die Eltern und die Geschwister".

Zur Beschaffung der Todesbescheinigung sind hilfsweise verpflichtet diejenigen, in deren Wohnung, Unterkunft oder Anstalt sich der Todesfall ereignet hat. Für sie besteht auch die Pflicht zur Unterrichtung der örtlichen Ordnungsbehörde (des Ordnungsamtes). Diese hat auch die Bestattung der Leiche zu veranlassen, wenn die Angehörigen keine Bestimmungen treffen.

Todesbescheinigung

Leiche, Skelett, Asche sind Sachen. Sie stehen aber in niemandes Eigentum und gehören auch nicht zum Nachlass. Das Verfügungsrecht liegt bei den

Verfügungsrecht

nächsten Angehörigen, soweit der Verstorbene zu Lebzeiten nichts anderes bestimmt hat. Es ist u. a. durch das o. a. Transplantationsgesetz eingeschränkt, wonach es verboten ist, mit Organen, die zur Heilbehandlung dienen sollen, Handel zu treiben.

Künstliche Körperteile, die mit der Leiche fest verbunden sind (Goldzähne, Herzschrittmacher), gehören rechtlich zur Leiche, solange sie mit ihr verbunden sind. Sie sind ebenfalls nicht vererblich. Die Erben haben aber ein ausschließliches Aneignungsrecht, dessen Ausübung von der Zustimmung der nächsten Angehörigen abhängt. Die mit dem Körper nicht fest verbundenen künstlichen Körperteile (Prothesen, Gebisse, Perücken) sind bewegliche Sachen. Rechtlich gilt das gleiche wie eben gesagt.

Juristische Personen

Juristische Personen sind soziale Organisationen, denen die Rechtsordnung eine eigene (von den Mitgliedern unabhängige) Rechtsfähigkeit zugestanden hat. Es gibt juristische Personen des öffentlichen Rechts, wie z. B. die Bundesrepublik Deutschland, Kreise und Gemeinden, Körperschaften, wie die Industrie- und Handelskammern und Anstalten, wie der Westdeutsche Rundfunk, sowie juristische Personen des Privatrechts, wie den eingetragenen Verein, die Genossenschaft oder die Aktiengesellschaft. Die Letztgenannten erlangen ihre Rechtsfähigkeit durch Eintragung ins Vereinsregister oder Handelsregister.

Geschäftsfähigkeit

Geschäftsfähigkeit

Geschäftsfähigkeit ist die Fähigkeit, selbst rechtlich wirksam handeln zu können. Die volle Geschäftsfähigkeit hat in der Regel der erwachsene Mensch. Bei juristischen Personen gibt es keine entsprechenden Abstufungen. Sie sind rechtsgeschäftlich handlungsfähig, wenn sie entsprechende Organe (Vorstand, Geschäftsführer) haben.

Es gibt 3 Stufen der Geschäftsfähigkeit:
1. **Geschäftsunfähigkeit:**
   - Kinder bis zum vollendeten 7. Lebensjahr (bis zum 7. Geburtstag);
   - wer sich in einem die freie Willensbestimmung ausschließenden Zustand krankhafter Störung der Geistestätigkeit befindet.
2. **Beschränkte Geschäftsfähigkeit:**
   - Minderjährige über 7 Jahre.
3. **Volle Geschäftsfähigkeit:**
   - Mit Vollendung des 18. Lebensjahres (am 18. Geburtstag).

Spezialvorschrift

Hinweis: Wer das 15. Lebensjahr vollendet hat, kann nach einer Spezialvorschrift des Sozialgesetzbuches selbständig Anträge auf Sozialleistungen, wie Ausbildungsförderung (BAFöG), Arbeitsförderung, Wohngeld oder Leistungen der gesetzlichen Krankenversicherung stellen. Der Leistungsträger soll den gesetzlichen Vertreter unterrichten. Dieser kann die Handlungsfähigkeit des Minderjährigen durch schriftliche Erklärung gegenüber dem Leistungsträger einschränken.

Verlust/Einschränkung der Geschäftsfähigkeit, Betreuung

Pflegschaft

Die Geschäftsfähigkeit konnte nach dem bis 1991 geltenden Recht durch Entmündigung verloren gehen und durch Anordnung einer Pflegschaft (z. B. Gebrechlichkeitspflegschaft) eingeschränkt werden. Entmündigung und Gebrechlichkeitspflegschaft sind entfallen. Heute gibt es nur noch eine Vormundschaft für Minderjährige (wenn ein Kind oder Jugendlicher keine Eltern

Betreuung

hat oder diese nicht sorgeberechtigt sind) und die **Betreuung** (für Volljährige). Die bisher kraft Gesetzes eintretende Amtspflegschaft des Jugendamtes für nicht eheliche Kinder ist abgeschafft worden. Allerdings kann die junge Mutter zum Zwecke der Vaterschaftsfeststellung und der Geltendmachung von Unterhaltsansprüchen eine Beistandschaft des Jugendamtes beantragen.

Durch das Betreuungsgesetz vom 12.09.1990 (BGBl. I S. 2002), zuletzt geändert am 25.6.1998 (BGBl. I S. 1587), wurde an die Stelle der Vormundschaft für Erwachsene und der Gebrechlichkeitspflegschaft das Rechtsinstitut der Betreuung gesetzt. *Betreuungsrecht*

§ 1896 Abs. 1 BGB: „Kann ein Volljähriger aufgrund einer psychischen Krankheit oder einer körperlichen, geistigen oder seelischen Behinderung seine Angelegenheiten ganz oder teilweise nicht besorgen, so bestellt das Vormundschaftsgericht auf seinen Antrag oder von Amts wegen für ihn einen Betreuer ...".

Die Regelungen des Betreuungsrechts sind für den Krankenhaus- und den Heimbereich in mehrfacher Hinsicht von Bedeutung: *Bedeutung für die Pflege*

1. Wenn ein Patient „seine Angelegenheiten nicht mehr selbst besorgen kann" und auch seine natürliche Einsichtsfähigkeit nicht mehr so weit gegeben ist, dass er in medizinische oder pflegerische Maßnahmen selbst wirksam einwilligen kann (☞ S. 96 ff.), kann die Bestellung eines Betreuers auch kurzfristig (z. B. bei einer anstehenden Operation) erforderlich werden. Dies können auch Mitarbeiter des Krankenhauses (in der Regel: der Arzt) oder Heimes dem Vormundschaftsgericht gegenüber anregen.
2. Ist für den Personensorgebereich, zu dem neben der Aufenthaltsbestimmung auch die Gesundheitsfürsorge gehört, ein Betreuer bestellt, so ist dieser unter den in Zf. 1 genannten Voraussetzungen für die Abgabe von Einwilligungserklärungen im Rahmen einer Krankenhausbehandlung zuständig. Geht es um lebensgefährliche Eingriffe oder solche, die mit der Gefahr schwerer oder lang anhaltender Schäden verbunden sind, so braucht der Betreuer – außer in Notfällen – zusätzlich noch die Genehmigung des Vormundschaftsgerichtes.

Das gleiche gilt – neben weiteren sachlichen Voraussetzungen – auch für die Unterbringung in einer geschlossenen Einrichtung oder Abteilung sowie für unterbringungsähnliche Maßnahmen, z. B. Fixierungen (☞ S. 98 f.).

Testierfähigkeit, Nottestament

Die Errichtung eines Testaments ist an bestimmte Formen und Voraussetzungen gebunden. *Formen/Voraussetzungen*

Nicht testieren können
- Personen unter 16 Jahren,
- Geistesgestörte, Geistesschwache und Bewusstseinsgestörte.

Im Alter von 16–18 Jahren ist die Testierfähigkeit eingeschränkt, u. a. kann nicht eigenhändig testiert werden.

Ein Testament kann wirksam entweder
- durch Niederschrift bei einem Notar (öffentliches Testament),
- durch eigenhändige Niederschrift oder
- ausnahmsweise als Nottestament errichtet werden.

Das **eigenhändige Testament** erfordert die eigenhändige Niederschrift des gesamten Testamentswortlautes, ferner die eigenhändige Unterschrift mit Vor- und Familiennamen sowie die Angabe von Datum und Ort.

Das **Nottestament** kann in verschiedenen Formen, u. a. vor dem Bürgermeister, als See-Testament oder als sog. „Drei-Zeugen-Testament" errichtet wer- *Nottestament*

Drei-Zeugen-Testament — den. Für die Krankenhauspraxis ist das **Drei-Zeugen-Testament** (§ 2250 BGB) von besonderer Bedeutung. Es wird nur durch mündliche Erklärung errichtet. Die etwaige Übergabe von Schriftstücken durch den Testierenden ist unwirksam. Es muss nach Meinung von allen drei Zeugen für den Testierenden eine nahe Todesgefahr bestehen. Das Nottestament ist wegen Fehlens der Voraussetzungen nur dann unwirksam, wenn weder objektiv noch subjektiv eine Todesgefahr bestand.

Mündliche Erklärung — Der Testierende muss vor den drei Zeugen seinen letzten Willen mündlich erklären. Hierüber wird eine Niederschrift aufgenommen, die in Gegenwart der drei Zeugen dem Erblasser vorgelesen, von ihm genehmigt und unterschrieben werden soll. Letzteres kann ggf. durch Feststellung der Schreibunfähigkeit ersetzt werden.

Niederschrift — Die Niederschrift muss auch von den drei Zeugen unterschrieben werden, wobei nahe Angehörige als Zeugen ausscheiden. Stirbt der Erblasser vor Genehmigung der Niederschrift, so liegt kein gültiges Testament vor.

Nottestamente gelten ferner als nicht errichtet, wenn der Testierende drei Monate nach der Errichtung noch lebt und zur Errichtung eines Testaments vor einem Notar in der Lage ist.

Beim Nottestament können sich leicht Fehlerquellen ergeben. Mit Rücksicht auf die strengen Formvorschriften und die Risiken der Anfechtbarkeit eines Testaments empfiehlt es sich daher, auf den Stationen oder in der Verwaltung Anschriften und Telefonnummern von Notaren auszulegen, die bereit sind, letztwillige Verfügungen im Krankenhaus am Bett des Patienten aufzunehmen. Ein Krankenhausträger ist gehalten, einem testierwilligen Patienten jede mit der Hausordnung zu vereinbarende und zumutbare Unterstützung zu gewähren.

1.5 Die strafrechtliche und zivilrechtliche Haftung

Eingriffe — Die Rechtskunde für Heilberufe muss sich zwangsläufig im besonderen Maße mit Fragen der Haftung befassen. Insbesondere im Krankenhausbetrieb finden tagtäglich eine Fülle von Eingriffen in Rechtsgüter anderer Personen statt, sei es, dass Freiheitsrechte eingeschränkt werden, z. B. durch Anlegen eines Bettgitters, sei es, dass über Vermögenswerte disponiert wird, z. B. durch Hinterlegung von Geld und Wertsachen, sei es, dass in die körperliche Unversehrtheit im Zusammenhang mit Operationen eingegriffen wird.

Wer haftet? — In all diesen Zusammenhängen tritt die Frage auf, wer für ein von der Rechtsordnung nicht gedecktes Fehlverhalten haftet.

Das Wort „Haftung" bedeutet in seinem allgemeinsten Sinne, dass jemand für etwas oder einen anderen einstehen muss. Aus dem Alltagssprachgebrauch sind Wendungen wie „Eltern haften für ihre Kinder" oder „eine Haftung für die Beschaffenheit dieser oder jener Ware wird nicht übernommen" geläufig. Im folgenden soll „Haftung" verstanden werden als: Einstehenmüssen für eine schuldhafte Pflichtverletzung. Dieses „Einstehen müssen" führt sofort zu der Frage, wie ein entstandener Schaden wieder gutgemacht werden kann. Daher bedeutet Haftung im engeren Sinne auch das Schulden von Ersatzleistungen, von Schadensersatz z. B. bei schuldhafter Beschädigung einer fremden Sache.

Haftungsfolgen — Ein Schadensereignis kann Haftungsfolgen in verschiedener Hinsicht auslösen:

> **Beispiel:** Die Krankenschwester Karin M. spritzt versehentlich ein falsches Medikament i. m. Der Patient erleidet hierdurch eine dauerhafte Lähmung des rechten Beines.

Aus diesem Sachverhalt können Haftungsfolgen in strafrechtlicher und in zivilrechtlicher Hinsicht entstehen. Strafrechtlich stellt sich die Frage, ob Schwester Karin für eine fahrlässige Körperverletzung verantwortlich gemacht werden kann, zivilrechtlich, ob sie dem Patienten gegenüber Schadensersatz für den verlängerten Krankenhausaufenthalt, Rehabilitationsmaßnahmen, Verdienstausfall, Einbußen an Erwerbsfähigkeit leisten muss.

Neben diesen beiden Haftungsfolgen können sich aus dem Sachverhalt natürlich arbeitsrechtliche Konsequenzen, wie Abmahnung oder Kündigung, ergeben. Arbeitsrechtliche Konsequenzen

2 Strafrechtliche Haftung

An den Anfang sei die Frage gestellt, welchen Sinn das Strafrecht eigentlich verfolgt, wenn es den Diebstahl, die Körperverletzung oder die Freiheitsberaubung unter Strafe stellt? Sinn des Strafrechts

An erster Stelle steht der Schutz von Rechtsgütern, also von Personen, Sachen und sonstigen materiellen oder immateriellen Werten. Mit der im Strafgesetzbuch regelmäßig anzutreffenden Strafdrohung: „wird mit Freiheitsstrafe nicht unter ... Monaten bestraft" sollen gefährdete Personen von der Begehung von Straftaten abgehalten werden (Gedanke der Generalprävention). Schutz von Rechtsgütern

Ferner sollen bereits straffällig gewordene Straftäter von Wiederholungstaten abgeschreckt werden (Gedanke der Spezialprävention). Da erfahrungsgemäß gleichwohl Straftaten begangen werden, hat das Strafrecht die Aufgabe, Straftaten durch Verfahrensvorschriften, Strafzumessungsregeln und Vollstreckungsbestimmungen gerecht zu ahnden. Den Täter soll für seine Tat eine gerechte Buße treffen. Abschreckung

In neuerer Zeit ist immer stärker auch der Gedanke der Resozialisierung des Straftäters in das Strafrecht und das Strafverfahrensrecht aufgenommen worden. Hierbei ist etwa an die Möglichkeit der Strafaussetzung zur Bewährung, der vorzeitigen Entlassung, des Vorrangs der Therapie im Betäubungsmittelstrafrecht u. a. zu denken. Resozialisierung

Es gilt der Grundsatz: Keine Strafe ohne Gesetz (nulla poena sine lege). Das heißt, eine Tat kann nur als Straftat bestraft werden, wenn ihre Strafbarkeit gesetzlich bestimmt ist. Der Grundsatz beinhaltet auch das Verbot der Rückwirkung von Strafgesetzen. Niemand kann für ein Verhalten bestraft werden, das z. Zt. der Begehung nicht unter Strafe gestellt war. Keine Strafe ohne Gesetz

2.1 Voraussetzungen und Elemente der Strafbarkeit

Zentralbegriff des Strafrechts ist die **Tat**, d. h. eine bestimmte Handlung, die strafrechtlich gewürdigt wird. Man könnte auch sagen: Tat ist die Handlung im Rechtssinne, nämlich ein bewusstes und kontrolliertes menschliches Verhalten. Was ist eine „Tat"?
Körperbewegungen im Zustand der Bewusstlosigkeit und Reflexbewegungen sind keine „Handlungen".

> **Beispiel:** Ein Patient im Alkoholdelirium schlägt um sich und verletzt die Krankenschwester.

Die „Handlung" kann in einem aktiven Tun, aber auch in einem Unterlassen bestehen.
Dies wird den Laien überraschen. Wieso kann man sich strafbar machen, wenn man nichts tut?
Wann muss man also handeln, um eine Strafbarkeit wegen „Nichts-Tuns" zu vermeiden?

Unterlassungsdelikte

Grundsätzlich gibt es strafrechtlich keine Pflicht zum Handeln. Ausnahmen (sog. **echte Unterlassungsdelikte**) sind die unterlassene Hilfeleistung (§ 323 c StGB) oder die Nichtanzeige drohender Verbrechen (§ 138 StGB).
In allen anderen Fällen ist ein **Unterlassen** strafrechtlich nur dann von Bedeutung, wenn der Unterlassende zum Eingreifen verpflichtet war, d. h. wenn er rechtlich dafür einzustehen hat, dass der Erfolg (z. B. Körperverletzung, Tod) nicht eintritt. Die Voraussetzung hierfür ist, dass er eine sog. **Garantenstellung**(§ 13 StGB) hat.

Garantenstellung

Diese kann u. a. beruhen auf
- Gesetz (zwischen Ehegatten aufgrund des § 1353 BGB und zwischen Eltern und Kindern gemäß § 1618 a BGB),
- Vertrag (ärztliche Behandlung, Krankenpflege),
- besonderem Vertrauensverhältnis,

> **Beispiel:** Bergsteigergruppe

- vorangegangenem Tun (Herbeiführen einer Gefahrenlage).

> **Beispiel:** Der Autofahrer, der einen Fußgänger anfährt und verletzt liegen lässt.

Kriterien der Strafbarkeit

Eine Tat wird nur dann als Straftat geahndet, wenn folgende drei Kriterien erfüllt sind:
- Tatbestandsmäßigkeit
- Rechtswidrigkeit
- Schuld (Vorwerfbarkeit).

Dies soll an folgendem Beispiel erläutert werden:

> **Beispiel:** Ein Patient wird beobachtet, wie er aus dem Stationszimmer ein Buch wegnimmt.

Es könnte sich um einen Diebstahl (§ 242 StGB) handeln. Folgendes ist zu prüfen:

Tatbestandsmäßigkeit

Handelt es sich um eine „fremde bewegliche Sache" (§ 242)?
Es fehlt am Tatbestand, wenn es sich um eine eigene Sache handelt (der Patient hat das Buch Tage zuvor der Stationsschwester geliehen).

Rechtswidrigkeit

Ist die Tat rechtswidrig? Liegt ein Rechtfertigungsgrund vor? Ein solcher könnte im vorliegenden Fall etwa bei einer Einwilligung gegeben sein (die Stationsschwester hat die Mitnahme des Buches erlaubt).

Schuld

Sie fehlt zum Beispiel bei Geisteskrankheit oder Schuldunfähigkeit des Patienten.

Die genannten Kriterien haben – abstrakt formuliert – folgende Bedeutung:
Tatbestandsmäßigkeit heißt: das Vorliegen der im Gesetz genannten Tatbestandsmerkmale.
Rechtswidrigkeit heißt: das Handeln verstößt gegen die Rechtsordnung.

Bei aktivem Tun (ich verletze jemanden, ich sperre jemanden ein) ist die tatbestandsmäßige Handlung in der Regel auch rechtswidrig. Sie ist ausnahmsweise dann nicht rechtswidrig, wenn **Rechtfertigungsgründe** vorliegen. Solche Rechtfertigungsgründe sind Einwilligung, Notwehr und Notstand (☞ S. 96, 99 f.).

Rechtfertigungsgründe

Anders ist die Frage der Rechtswidrigkeit **beim Unterlassen** zu beurteilen. Diese ist rechtswidrig nur dann, wenn eine Rechtspflicht zum Handeln besteht (Garantenstellung).

> **Beispiel:** Die Krankenschwester sieht sich die Fernsehserie „Marienhof" an, während der Patient an Atemnot leidet und zyanotisch wird.

Schuld heißt: Vorwerfbarkeit des Handelns. Jede Bestrafung setzt die Schuld des Täters voraus. Schuld bedeutet die persönliche Verantwortlichkeit des Täters für die Tat („dass er etwas dafür kann").

Vorwerfbarkeit

Voraussetzung für das Schuldprinzip ist die menschliche Entscheidungsfreiheit. Dem Täter wird zum Vorwurf gemacht, dass er sich für das Unrecht entschieden hat, obwohl er sich für das Recht hätte entscheiden können.

2.2 Die Schuldformen Vorsatz und Fahrlässigkeit

Vorsatz ist das Wissen und Wollen der objektiven Tatbestandsmerkmale. Laienhaft gesagt, der Täter hat gewusst, was er tat.

Vorsatz

> **Beispiel:** Bei einer Treibjagd erschießt der Jäger versehentlich den Treiber. Hier fehlt es am Vorsatz, weil der Jäger den Treiber offensichtlich mit einem Tier verwechselt hat.

Hinsichtlich des „Wissens" genügt eine „Parallelwertung in der Laiensphäre"; dies soll heißen, wenn der Täter z. B. ein Schriftstück fälscht, muss er nicht wissen, dass dies im Rechtssinne eine Urkunde ist.

Wissen

> **Beispiel:** Wenn jemand auf einem Bierfilz die Zahl der angestrichenen Biere durch Manipulation verändert, so ist dies eine Urkundenfälschung, auch wenn der Täter nicht weiß, dass der Bierfilz rechtlich eine Urkunde darstellt.

Hinsichtlich des „Wollens" muss der Täter die Tat in allen wesentlichen Merkmalen in seine Vorstellung und in seinen Willen aufgenommen haben.

Wollen

> **1. Beispiel:** Der Täter will seine Freundin im gegenüberliegenden Miethaus erschießen. Er schießt, trifft aber einen Blumentopf, der herunterfällt und einen Passanten erschlägt.

In diesem Fall hat der Täter zwar ursächlich die Tötung eines Menschen herbeigeführt, ohne dass ihm dies aber als Mord oder Totschlag zugerechnet werden könnte.

> **2. Beispiel:** Die Krankenschwester Karin M. wird von einem schwerkranken Patienten mehrmals eindringlich gebeten, ihn von seinen Schmerzen zu erlösen. Eines Tages spritzt sie ihm eine hohe Dosis Morphium. Sie ist nicht sicher, ob die Dosis tödlich ist. Der Patient stirbt.

Bedingter Vorsatz

Hier könnte Tötung auf Verlangen (§ 216 StGB) gegeben sein. Tatbestand und Rechtswidrigkeit liegen vor (es gibt keine Einwilligung in eine Tötung). Als Schuldform kommt aber nur ein „bedingter Vorsatz" in Betracht, d. h. sie will den Tod zwar nicht, aber sie nimmt ihn im Falle seines Eintretens „billigend" in Kauf.

Fahrlässigkeit

Fahrlässigkeit: Der Täter führt pflichtwidrig einen bestimmten Erfolg herbei, den er bei gebotener Sorgfalt hätte vermeiden können. Laienhaft gesagt: Der Täter hätte wissen müssen, was er tat bzw. welche Folgen seine Pflichtwidrigkeit oder Unaufmerksamkeit haben konnte und hätte anders handeln können.

> **Beispiel:** Ein Autofahrer fährt so schnell an einen Fußgängerüberweg heran, dass er vor einem querenden Fußgänger nicht mehr rechtzeitig bremsen kann.

Das Maß der aufzuwendenden Sorgfalt richtet sich nach durchschnittlichen Anforderungen an den jeweiligen Personenkreis, z. B. der Krankenpflege. Die Fragestellung lautet: „Ein einsichtiger Mensch in der Lage des Täters" – wie hätte er sich verhalten? Dabei gilt ein subjektiver Maßstab. Es kommt auf die Person und die Fähigkeiten des Täters an. Von einer erfahrenen Stationsschwester wird man mehr erwarten dürfen als von einer Auszubildenden.

Voraussehbarkeit

Bei der Fahrlässigkeit muss der eingetretene Erfolg **voraussehbar** gewesen sein. Dies entspricht dem Merkmal des „Wissens" beim Vorsatz.

> **Beispiel:** Eine Krankenpflegeschülerin im ersten Ausbildungsjahr, die so etwas noch nie gemacht hat, verletzt einen Patienten beim Wechseln einer Infusion.

Es könnte eine fahrlässige Körperverletzung gemäß § 230 StGB vorliegen. Tatbestandsmäßigkeit ist gegeben, ebenfalls die Rechtswidrigkeit (eine Einwilligung als Rechtfertigungsgrund kommt hier nicht in Betracht, da diese nur für fachgerecht durchgeführte, ordnungsgemäße Eingriffe gilt). Hinsichtlich der Schuld ist zu sagen, dass der Erfolg nicht gewollt, aber u. U. vorhersehbar war. Dies hängt vor allem von dem bisher erreichten Ausbildungsstand des Krankenpflegeschülers ab. Vorliegend wäre eine Fahrlässigkeit wohl zu verneinen.

2.3 Vollendung und Versuch

„Vollendet" ist die Tat, wenn alle gesetzlichen Tatbestandsmerkmale erfüllt sind. „Versuch" ist die begonnene, aber unvollendet gebliebene Tat (obwohl sie vom Täter „vollendet" gedacht und gewollt war).
Der Versuch ist strafbar – bei Verbrechen immer, bei Vergehen nur, wenn dies gesetzlich ausdrücklich angeordnet ist.

Verbrechen sind Straftaten, die mit Freiheitsstrafe von einem Jahr oder mehr, Vergehen solche, die mit weniger als einem Jahr Freiheitsstrafe bedroht sind.

Strafmaß

Die Unterscheidung zwischen Versuch und Vollendung ist deshalb so wichtig, weil

Unterscheidung

1. der Versuch in der Regel milder bestraft wird als das vollendete Delikt und
2. vom Versuch u. U. mit strafbefreiender Wirkung zurückgetreten werden kann (§ 24 StGB).

Straflos sind sog. Vorbereitungshandlungen.

Vorbereitungshandlung

> **Beispiel:** Die Krankenschwester Gisela M. wird von einem schwer kranken Patienten mehrmals gebeten, ihn von seinen Schmerzen zu erlösen. Sie versteckt ein tödlich wirkendes Gift in der Teeküche, um es dem Patienten nachts zu geben. Die Stationsschwester entdeckt das Gift und zieht es ein.

Liegt hier ein Versuch vor? – Nein, es wurde noch nicht mit der Verwirklichung des Tatbestandes begonnen. Es handelt sich um eine reine und daher straflose Vorbereitungshandlung.

> **Variante:** Die Krankenschwester Gisela M. hat dem Patienten die Ärmel hochgekrempelt, um ihm die tödliche Spritze zu verabreichen, die sie auch bereits angesetzt hat, als die Stationsschwester hereinkommt.

In diesem Fall liegt ein Versuch vor.

2.4 Täterschaft und Teilnahme

Man kann ein Delikt als Täter oder als Teilnehmer begehen.
Teilnehmerschaft ist Anstiftung oder Beihilfe.

Anstiftung heißt: in einem anderen den Tatentschluss hervorrufen. Dies ist nur vorsätzlich möglich.

Anstiftung

Beihilfe heißt: vorsätzliche Unterstützung einer fremden rechtswidrigen Tat. Beihilfe kann physischer, aber auch psychischer oder intellektueller Art sein.

Beihilfe

> **Beispiel:** Der Krankenhausapotheker beschafft der Krankenschwester Gisela M. das Gift, mit dem sie, wie er weiß, den Patienten töten will.

Die Strafe richtet sich nach der Strafdrohung für den Täter, ist aber abgemildert.

2.5 Einzelne relevante Delikte

2.5.1 Verletzung der Schweigepflicht und Zeugnisverweigerungsrecht

**Verletzung der Schweigepflicht („von Privatgeheimnissen")
– § 203 StGB – und Zeugnisverweigerungsrecht (§§ 53 Abs. 1 Ziff. 3, 53 a StPO)**

§ 203 StGB lautet auszugsweise:
(1) „Wer unbefugt ein fremdes Geheimnis, namentlich ein zum persönlichen Lebensbereich gehörendes Geheimnis offenbart, das ihm als
1. ... Angehörigen eines ... Heilberufs, der für die Berufsausübung oder die Führung der Berufsbezeichnung eine staatlich geregelte Ausbildung erfordert ..., anvertraut oder sonst bekannt geworden ist, wird mit Freiheitsstrafe bis zu einem Jahr oder mit Geldstrafe bestraft.
(3) Den in Abs. 1 Genannten stehen ihre berufsmäßig tätigen Gehilfen und die Personen gleich, die bei ihnen zur Vorbereitung auf den Beruf tätig sind".

Verschwiegenheit

Geschütztes Rechtsgut ist das Vertrauen in die Verschwiegenheit von Angehörigen bestimmter Berufsgruppen, außerdem das Einzelinteresse an der Geheimhaltung persönlicher Belange. Zu den besonders zur Vertraulichkeit verpflichteten Berufsgruppen gehören neben Rechtsanwälten, Wirtschaftsprüfern und Ärzten auch Krankenschwestern und -pfleger, medizinisch-technische-Assistenten (innen) und Masseure. Zu den „Gehilfen" im Sinne von Abs. 2 zählen auch Arztsekretärinnen, Nachtwachen, Krankenpflegeschüler, nicht aber Putzfrauen.

> **Beispiel:** Auf der chirurgischen Station ruft Herr Meier an und fragt, wie es Herrn Müller gehe. Die Krankenschwester Gisela M. erklärt, dass der Patient wohl nicht mehr lange zu leben habe.

Geheimnisse

„Geheimnisse" sind Tatsachen, die nur einem begrenzten Personenkreis bekannt sind und an deren Geheimhaltung der Betroffene ein sachlich begründetes Interesse hat. Hierzu gehört schon die Tatsache der Krankenhausaufnahme, ferner die Anamnese, Diagnose, Therapie, Krankenblätter, Röntgenbilder, auch die Religionszugehörigkeit, ferner Informationen aus dem persönlichen Bereich.

Das Geheimnis muss dem Täter gerade als Angehöriger der im Gesetz genannten Personengruppe anvertraut oder bekannt geworden sein. Es liegt also kein strafbarer Geheimnisbruch vor, wenn dem Täter das Geheimnis auf andere Weise, z. B. durch Klatsch am Gartenzaun, bekannt geworden ist.

Einwilligung

„Unbefugt" heißt: ohne Einwilligung. Die erforderliche Einwilligung kann ausdrücklich oder stillschweigend (konkludent) erklärt werden. Die aktive Benachrichtigung von Angehörigen wird bei nicht ansprechbaren Patienten durchweg durch mutmaßliches Einverständnis gedeckt sein.

Dies gilt im Allgemeinen auch bei Rückfragen, ob sich ein Patient im Krankenhaus oder auf einer bestimmten Station befinde. Allerdings können besondere Umstände (es handelt sich z. B. um einen Schwangerschaftsabbruch oder die Nachfrage kommt von der Presse) diese Vermutung außer Kraft setzen. In Zweifelsfällen ist Rückfrage beim Patienten geboten.

Einsichtsfähigkeit

Zur wirksamen Erteilung der Einwilligung (oder ihrer Versagung) reicht die natürliche Einsichts- und Urteilsfähigkeit aus.

> **Beispiel:** Die 17-jährige Elisabeth B., die nicht mehr zu Hause wohnt, unternimmt einen Suizidversuch.
> Ihre Eltern wissen nichts davon und sollen nach ihrem Wunsch auch nichts davon erfahren. Die Mutter ruft an und erkundigt sich nach dem Befinden ihres Kindes.

Auch hier gilt die Schweigepflicht! *Jugendliche*
Bei Jugendlichen, die selbst wirksam in einen Heileingriff einwilligen können (☞ S. 96), besteht die Schweigepflicht auch gegenüber den Erziehungsberechtigten.

> **Realfall:** Ein Minderjähriger (17 Jahre) hat das Pflanzenschutzmittel E 605 eingenommen und wird in bedenklichem Zustand im Krankenhaus eingeliefert. Er will keine Behandlung und auch keine Verständigung der Eltern. Erforderlich wäre wegen der eingetretenen Verätzung ein Luftröhrenschnitt. Was tun?
> Im geschilderten Fall ließen die Ärzte den Jugendlichen bewusstlos werden und operierten sodann.

Welche rechtlichen Fragen stellen sich hier und wie könnten sie gelöst werden?

„Unbefugt" handelt auch nicht, wer einen gesetzlichen Rechtfertigungsgrund *Rechtfertigungsgrund*
für den Bruch der Schweigepflicht hat. Ein solcher liegt u. a. vor
- nach dem Infektionsschutzgesetz bei übertragbaren Krankheiten, für die eine namentliche Meldepflicht gegenüber dem Gesundheitsamt besteht (z. B. Diphtherie, Masern).

Die Schweigepflicht besteht auch nach dem Tode der betroffenen Person fort. „Unbefugt" handelt auch, wer die Information an einen seinerseits Schweigepflichtigen (z. B. die Kollegin) unerlaubt weitergibt.

Es handelt sich um ein Antragsdelikt, d. h. die Strafverfolgung tritt nur auf An- *Antragsdelikt*
trag des Betroffenen bzw. seiner Angehörigen ein.

Zeugnisverweigerungsrecht (§§ 53, 53 a StPO)

Das Zeugnisverweigerungsrecht ist die Fortsetzung der Schweigepflicht in den *Strafprozess*
Strafprozess hinein. Grundsätzlich besteht eine Aussagepflicht für Zeugen im Strafprozess. Sie besteht aber nicht in den Fällen der Schweigepflicht nach § 203 StGB. Denn die Schweigepflicht geht auch vor Gericht vor, es sei denn, der Patient habe den Arzt oder die Krankenschwester (beides ist nur einheitlich möglich) von der Schweigepflicht entbunden, dann entfällt das Verweigerungsrecht. Auch hier können Minderjährige unter der Voraussetzung, dass sie die erforderlichen Einsichts- und Urteilsfähigkeit haben, das Recht, jemanden von der Schweigepflicht zu entbinden, wirksam ausüben.
Das Zeugnisverweigerungsrecht hat die Krankenschwester aber nur in ihrer Eigenschaft als Gehilfin des Arztes. Daher entscheidet nicht **sie,** sondern der Arzt über die Ausübung dieses Rechts. Es ist ein Recht, von dem man Gebrauch machen **kann,** aber nicht muss. Im Falle einer positiven Entscheidung des Arztes tritt letztlich das Patientenrecht gegenüber dem Wahrheitsfindungsinteresse im Strafprozess zurück.

Als Ergebnis ist also festzuhalten: Hat der Patient den Arzt oder die Pflege- *Aussagepflicht*
kraft von der Schweigepflicht entbunden, so **muss** sie als Zeuge aussagen.

Hat er sie nicht entbunden, so besteht ein Zeugnisverweigerungsrecht. Der Arzt – falls er nicht länger abwesend ist – entscheidet, ob ausgesagt wird oder nicht. Das Zeugnisverweigerungsrecht für die Pflegekraft besteht allerdings nicht in Strafverfahren gegen den Arzt selbst.

Pflichten im Ermittlungsverfahren

Die gleiche Regelung besteht für Aussagen vor der Staatsanwaltschaft, d. h. es besteht grundsätzlich Aussagepflicht. Die Regeln über das Zeugnisverweigerungsrecht sind analog anwendbar. Anders ist es hinsichtlich der Polizei. Hier besteht keine Erscheinens- und Aussagepflicht. Daher kann erst recht die Aussage zu bestimmten Punkten abgelehnt werden.

Rechte des Angeklagten

Es stellt sich die Frage, ob auch der **Angeklagte** im Strafprozess mit Rücksicht auf seine Schweigepflicht die Aussage verweigern kann?
Ja, denn er muss ja gar nicht aussagen.
Umgekehrt: Darf er reden, auch wenn er dann gegen das Schweigegebot verstößt?

> **Beispiel:** Gegen die Krankenschwester Gisela M. schwebt ein Strafverfahren wegen fahrlässiger Körperverletzung, weil sie einem Patienten ein falsches Medikament gegeben haben soll. Die Krankenschwester rechtfertigt sich mit Erklärungen über die Art der Erkrankung.

Liegt hier ein Verstoß gegen die Schweigepflicht vor? Nein, nach der Rechtsprechung des Bundesgerichtshofes ist die Aussage gerechtfertigt zur sachgerechten Verteidigung im Strafprozess.

2.5.2 Aussetzung (§ 221 StGB)

„Wer einen Menschen
1. in eine hilflose Lage versetzt oder
2. in einer hilflosen Lage im Stich lässt, obwohl er ihn in seiner Obhut hat oder ihm sonst beizustehen verpflichtet ist, und ihn dadurch der Gefahr des Todes oder einer schweren Gesundheitsschädigung aussetzt, wird mit Freiheitsstrafe von 3 Monaten bis zu 5 Jahren bestraft".

Varianten

Die Vorschrift enthält 2 Tatvarianten:
1. Das „Versetzen in eine hilflose Lage", d. h. wenn jemand aus einer relativ sicheren in eine andere hilflose Lage gebracht wird.

> **Beispiel:** Aussetzen eines Volltrunkenen bei strenger Kälte im Wald.

2. Das „Im-Stich-lassen", d. h. das Unterlassen des notwendigen Beistandes, wobei eine räumliche Trennung nicht erforderlich ist. Der Begriff „Obhut" setzt eine bestehende Schutzpflicht, z. B. durch eine Garantenstellung voraus.

> **Beispiel:** Krankenschwester Gisela M., die als Sitzwache eingesetzt ist, lässt den Patienten, der sich ersichtlich in einer schweren Krise befindet, über längere Zeit allein.

Als Folge des Im-Stich-lassens muss die Gefahr einer schweren Gesundheitsschädigung für das Opfer entstanden sein. Dabei genügt es, wenn eine bereits latent vorhandene Gefahr (z. B. Atemnot des Patienten) gesteigert wird.
Die Tat kann nur vorsätzlich, allerdings auch bedingt vorsätzlich, begangen werden.

2.5.3 Körperverletzung (§ 223 StGB) und fahrlässige Körperverletzung (§ 229 StGB)

§ 223

„Wer eine andere Person körperlich misshandelt oder an der Gesundheit schädigt, wird mit Freiheitsstrafe bis zu 5 Jahren oder mit Geldstrafe bestraft".

§ 229

„Wer durch Fahrlässigkeit die Körperverletzung einer anderen Person verursacht, wird mit Freiheitsstrafe bis zu 3 Jahren oder mit Geldstrafe bestraft".

Das Schutzgut

Schutzgut ist das körperliche Wohl und die körperliche Unversehrtheit, d. h. Körper und Gesundheit eines **anderen** Menschen. Daraus folgt, eine Selbstverletzung ist – abgesehen von Vorschriften des Wehr-Strafrechts – straflos. Es muss sich um einen schon geborenen Menschen handeln. Verletzungshandlungen gegenüber einem Embryo fallen unter die Abtreibungsregelungen.

Körperliche Unversehrtheit

Es sind zwei Tatvarianten möglich:
- körperliche Misshandlung oder
- Gesundheitsschädigung.

Misshandlung ist eine Behandlung, durch die das Opfer in seinem Wohlbefinden oder seiner körperlichen Unversehrtheit nicht nur unerheblich beeinträchtigt wird.

Beispiel: Ohrfeigen

Es kommen nicht nur Verletzungen oder Schäden in Betracht, sondern z. B. auch gehörschädigender Lärm und Abschneiden oder Abrasieren von Haaren, wie etwa vor Operationen. Die Körperverletzung kann auch durch Unterlassen begangen werden, z. B. beim Aufrechterhalten von Schmerzzuständen durch pflichtwidriges Nichtverabreichen von schmerzstillenden Medikamenten bei Schwerstkranken oder durch das Nichtherbeirufen des diensthabenden Arztes bei Schmerzzuständen von Patienten. Auch eine Hebamme, die ihrer Betreuungspflicht der Schwangeren gegenüber nicht nachkommt, kann sich einer fahrlässigen Körperverletzung durch Unterlassen schuldig machen.

Schädigungen

Unterlassungen

Eine **Gesundheitsschädigung** ist das Hervorrufen oder Steigern eines krankhaften Zustandes. Eine körperliche Misshandlung ist nicht erforderlich, wie sich z. B. beim Verabreichen von Gift zeigt. Bloße psychische Einwirkungen reichen im Allgemeinen nicht aus, werden aber von der Rechtsprechung z. B. bei nächtlichen Störanrufen bejaht.

Eine Gesundheitsschädigung kann auch gegeben sein bei der Verabreichung von ärztlich nicht indizierten Betäubungsmitteln oder der Zuführung von bewusstseinstrübenden Medikamenten. Die Ansteckung mit Aids ist Körperverletzung, wird aber häufig nur als versuchte (gefährliche) Körperverletzung bestraft, weil der Kausalitätsnachweis in solchen Fällen überaus schwierig ist.

Die Körperverletzung wird nur auf Antrag verfolgt, es sei denn, die Staatsanwaltschaft hält wegen des öffentlichen Interesses eine Verfolgung von Amts wegen für geboten.

Antrag

Die Problematik der ärztlichen Heilbehandlung

Tatbestand der Körperverletzung

Nach ständiger Rechtsprechung erfüllt jede in die körperliche Unversehrtheit eingreifende (ärztliche oder sonstige) Behandlungsmaßnahme den **Tatbestand** einer Körperverletzung – gleichgültig ob erfolgreich oder nicht, kunstgerecht oder fehlerhaft.

Einwilligung

Jeder Eingriff bedarf daher einer besonderen Rechtfertigung, in der Regel durch ausdrückliche oder stillschweigende Einwilligung des Patienten, so die Rechtsprechung; die herrschende Meinung in der Rechtslehre ist der Auffassung, dass der Heileingriff schon tatbestandsmäßig keine Körperverletzung ist.

Einsichtsfähigkeit reicht aus

Einwilligen kann nur der Patient selber. Die Einwilligung ist keine rechtsgeschäftliche Erklärung, somit kommt es nicht auf die zivilrechtliche Geschäftsfähigkeit, sondern nur auf die natürliche Einsichts- und Urteilsfähigkeit an. Daher können auch Minderjährige, wenn sie die nötige geistige und sittliche Reife haben, die Tragweite ihrer Entscheidung zu übersehen, wirksam einwilligen. Dies gilt besonders für alltägliche Eingriffe wie Blutentnahmen, nicht aber bei großen Operationen, Sterilisationen oder Schwangerschaftsabbrüchen (str.). Die Altersgrenze liegt nach der Rechtssprechung bei etwa 16 Jahren, kann aber im Einzelfall je nach persönlicher Entwicklung und Schwere des Eingriffs niedriger oder höher liegen. Soweit ein Minderjähriger selbst nicht wirksam einwilligen kann, also die Eltern gefragt werden müssen, ist in der Regel die Zustimmung beider Elternteile erforderlich.

Die Einwilligung ist bei Krankenhausbehandlung – sofern kein entgegenstehender Wille ersichtlich ist – stillschweigend als allen Ärzten und Pflegekräften erteilt anzusehen, die aufgrund interner Arbeitsteilung in die Maßnahme involviert sind.

Widerruf

Die Einwilligung ist jederzeit widerruflich, daher kann der Patient theoretisch auch noch in letzter Minute vom OP-Tisch springen.

Mutmaßliche Einwilligung

Mutmaßliche Einwilligung genügt, wenn die tatsächliche Einwilligung, z. B. wegen Bewusstlosigkeit, nicht eingeholt werden kann. Eine akut lebensbedrohliche Situation ist nicht erforderlich, wohl aber eine erhebliche Gefahr für Leben oder Gesundheit im Falle der Unterlassung des Eingriffs. Praktisch wird dies häufig dann bedeutsam, wenn während einer Operation eine Erweiterung des OP-Programms notwendig wird.

Von einer mutmaßlichen Einwilligung kann natürlich nicht ausgegangen werden, wenn die Einwilligung ausdrücklich versagt wurde.

> **Beispiel:** Die operierenden Ärzte nahmen während einer Kaiserschnitt-Entbindung zur Verhinderung einer künftigen, nach ihrer Einschätzung lebensbedrohlichen weiteren Schwangerschaft der Patientin eine Sterilisation vor. Die Patientin hatte zuvor eine Sterilisation ausdrücklich abgelehnt.
> Die Ärzte wurden zu Freiheitsstrafen auf Bewährung verurteilt (BGH, U.v. 4. 10. 1999)

Behandlungsfehler

Die Einwilligung bezieht sich nur auf die lege artis (kunstgerecht) durchgeführte Heilbehandlung – nicht auf fehlerhafte oder überflüssige Maßnahmen. Daher begründet jeder Kunstfehler bzw. Behandlungsfehler eine Sorgfaltspflichtverletzung, die nach §§ 222, 230 StGB strafbar sein kann.

Aufklärung

Wirksam ist die Einwilligung nur, wenn ihr eine ärztliche **Aufklärung** vorausgegangen ist. Ausgangspunkt ist die Selbstbestimmung des Patienten. Um zu wissen, in was er einwilligt, müssen dem Patienten Art, Chancen und Risiken des Eingriffs erklärt werden. Der Patient muss z. B. selbst darüber entscheiden können, ob er bei einer Tumoroperation oder Bestrahlung das Risiko einer Amputation oder von Lähmungen tragen will.

Die Aufklärung muss umso genauer erfolgen, je weniger dringlich der Eingriff ist und umgekehrt, d. h. bei rein kosmetischen Operationen ist die Aufklärungsintensität besonders hoch anzusetzen.

Der Umfang der Aufklärung ist streitig, er wird aber jedenfalls von der Rechtsprechung ständig erweitert. Es ist nicht – wie früher häufig vertreten – eine bestimmte statistische Komplikationsdichte maßgebend, sondern, dass ein „verständiger Patient" in seiner konkreten Situation das Eingriffsrisiko abschätzen kann. *(Umfang der Aufklärung)*

Über die „normale" Aufklärung hinaus hat die Rechtsprechung neuerdings auch eine Aufklärung über folgende Punkte verlangt:
- Behandlungsalternativen, insbesondere konservative Behandlung statt Operation,
- Möglichkeit der Eigenblutspende,
- Aufklärung muss rechtzeitig, d. h. nicht erst am Tag der Operation erfolgen,
- Aufklärung auch darüber, dass ein anderes Krankenhaus bessere medizinisch-technische Apparate oder erfahrenere Ärzte hat.

Die vorgenannten Aufklärungsinhalte werden häufig unter dem Begriff der **„Risikoaufklärung"** zusammengefasst. Dem wird neuerdings gegenübergestellt die **„therapeutische Aufklärung"**, durch die der Patient über den Heilerfolg sichernde oder gefährdende Verhaltensweisen oder Risiken und Unverträglichkeiten von Medikamenten informiert werden muss. *(Therapeutische Aufklärung)*

Ausnahmsweise ist keine Aufklärung erforderlich, wenn *(Ausnahmen)*
1. der Patient ausdrücklich oder jedenfalls erkennbar auf die Aufklärung verzichtet;
2. die Mitteilung zu einer „ernsten und nicht behebbaren Gesundheitsbeschädigung" führen würde, z. B. bei Suizidgefahr. Die Aufklärung darf nicht riskanter sein, als der Eingriff selbst;
3. der Patient bewusstlos ist.

Im letztgenannten Fall kommt es allerdings entscheidend auf die Schwere des Eingriffs an.

Zu schwer lösbaren Konflikten kommt es immer wieder dann, wenn Angehörige bestimmter Glaubensgemeinschaften Blutübertragungen ablehnen.

> **Beispiel:** Ein Patient wird nach einem Verkehrsunfall ins Krankenhaus gebracht, es ist eine Bluttransfusion erforderlich. Der bei Bewusstsein befindliche Patient lehnt dies als Zeuge Jehovas ab. Der Patient wird bewusstlos. Die Transfusion wird durchgeführt, wodurch sein Leben gerettet wird. Nun stellt er Strafantrag.

Liegt eine Körperverletzung vor? – Ja! Wenn der volljährige, bei klarem Bewusstsein befindliche Patient den Eingriff – aus medizinisch noch so sinnlosen Gründen – verweigert, so ist dies wirksam. Es gibt kein Recht zur Zwangsbehandlung. Nur bei Minderjährigen kann u. U. die verweigerte Zustimmung der Eltern durch das Vormundschaftsgericht ersetzt werden. *(Behandlungsverweigerung)*

> **Variante:** Der gleiche Patient wird bewusstlos eingeliefert. Anschließend erfolgt die Bluttransfusion.

Hier ist die Übertragung gerechtfertigt wegen mutmaßlicher Einwilligung.

Eine Zwangsbehandlung ist nur ausnahmsweise u. a. in folgenden Fällen denkbar:
- bei der Entnahme von Blutproben und ähnlichen Eingriffen nach § 81 a StPO;
- nach dem Infektionsschutzgesetz z. B. durch Absonderung in einem Krankenhaus;
- bei der Untersuchung von Strafgefangenen;
- nach den Unterbringungsgesetzen der Länder bei psychisch Kranken.

2.5.4 Misshandlung von Schutzbefohlenen (§ 225 StGB)

Krankenhausbereich

Der Tatbestand ist recht kompliziert. Im Krankenhausbereich kommt in Betracht:
„Wer eine ... wegen ... Krankheit wehrlose Person, die seiner Fürsorge oder Obhut untersteht, quält oder roh misshandelt ..." (1. Variante) oder
„wer durch böswillige Vernachlässigung seiner Pflicht, für sie zu sorgen, sie an der Gesundheit schädigt (2. Variante),
wird mit Freiheitsstrafe von 6 Monaten bis zu 10 Jahren bestraft".
Es handelt sich um eine qualifizierte Form der Körperverletzung, nämlich um die Schadenszufügung in einem besonderen Obhutsverhältnis.

Typisches Beispiel: Kindesmisshandlung.

2.5.5 Freiheitsberaubung, Fixierung (§ 239 StGB) und ihre Rechtfertigung

Einschränkungen der Bewegungsfreiheit

Im Krankenhaus darf nichts gegen den Willen des (einsichtsfähigen) Patienten geschehen. Trotzdem gebieten es medizinische, pflegerische oder Gesichtspunkte des Selbstschutzes häufig, die Bewegungsfreiheit des Patienten einzuschränken. Dies kann sogar ein Rechtsgebot sein, nämlich bei verwirrten oder unruhigen Patienten. Auf der anderen Seite verbietet § 239 StGB freiheitsentziehende oder -beschränkende Maßnahmen.
§ 239: „Wer einen Menschen einsperrt oder auf andere Weise der Freiheit beraubt, wird mit Freiheitsstrafe bis zu 5 Jahren... bestraft".

Fortbewegung

Geschützt ist die persönliche Fortbewegungsfreiheit, also die Möglichkeit, sich von einem zu einem beliebig anderen Ort begeben zu können. Dabei kommt es auf die Möglichkeit an, nicht darauf, dass der Betroffene dies auch aktuell will. Fraglich und streitig ist, ob an Personen, denen die Fähigkeit fehlt, sich frei bewegen zu können, z. B. Kleinkinder, Ohnmächtige, sinnlos Betrunkene, Freiheitsberaubung begangen werden kann. Dies dürfte zu verneinen sein.

Beispiele

Tatbestandsmäßige Freiheitsberaubung kann im Krankenhausbereich in folgenden Zusammenhängen vorkommen:
- durch Einschließen in ein Zimmer,
- durch Anlegen von Beckengurten oder Fesselung,
- durch das Anbringen von Bettgittern (so die herrschende Meinung – m. E. aber zweifelhaft und wegen der Übersteigbarkeit nur bei gebrechlichen oder sehr geschwächten Personen tatbestandsmäßig),
- bei Verabreichung von bestimmten Medikamenten, insbesondere Narkotika und Psychopharmaka.

Da die Freiheit der Willensbetätigung geschützt ist, ist bereits der Tatbestand nicht gegeben, wenn eine **Einwilligung** vorliegt. Wie bereits erwähnt, genügt für die Einwilligung die natürliche Einsichtsfähigkeit, Geschäftsfähigkeit ist nicht erforderlich. Ist die natürliche Einsichtsfähigkeit nicht vorhanden und ein Betreuer bestellt (☞ S. 85), so muss **dieser** – nach Genehmigung durch das Vormundschaftsgericht – einwilligen. Dieses aufwendige Prozedere ist betreuungsrechtlich immer dann erforderlich, wenn dem Betreuten „durch medizinische Vorrichtungen, Medikamente oder auf andere Weise über einen längeren Zeitraum oder regelmäßig die Freiheit entzogen werden soll" (§ 1906 Abs. 4 BGB).

Einsichtsfähigkeit

Die Einwilligung kann (und wird im Allgemeinen) auch konkludent durch Hinnahme der entsprechenden Maßnahme erfolgen, z. B. beim Anbringen von Bettgittern oder Verabreichung von Beruhigungsmitteln. Bei akuten Gefährdungssituationen Einwilligungsunfähiger und bei Bewusstlosigkeit genügt die **mutmaßliche Einwilligung.**
Wenn eine Einwilligung nicht vorliegt (und auch nicht fingiert werden kann), kann eine strafbare Handlung nur dann entfallen, wenn sie nicht rechtswidrig ist, weil **Rechtfertigungsgründe** vorliegen. Dabei geht es insbesondere um Notwehr und Nothilfe sowie um den rechtfertigenden Notstand.

Mutmaßliche Einwilligung

Notwehr/Nothilfe (§ 32 StGB)

Notwehr ist die Verteidigung, die erforderlich ist, um einen gegenwärtigen rechtswidrigen Angriff von sich oder einem anderen (= Nothilfe) abzuwenden.

> **Beispiel:** Betrunkener, aggressiver Patient.

Der Angriff kann sich gegen Personen, aber auch Sachen richten. Der Angreifer muss dabei nicht schuldhaft handeln, wohl aber rechtswidrig. „Gegenwärtig" heißt, dass der Angriff unmittelbar bevorsteht oder jedenfalls noch nicht beendet sein darf. Das angegriffene Rechtsgut kann auch einem Dritten, insbesondere einer juristischen Person gehören (z. B. Möbel und Geräte in der internistischen Ambulanz).

Angriff

Die Verteidigung muss „erforderlich" sein, um die drohende Rechtsgutverletzung abzuwenden, d. h. sie darf nicht über das gebotene Maß hinausgehen. Das kann Einschränkungen des Notwehrrechts gegenüber Kindern, Geisteskranken oder Betrunkenen zur Folge haben.

Erforderliche Verteidigung

Rechtfertigender Notstand (§ 34 StGB)

„Wer in einer gegenwärtigen, nicht anders abwendbaren Gefahr für Leben, Leib, Freiheit, Ehre, Eigentum oder ein anderes Rechtsgut eine Tat begeht, um die Gefahr von sich oder einem anderen abzuwenden, handelt nicht rechtswidrig, wenn bei Abwägung der widerstreitenden Interessen, namentlich der betroffenen Rechtsgüter und des Grades der ihnen drohenden Gefahren, das geschützte Interesse das beeinträchtigte wesentlich überwiegt. Dies gilt jedoch nur, soweit die Tat ein angemessenes Mittel ist, die Gefahr abzuwenden".

Der Grundgedanke der Regelung wurde von der Rechtsprechung entwickelt und war bereits vor seiner Aufnahme in das Strafgesetzbuch „Gewohnheitsrecht". Es handelt sich immer um Fälle von Interessen- bzw. Pflichtenkollision. Der Täter verletzt ein Rechtsgut, weil er eine Gefahr von einem anderen (u. U. auch dem gleichen) Rechtsgut abwenden will.

Interessen-/Pflichtenkollision

> **Beispiele aus der Rechtsprechung:**
> 1. Der betrunkene Arzt setzt sich ins Auto, um den lebensbedrohlich erkrankten Patienten in die Klinik zu fahren, und fährt dabei einen anderen Kraftfahrer an.
> 2. Angehörige oder Partner eines Aidskranken werden durch den Arzt über dessen Infektion informiert.

Der Grundgedanke ist auch anwendbar bei Fixierungen, wenn dadurch Gesundheitsbeschädigungen, z. B. durch Selbstverletzung, verhindert werden sollen.
Wichtig: Das geschützte muss das beeinträchtigte Interesse **wesentlich** überwiegen.
Zu Freiheitsentziehungen nach dem Psych-KG ☞ S. 119 f.

2.5.6 Fahrlässige Tötung, Tötung auf Verlangen, Sterbehilfe

Fahrlässige Tötung (§ 222 StGB)

Tatobjekt ist wie bei der Körperverletzung der lebende Mensch, d. h. die Geburt muss mindestens schon begonnen haben, sonst würde es sich um eine Abtreibung handeln.

Lebensverkürzung

Eine Tötungshandlung kann auch an einem schwerkranken oder sterbenden Menschen begangen werden. Dabei reicht es juristisch für ein Tötungsdelikt aus, wenn die Tat nur zu einer geringfügigen Lebensverkürzung um Tage oder Stunden führt.
Manchmal sind mehrere Umstände für einen tödlichen Verlauf ursächlich. Dann stellt sich die Frage, welcher Umstand für den tödlichen Ausgang kausal war.

Kausalität

Kausalität ist jede Ursache, die nicht hinweg gedacht werden kann, ohne dass der Erfolg entfiele.

> **Beispiele:** Ein Bluter wird bei einer Auseinandersetzung in der Gastwirtschaft nur leicht verletzt, verblutet aber aufgrund seiner Krankheit. Hier ist die Kausalität zu bejahen.
> Die Kausalität liegt hinsichtlich des Verletzungstäters ebenfalls dann vor, wenn der Verletzte durch einen Zusammenstoß des Rettungswagens mit einem anderen Fahrzeug ums Leben kommt.

Allerdings ist in allen Fällen eines derart atypischen Kausalverlaufes die Frage der Voraussehbarkeit, die u. U. die Schuld entfallen lässt, besonders genau zu prüfen.

Sorgfaltspflichtsverletzung

Bei der fahrlässigen Tötung muss der Tod ferner fahrlässig, d. h. unter Verletzung einer Sorgfaltspflicht herbeigeführt worden sein.

> **Beispiele:**
> Unterlassen der Desinfektion vor dem Setzen einer Spritze.
> Unbeaufsichtigtes Verbleiben einer suizidgefährdeten Patientin in einem ungesicherten Patientenzimmer im 8. Stock eines Krankenhauses.

Unterlassungen

Praktisch wichtig sind vor allem die Unterlassungssachverhalte. Fahrlässigkeit kann z. B. auch darin liegen, dass eine Pflegekraft keinen Arzt herbeiholt, weil sie glaubt, mit einer krisenhaften Entwicklung allein fertig zu werden.

Die fahrlässige Tötung kann auch durch einen Dritten herbeigeführt werden, z. B. wenn eine Krankenschwester dem Arzt völlig falsche Angaben über das Befinden eines Patienten macht und diesen damit zu einer Behandlung veranlasst, die zum Tode des Patienten führt.
Die Strafe ist Freiheitsstrafe bis zu 5 Jahren oder Geldstrafe.

Tötung auf Verlangen (§ 216 StGB) und Beihilfe zum Selbstmord

„Ist jemand durch das ausdrückliche und ernstliche Verlangen des Getöteten zur Tötung bestimmt worden, so ist auf Freiheitsstrafe von 6 Monaten bis zu 5 Jahren zu erkennen".
Beispiel: ☞ S. 90 (2. Beispiel)

Im Unterschied zur fahrlässigen Tötung ist Tötung auf Verlangen nur vorsätzlich begehbar. Der Strafrahmen ist geringer als beim Totschlag, dem allgemeinen vorsätzlichen Tötungsdelikt.

Tötung auf Verlangen

Das Delikt hat besondere Bedeutung im Krankenhaus- und Pflegebereich unter dem Gesichtspunkt der „Sterbehilfe". „Verlangen" heißt aktives Einwirken auf den Willen des Täters. Bloßes Erdulden reicht nicht aus. „Ausdrücklich" bedeutet Eindeutigkeit. Auch Gesten können eindeutig sein. Mit dem Wort „ernstlich" soll gesagt werden, das Verlangen muss vom freien Willen getragen und zielbewusst auf die Tötung gerichtet sein. Einsichts- und Urteilsfähigkeit muss (noch) gegeben sein. Diese liegt im Allgemeinen nicht vor bei Trunkenheit oder Drogeneinfluss sowie bei vorübergehender Depression. Sie fehlt im Allgemeinen auch bei Geisteskranken oder Jugendlichen.
Rechtlich schwierig ist die Abgrenzung der Tötung auf Verlangen von der Beihilfe zum Selbstmord.

Sterbehilfe

Die **Selbsttötung** ist zwar rechtswidrig, aber straflos, daher auch die versuchte Selbsttötung und die Beihilfe zur Selbsttötung (anders als im österreichischen und schweizerischen Recht). Die Abgrenzung erfolgt danach, ob sich die Tötungshandlung als Selbst- oder Fremdverfügung darstellt. Selbsttötung liegt vor, wenn dem Betroffenen nach dem letzten Tatbeitrag des Täters – z. B. Hinstellen des Giftbechers – noch die freie Entscheidung über Leben und Tod verbleibt. Tötung auf Verlangen dagegen, wenn der Täter dem anderen beispielsweise eine tödliche Spritze verabreicht.

Selbsttötung

Realfall (zitiert nach Presseberichten): Der Sterbehelfer A. von der Deutschen Gesellschaft für humanes Sterben verkauft dem lebensmüden Rechtsanwalt Z. eine Zyankali-Kapsel. Z. hatte krankhafte Angst vor Aids, er glaubte – grundlos –, infiziert zu sein. Z. stirbt an dem Gift. Nach den medizinischen Gutachtern war Z. für den Tatentschluss zur Selbsttötung frei verantwortlich. Eine Anklageerhebung erfolgte nicht.

Beihilfe zur Selbsttötung ist aber dann strafbar, wenn
1. die freie Selbstbestimmung ausgeschlossen ist, z. B. bei psychisch Kranken, oder
2. eine „Garantenstellung" des Dritten besteht, wie z. B. bei nahen Angehörigen oder Pflegepersonal. Die Rechtsprechung bejaht die Hilfeleistungspflicht jedenfalls von dem Zeitpunkt an, wo Bewusstlosigkeit eingetreten ist.

Sterbehilfe

Es handelt sich nicht um einen juristischen, sondern um einen humanwissenschaftlich-medizinischen Begriff. Worum es juristisch geht, ist nicht: Hilfe **beim** Sterben – diese ist zulässig und notwendig –, sondern um das Verhelfen **zum** Sterben im Sinne von gezielter Tötung oder dem Abbruch lebensverlängernder Maßnahmen. Hierher gehört auch das Sterbenlassen irreversibel hirngeschädigter Kinder.

Öffentliche Diskussion

Die anhaltende öffentliche Diskussion über diese Frage beruht einerseits auf der enormen Ausweitung der medizintechnischen Möglichkeiten der Lebenserhaltung und -verlängerung, andererseits auf dem zunehmenden Anspruch vieler Menschen, über den Zeitpunkt und die Umstände ihres Todes selbst bestimmen zu wollen. In Holland ist bekanntlich 1999 versucht worden, diesen Konflikt durch ein Gesetz zur Regelung der **aktiven** ärztlichen Sterbehilfe zu lösen, das in Deutschland auf einhellige Kritik stieß.

Eintritt des Todes

Um sich diesem äußerst schwierigen und umstrittenen Themenkomplex zu nähern, ist zunächst die Vorfrage zu beantworten: Wann ist im rechtlichen Sinne der Tod eingetreten? Denn das Strafrecht will nur den lebenden Menschen schützen und interessiert sich daher nur für diesen.

„Klinischer Tod"

Früher war medizinisch und juristisch entscheidend der sog. „klinische Tod". Damit war gemeint der irreversible Stillstand von Kreislauf und Atmung, verbunden mit dem Aufhören der Tätigkeit des zentralen Nervensystems. Diese Definition ist heute angesichts der Reanimationsmöglichkeiten und des Bedürfnisses nach frühestmöglicher Transplantation von Organen unhaltbar geworden. Rechtlich kommt es daher heute allein auf den Hirntod an, der dem Herzstillstand in ca. 5 bis 8 Minuten folgt (§ 3 Transplantationsgesetz).

Hirntod

Die juristische Folge hieraus ist, dass eine Pflicht zur künstlichen Reanimation besteht, solange die Hirnfunktionen noch nicht total erloschen sind. Umgekehrt endet die Lebenserhaltungspflicht mit dem Hirntod, auch wenn der Kreislauf u. U. noch intakt ist. Die Begründung für diese Auffassung besteht darin, dass mit dem irreversiblen Ausfall des Gehirns das endet, was das personale Wesen des Menschen ausmacht.

Ungelöstes Problem

Ein besonderes und noch völlig ungelöstes Problem besteht bei den sog. Anenzephalie-Kindern. Hier stellen sich die Fragen: Gibt es rechtlich so etwas wie einen Teil-Hirntod? Oder weitergehend: Haben die Kinder im Rechtssinn überhaupt je gelebt?

Aus dem vorher Ausgeführten folgt, dass Sterbehilfe rechtlich nur in Betracht kommt **vor** Eintritt des Hirntodes. Hierbei sind zwei Fallgestaltungen zu unterscheiden:

Aktive Sterbehilfe bzw. Lebensverkürzung

Sie ist in jedem Fall unzulässig. Dies gilt auch für eine nur geringe Lebensverkürzung, ferner auch für die sog. Früheuthanasie Neugeborener. Zulässig und geboten bleibt die Schmerzlinderung. In der medizinischen Praxis besteht das Problem der unbeabsichtigt tödlichen Wirkung bei der notwendig hohen Dosierung.

Schmerzbeseitigung

Die juristische Literatur – Rechtsprechung ist kaum vorhanden – steht auf dem Standpunkt, dass eine aktive Tötung als Mittel zur Schmerzbeseitigung unter gar keinen Umständen in Betracht kommt, auch wenn sie auf Verlangen des Getöteten geschieht. Nach herrschender Meinung und neuerer Rechtsprechung des BGH bleibt der Täter aber straflos, wenn der Tod als unbeabsichtigte Folge einer schmerzlindernden Maßnahme eintritt. „Denn die Ermöglichung eines Todes in Würde und Schmerzfreiheit gemäß dem erklärten oder mutmaßlichen Patientenwillen ist ein höherwertiges Rechtsgut als die Aussicht, unter schwersten, insbesondere sog. Vernichtungsschmerzen noch kurze Zeit länger leben zu müssen" (BGH, U. v. 15. 11. 96).

Passive Sterbehilfe ("sterben lassen")

Es kommt zunächst darauf an, ob eine Lebenserhaltungspflicht aufgrund einer Garantenstellung besteht und ob durch die Aufnahme oder Fortführung der Behandlung der Todeseintritt hinausgezögert werden könnte. Diese Voraussetzung ist im Regelfall für den medizinischen und pflegerischen Bereich im Krankenhaus gegeben.

Lebenserhaltungspflicht

Nach Auffassung des BGH kann man von passiver Sterbehilfe überhaupt nur sprechen, **wenn der Sterbevorgang bereits eingesetzt hat,** d. h. wenn das Grundleiden des Kranken einen unumkehrbar tödlichen Verlauf angenommen hat, in dessen Folge der Tod in kurzer Zeit eintreten wird. Für eine solche Fallgestaltung hat der BGH den Verzicht auf lebensverlängernde Maßnahmen wie Beatmung, Bluttransfusion oder künstliche Ernährung für zulässig gehalten. Dies entspricht auch den „Grundsätzen zur ärztlichen Sterbebegleitung" der Bundesärztekammer aus dem Jahre 1998[10], die im übrigen eine ausgezeichnete, rechtlich fundierte und einfühlsame Kurzdarstellung des gesamten Themas beinhalten.

Grundsätze zur Sterbebegleitung

Unproblematisch ist der **einverständliche Behandlungsverzicht.** Das heißt, Patient und Arzt können sich darauf verständigen, dass angesichts einer medizinisch ausweglosen Situation weitere das Leben künstlich verlängernde Maßnahmen unterbleiben sollen. Eine solche, bei klarem Bewusstsein des Patienten getroffene Absprache wird in der medizinischen Praxis aber eher die Ausnahme sein.

Einverständlicher Behandlungsverzicht

Bei nicht einwilligungsfähigen oder ansprechbaren Patienten sind die Grundsätze über die mutmaßliche Einwilligung anzuwenden, d. h. es ist der mutmaßliche Wille des Patienten zu erforschen. Dabei können das **Patiententestament** bzw. die Patientenverfügung ein **Indiz** sein, wenn sie hinreichend konkret und zeitnah abgefasst sind, mehr aber nicht.

Patientenverfügung

Unberührt hiervon bleibt die Pflicht zur Aufrechterhaltung der Grundpflege und Ernährung. Der BGH, der im Begriff ist, die Zulässigkeit des Abbruchs ärztlicher Maßnahmen vorsichtig zu erweitern, stellt auf den mutmaßlichen Willen des Kranken und auf dessen früher geäußerte Überzeugungen und Wertvorstellungen ab. Um ein „mutmaßliches Einverständnis" annehmen zu können, müssen strenge Anforderungen gelten. Der Gefahr, dass Arzt, Angehörige oder Betreuer unabhängig vom Willen des entscheidungsunfähigen Kranken nach eigenen Maßstäben und Vorstellungen das von ihnen als sinnlos oder lebensunwert angesehene Dasein des Patienten beenden, müsse entgegengewirkt werden.

In Fällen eines **einseitigen** Behandlungsverzichts oder -abbruchs könnte eine Rechtfertigung aus dem Gesichtspunkt der Pflichtenkollision heraus gegeben sein, wenn der Arzt die Behandlung einstellt, um dem ohnehin nicht zu rettenden Patienten weitere schwerste Qualen zu ersparen. Liegt ein solches Schmerzlinderungsbedürfnis nicht vor, z. B. weil der Patient bewusstlos ist, so ist nach der Rechtslehre ein Behandlungsverzicht nur bei technisch-apparativer Unmöglichkeit oder bei Unzumutbarkeit einer Weiterbehandlung, z. B. weil der Patient unwiderruflich jede Reaktions- oder Kommunikationsmöglichkeit verloren hat, zulässig. Gleiches gilt bei einem Verstoß gegen die Men-

Einseitiger Behandlungsabbruch

---

10 Deutsches Ärzteblatt 1998, S. A 2365.

schenwürde (z. B.: Angehörige wollen den Todeszeitpunkt hinauszögern, um noch in den Genuss der nächsten Monatsrente zu kommen).

Vormundschaftsgerichtliche Genehmigung?

Eine besondere Problematik ergibt sich daraus, dass mehrere Gerichte, gestützt auf das o. a. Urteil des BGH zur mutmaßlichen Einwilligung, im Falle einer Betreuerbestellung nicht nur dessen Zustimmung zu einem Behandlungsabbruch verlangen (was rechtlich nicht zu beanstanden ist), sondern in analoger Anwendung des § 1904 BGB auch eine **vormundschaftsgerichtliche Genehmigung**. Damit sind nicht nur die Vormundschaftsgerichte (Einzelrichter) überfordert, sondern es wird anstelle der mit Recht immer wieder hervorgehobenen Patientenautonomie (Selbstbestimmung) eine Entwicklung zu einer staatlichen Sterbebürokratie eingeleitet.

Suizid-Patienten

Hilfeleistungspflicht

Eine besondere Problematik ergibt sich dadurch, dass der (versuchte) Selbstmord einen Unglücksfall im Sinne der Vorschrift über unterlassene Hilfeleistung (§ 323 c StGB) darstellt und somit eine Beistandspflicht für jedermann auslöst. Darüber hinaus entsteht für den behandelnden Arzt und die betreuende Pflegekraft eine Garantenstellung, die beide verpflichtet, Hilfe zu leisten und den Tod zu verhindern. Der Umstand, dass der Patient den Suizidversuch möglicherweise wohlüberlegt und bei klarem Verstand begangen hat, spielt dabei nach der Rechtsprechung keine Rolle, wenn der Betreffende die „Tatherrschaft" endgültig verloren hat, weil er bewusstlos geworden ist .

2.5.7 Unterlassene Hilfeleistung (§ 323 c StGB)

„Wer bei Unglücksfällen oder gemeiner Gefahr oder Not nicht Hilfe leistet, obwohl dies erforderlich und ihm den Umständen nach zuzumuten, insbesondere ohne erhebliche eigene Gefahr und ohne Verletzung anderer wichtiger Pflichten möglich ist, wird mit Freiheitsstrafe bis zu einem Jahr oder mit Geldstrafe bestraft".

Kein Sonderstraftatbestand

Es handelt sich um ein sog. „echtes Unterlassungsdelikt", d. h. der Gesetzgeber fordert von **jedem**, der in einer entsprechenden Situation ist, ein Tätigwerden, nicht nur von den „Garanten". Unterlassene Hilfeleistung ist also kein Sonderstraftatbestand für Ärzte und Krankenpflegepersonal. Im Gegenteil ist seine Bedeutung im Krankenhausbereich eher gering, im Unterschied zu niedergelassenen Ärzten und Ärzten im Rettungsdienst.

> **Beispiel:** Der angerufene niedergelassene Arzt lehnt bei einer durch Herzinfarkt vorgeschädigten Patientin trotz eindeutiger Symptomatik einen Hausbesuch ab und veranlasst auch nicht ihre sofortige Einlieferung ins Krankenhaus.

Notsituation

Voraussetzung ist eine Notsituation, d. h. ein Unglücksfall, eine gemeine (allgemeine) Gefahr oder Not. Unglücksfälle sind plötzlich eintretende Ereignisse, die erhebliche Gefahren für Menschen oder Sachen hervorrufen, z. B. Verkehrsunfälle, das Liegen eines Betrunkenen auf der Fahrbahn, eine Verletzung eines Menschen durch ein Verbrechen. Nur ausnahmsweise kann ein Unglücksfall auch bei einer Gefahr für ein Sachgut angenommen werden. Erkrankungen sind dann Unglücksfälle, wenn sie sich plötzlich krisenhaft verschlechtern. Zum Beispiel bei sich bis zur Unerträglichkeit steigernden Schmerzen. Mit „gemeiner Gefahr oder Not" ist die Gefährdung einer größeren Anzahl von Menschenleben oder erheblicher Sachwerte sowie eine die Allgemeinheit betreffende Notlage, wie z. B. durch Waldbrand oder Überschwemmung gemeint.

Erforderlich ist immer, dass die Gefahr weiterer Schäden besteht. Daher besteht keine Hilfeleistungspflicht (mehr), wenn das Schadensereignis bereits abgeschlossen ist und weitere Schäden nicht eintreten können. — *Gefahr weiterer Schäden*

Die Hilfe muss „erforderlich" und „zumutbar" sein. Erforderlich ist sie, wenn ohne die Hilfe die Gefahr einer erheblichen Schädigung von Personen oder Sachen besteht, „zumutbar", wenn sich der Täter durch die Hilfeleistung nicht einer erheblichen eigenen Gefahr aussetzen müsste. Hierbei sind allerdings gesteigerte Anforderungen im Falle einer Garantenstellung anzunehmen. — *Zumutbarkeit*

Als Akt der Hilfeleistung genügt für die Allgemeinheit die Benachrichtigung einer geeigneten Person oder Institution, z. B. eines Arztes oder des Rettungsdienstes. Notärzte oder diensthabende Ärzte sind nach der Rechtssprechung darüber hinaus zu eigener Hilfeleistung im Rahmen ihrer Möglichkeiten verpflichtet. — *Benachrichtigung einer geeigneten Person*

Die Tat ist nur vorsätzlich begehbar.

2.5.8 Strafbarer Schwangerschaftsabbruch (Abtreibung) – §§ 218 ff. StGB

Historische Entwicklung

Die strafrechtliche Behandlung des Schwangerschaftsabbruchs ist wie keine andere Frage in der neueren Rechtsgeschichte Gegenstand erbitterter, teilweise weltanschaulich bedingter Auseinandersetzungen. Dies hat dazu geführt, dass sich das geltende Recht in der Bundesrepublik mehrfach geändert hat und 1995 seiner vorläufig letzten Novellierung unterzogen worden ist. — *Heftige Diskussionen*

Nach altem Recht war jede Fremd- oder Selbstabtreibung vom Zeitpunkt der Empfängnis an strafbar. Als Ventil zur Lösung der besonderen Konfliktlagen bei unerwünschten Schwangerschaften gab es nur die medizinische Indikation, die als „übergesetzlicher Notstand" anerkannt wurde. Die Folge aus dieser rigiden Haltung des Gesetzgebers waren 100.000 bis 300.000 illegale Abtreibungen pro Jahr und der bekannte Abtreibungstourismus nach Holland, England und in die DDR. — *Abtreibungstourismus*

1974 wurde in der Bundesrepublik die Fristenlösung gesetzlich eingeführt, d. h. die Straffreiheit bei Schwangerschaftsabbruch in den ersten 3 Monaten. Diese Regelung hatte allerdings nicht lange Bestand; sie wurde schon 1975 vom Bundesverfassungsgericht verworfen mit der Begründung, dass auch dem Embryo ein Recht auf Leben zustehe. — *Fristenlösung*

Seit 1976 galt die durch das 15. Strafrechtsänderungsgesetz eingeführte Koppelung von Indikationen- und Fristenlösung. Im Kern enthielt sie die Regelung, dass eine Schwangere straffrei bleibt, wenn der Abbruch durch einen Arzt aufgrund bestimmter gesetzlich geregelter Sachverhalte nach vorheriger Beratung bis zum Ende der 22. Woche der Schwangerschaft erfolgt. — *Indikationen- und Fristenlösung*

Auch nach dieser Regelung blieb die Abtreibung grundsätzlich verboten und strafbar. Es wurden jedoch bei bestimmten Indikationen gesetzliche Rechtfertigungsgründe anerkannt. — *Notwendigkeit der Neuregelung*

Nach dem Zustandekommen der Deutschen Einheit im Jahre 1990 war eine Neuregelung dieser Materie unvermeidlich. Während in der alten Bundesrepublik, wie dargelegt, der Schwangerschaftsabbruch grundsätzlich strafbar war, wenn nicht eine der gesetzlich anerkannten Indikationen vorlag, war in der früheren DDR ein Abbruch innerhalb der ersten 12 Wochen auch ohne eine Indikation zulässig.

Teil III: Rechtskunde

Beratungspflicht

Der Bundestag erließ daraufhin im Jahre 1992 ein Schwangeren- und Familienhilfegesetz, das vorsah, dass der Abbruch einer Schwangerschaft durch einen Arzt in den ersten 12 Wochen nicht strafbar sein sollte, wenn zuvor eine Beratung stattgefunden hatte. Dieses Gesetz trat jedoch aufgrund einer einstweiligen Anordnung des Bundesverfassungsgerichts zunächst nicht in Kraft. Nach langwierigen Beratungen wurde am 29. 06. 1995 ein neues Schwangeren- und Familienhilfeänderungsgesetz beschlossen, das Grundlage für die nunmehr geltende Regelung ist, die man als „Fristenlösung mit Beratungspflicht" bezeichnen könnte.

Strafrechtliche Regelung

Im Einzelnen gilt folgendes:
1. Es bleibt bei dem Grundsatz, dass vorsätzliche Schwangerschaftsabbrüche grundsätzlich für die Beteiligten (Schwangere, Arzt) nach § 218 StGB strafbar sind.
2. Bei „legalen" Schwangerschaftsabbrüchen wird differenziert zwischen Fallgestaltungen, wo bereits der **Tatbestand** ausgeschlossen ist, und solchen, wo nur die **Rechtswidrigkeit** entfallen soll.

Ein strafrechtlich relevanter Schwangerschaftsabbruch liegt bereits tatbestandlich nicht vor, wenn
- die Schwangere den Abbruch verlangt,
- die Schwangerschaft innerhalb von 12 Wochen nach Empfängnis durch einen Arzt abgebrochen wird,
- dem Arzt eine vorangegangene Schwangerschaftskonfliktberatung durch Bescheinigung nachgewiesen wird.

Medizinische Indikation

Ein Schwangerschaftsabbruch ist nicht **rechtswidrig** in Fällen der sog. medizinischen (§ 218 a Abs. 2 StGB) oder der sog. kriminologischen Indikation (§ 218 a Abs. 3 StGB). Eine **medizinische Indikation** liegt vor, wenn der Schwangerschaftsabbruch unter Berücksichtigung der gegenwärtigen und zukünftigen Lebensverhältnisse der Schwangeren notwendig ist, um Lebensgefahr oder die Gefahr einer schwer wiegenden Beeinträchtigung des körperlichen oder seelischen Gesundheitszustandes der Schwangeren abzuwenden und die Gefahr nicht auf eine andere für sie zumutbare Weise abgewendet werden kann.

Kriminologische Indikation

Eine **kriminologische Indikation** liegt vor, wenn dringende Gründe für die Annahme sprechen, dass die Schwangerschaft auf einem Sexualdelikt, insbesondere Vergewaltigung, beruht und seit der Empfängnis nicht mehr als 12 Wochen vergangen sind.

Embryopathische Indikation

Eine sog. eugenische oder embryopatische Indikation, bei der die Schwangerschaft abgebrochen werden darf, wenn schwerwiegende gesundheitliche Schäden des Kindes zu erwarten sind, sieht das neue Recht nicht mehr vor. In derartigen Fällen kommt nur die medizinische Indikation in Betracht, d. h. es ist darauf abzustellen, ob eine Lebensgefahr oder schwer wiegende Gefahr für die Mutter besteht.

Über diese, die Rechtswidrigkeit ausschließenden Indikationen hinaus bleibt die Schwangere straflos, wenn die Schwangerschaft bis zur 22. Woche nach einer Schwangerschaftskonfliktberatung von einem Arzt abgebrochen wird. Der Arzt und sonstige Beteiligte machen sich dagegen strafbar.

Einwilligung

Hinsichtlich der Einwilligung der Schwangeren gelten die allgemeinen Regeln für die Zustimmung zu ärztlichen Heileingriffen. Das bedeutet auch, dass minderjährige Mädchen etwa ab 16 Jahren selbst einem Schwangerschaftsabbruch zustimmen können, wenn sie die altersgemäße persönliche und geistige Reife haben.

Um eine gewisse Übersichtlichkeit in die verwirrende Vielfalt der Fristen und Indikationen zu bringen, empfiehlt sich eine Aufteilung nach zeitlichen Phasen der Schwangerschaft.

Phasen

Phase I (Frühphase)

Sie reicht bis zum Abschluss der Einnistung des befruchteten Eis in die Gebärmutter („Nidation"). In dieser Phase ist ein Schwangerschaftsabbruch schon begrifflich nicht möglich, weil es sich noch nicht um eine abtreibungsfähige Leibesfrucht handelt. Daher sind alle auf eine Verhinderung der Einnistung zielenden Handlungen von der Anti-Baby- bis zur „morning after"-Pille mangels Tatbestandsmäßigkeit straffrei. Früher wurde dieser Sachverhalt mit der Formulierung „bis zum 13. Tag nach der Empfängnis" ausdrücklich geregelt, heute gibt es hierfür nur eine allgemeine Umschreibung in § 218 d StGB. Praktisch heißt das, da die Empfängnis rund 2 Wochen nach der letzten Regel anzusetzen ist, dass strafrechtlich relevante Abtreibungsmaßnahmen erst 4 Wochen nach dem Ende der letzten Menstruation beginnen können.

Einnistung

Es ist aber darauf hinzuweisen, dass es auch in dieser Phase durch das Embryonenschutzgesetz einen strafbewehrten Ausschluss bestimmter Manipulationen mit Embryos gibt, z. B. das Verbot der gezielten Erzeugung von Embryos zu Forschungszwecken, das Verbot der Ersatz- oder Leihmutterschaft usw.

Phase II (vom Beginn der 5. Woche ab letzter Menstruation bis zum Ende der 12. Woche)

In dieser Phase ist ein strafloser Schwangerschaftsabbruch in folgenden Fällen möglich:
1. Nach Schwangerschaftskonfliktberatung, wenn die Abtreibung durch einen Arzt durchgeführt wird (es fehlt dann am Tatbestand),
2. nach Vergewaltigung, wenn die Schwangerschaft hierauf beruht und die Abtreibung durch einen Arzt durchgeführt wird (es fehlt die Rechtswidrigkeit),
3. in den Fällen einer medizinischen Indikation, wenn die Abtreibung durch einen Arzt durchgeführt wird (es fehlt die Rechtswidrigkeit).

Abbruch nach Beratung

Phase III (vom Beginn der 13. bis zum Ende der 22. Woche)

Die Abtreibung ist straflos
1. in Fällen medizinischer Indikation, wenn die Abtreibung durch einen Arzt erfolgt (es fehlt die Rechtswidrigkeit),
2. nur für die Schwangere, wenn – ohne Rücksicht auf eine bestimmte Indikation – der Abbruch nach Beratung von einem Arzt vorgenommen wird (hier liegt ein persönlicher Strafausschließungsgrund vor).

Phase IV (Endphase der Schwangerschaft ab 23. Woche)

Hier kommt eine Straflosigkeit nur noch bei Abbruch aufgrund medizinischer Indikation durch einen Arzt in Betracht (es fehlt die Rechtswidrigkeit).

Schwangerschaftskonfliktberatung

Beratungsstellen — Bei der Neuregelung des Schwangerschaftsabbruchs hat die auch im bisherigen Recht schon verankerte **Schwangerschafts(konflikt)beratung** eine große Rolle gespielt. Sie soll sich von dem Bemühen leiten lassen, die Frau zur Fortsetzung der Schwangerschaft zu ermutigen und ihr deutlich zu machen, dass das Ungeborene in jedem Stadium der Schwangerschaft ein eigenes Recht auf Leben hat. Die Beratung ist unentgeltlich, erfolgt in anerkannten Beratungsstellen und endet mit der Erteilung einer Beratungsbescheinigung.

Wie bisher schon, ist der Arzt, der den Abbruch vornimmt, als Berater ausgeschlossen. Zwischen Beratung und Abbruch müssen mindestens 3 Tage liegen.

Nachsorge — Schwangerschaftsabbrüche dürfen nur in Krankenhäusern oder in sonstigen zugelassenen Einrichtungen vorgenommen werden, in denen die Nachsorge gewährleistet ist.

Mitwirkung an Abbruch — Wichtig für das Krankenpflegepersonal ist die Bestimmung des § 12 Schwangerschaftskonfliktgesetz, wonach niemand verpflichtet ist, an einem Schwangerschaftsabbruch mitzuwirken. Dies gilt nicht, wenn die Mitwirkung notwendig ist, um von der Frau eine anders nicht abwendbare Gefahr des Todes oder einen schweren Gesundheitsschädigung abzuwenden.

Kosten — Die Frage, wer die Kosten eines Schwangerschaftsabbruchs trägt, ist sehr differenziert und sehr unbefriedigend geregelt. Grundsätzlich gilt, dass für einen Schwangerschaftsabbruch bei medizinischer oder kriminologischer Indikation die gesetzliche Krankenversicherung die Kosten trägt. Den Schwangerschaftsabbruch aufgrund der Beratungsregelung muss die Schwangere selbst bezahlen, es sei denn, sie fällt unter die Bedürftigkeitsregelung des „Gesetzes zur Hilfe für Frauen bei Schwangerschaftsabbrüchen in besonderen Fällen", d. h. ihr persönliches Einkommen übersteigt 930,55 Euro zuzüglich 219,86 Euro für jedes minderjährige Kind monatlich nicht (Ostdeutschland: 872,78 Euro/215,25 Euro).

Zahl der Abbrüche — Auf der Grundlage der neuen gesetzlichen Regelung ist es im Jahre 2000 in Deutschland zu rd. 135.000 legalen Schwangerschaftsabbrüchen, davon 131.000 aufgrund der Beratungsregelung, gekommen.

2.6 Der Ablauf eines Strafverfahrens

Anzeige — Ein Strafverfahren kommt in Gang dadurch, dass die Staatsanwaltschaft durch eine Anzeige oder auf andere Weise Kenntnis von einem Vorgang erhält, der möglicherweise eine Straftat darstellt. „Anzeige erstatten" heißt also nichts anderes, als der Polizei (die Hilfsorgan der Staatsanwaltschaft ist) oder der Staatsanwaltschaft Kenntnis von einem möglicherweise strafbaren Verhalten zu geben.

Ermittlungen — Die Staatsanwaltschaft ist verpflichtet, entweder selbst oder durch die Polizei die notwendigen Ermittlungen aufzunehmen. Diese können entweder damit enden, dass in tatsächlicher oder rechtlicher Hinsicht der Sachverhalt zur Anklageerhebung nicht ausreicht – dann wird das Verfahren eingestellt – oder es wird Anklage erhoben. Dies erfolgt dadurch, dass die Staatsanwaltschaft bei dem zuständigen Gericht eine Anklageschrift einreicht, in der im Detail dargelegt wird, welches Verhalten dem Angeschuldigten zur Last gelegt wird und wie dies strafrechtlich zu qualifizieren ist.

Anklageschrift — Aufgrund dieser Anklageschrift entscheidet das Gericht über die sog. Eröffnung des Hauptverfahrens. Wenn das Gericht von dem Vortrag der Staatsanwaltschaft nicht hinreichend überzeugt ist, kann es die Eröffnung des Hauptverfahrens ablehnen, wogegen die Staatsanwaltschaft Beschwerde beim nächst höheren Gericht einlegen kann. Ansonsten kommt es zur

Hauptverhandlung

Sie beginnt mit dem Aufruf der Sache. Sodann wird der Angeklagte über seine persönlichen Verhältnisse befragt. Anschließend verliest der Staatsanwalt die Anklageschrift. Der Angeklagte wird darüber belehrt, dass er zur Anklage aussagen könne oder auch nicht.

Anschließend folgt die Beweisaufnahme durch Anhörungen von Zeugen oder Sachverständigen, Verlesung von Protokollen oder Vorlage von Beweismitteln. — Beweisaufnahme

Unmittelbar nach Schluss der Beweisaufnahme würdigt der Staatsanwalt das Ergebnis der Hauptverhandlung und stellt seine Strafanträge. Anschließend nimmt der Verteidiger, sofern ein solcher vorhanden ist, das Wort. Das Schlusswort bleibt dem Angeklagten. — Strafanträge

Das Urteil über die Strafsache wird vom Gericht im unmittelbaren Anschluss an die Hauptverhandlung, je nach Schwierigkeit, u. U. auch erst nach längerer Beratung, verkündet. — Urteilsverkündung

3 Zivilrechtliche Haftung

Die zivilrechtliche Haftung soll dem Patienten das materielle Risiko von Fehlern oder Mängeln der medizinischen Behandlung abnehmen. Jedoch kann auch bei einer noch so optimalen Behandlung die Gesundung des Patienten nicht garantiert werden. Es kann zu Fehlschlägen und bleibenden Gesundheitsschäden kommen. Dieses Lebensrisiko wird nicht durch den Abschluss eines Behandlungsvertrags auf den Krankenhausträger, den Arzt oder die Pflegekraft übertragen. Deren Haftung setzt vielmehr voraus, dass der Patient durch Behandlungs- oder Pflegefehler zusätzlich geschädigt wurde. — Lebensrisiko

Eine zivilrechtliche Haftungssituation in dem oben (☞ S. 86) erörterten Sinne kann im wesentlichen auf zweierlei Rechtsgrundlagen beruhen: auf Vertrag oder auf Delikt. Daher müssen diese beiden Rechtsfiguren kurz erläutert werden. — Haftungsgrundlagen

3.1 Die Haftungsgrundlage Vertrag

Ein Vertrag ist die übereinstimmende Willenserklärung mehrerer Personen zur Herbeiführung eines bestimmten rechtlichen Erfolges. Der Vertrag ist in unserer Rechtsordnung das typische Mittel zur Verwirklichung individueller Interessen. Unsere Rechtsordnung baut auf dem Vertrag und der Vertragsfreiheit auf. Wer ein Auto erwirbt, schließt einen Kaufvertrag. Wer sich eine Wohnung mietet, schließt einen Mietvertrag. Der Berufstätigkeit liegt ein Arbeitsvertrag zugrunde. — Willenserklärung

Ein Vertrag kommt durch Antrag (Angebot) und Annahme zustande, wobei die einzelnen Akte im Alltag häufig nicht als Rechtsakte wahrgenommen werden, insbesondere auch durch sog. „schlüssiges" Handeln ersetzt werden können (fährt jemand auf einen gebührenpflichtigen Parkplatz, so kommt mit dem Abstellen seines Autos ein Benutzungsvertrag auch ohne einen irgendwie erklärten Willen zum Abschluss). — Antrag und Annahme

Krankenhausbehandlung

Verträge sind grundsätzlich formfrei, d. h. nicht etwa an Schriftform gebunden. Diese gilt nur für längerfristige Mietverträge, Bürgschaftserklärungen, Grundstücksangelegenheiten und neuerdings auch für arbeitsrechtliche Kündigungen.

Durch einen Vertrag werden auf beiden Seiten Rechte und Pflichten begründet. Beim Autokauf beispielsweise muss der Verkäufer eine mangelfreie Ware liefern und der Käufer den vereinbarten Preis entrichten.

Auch der Krankenhausbehandlung liegt ein Vertrag zugrunde, der alle Krankenhausmitarbeiter zur Erbringung der vereinbarten, fachlich einwandfreien Leistung verpflichtet. Wird die vereinbarte Leistung schuldhafterweise nicht oder mangelhaft erbracht, so kann der Patient von dem Krankenhausträger Schadensersatz verlangen.

3.2 Die Haftungsgrundlage Delikt/Unerlaubte Handlung

Beide Begriffe beschreiben die gleichen in § 823 ff. BGB geregelten Sachverhalte. Im Unterschied zu den besonders vereinbarten vertraglichen Rechten und Pflichten geht es hier um die Verletzung der allgemeinen zwischen allen Personen zu beachtenden Rechtsbeziehungen und Rechtsgüter, wie Eigentum, Freiheit und Gesundheit. Der Einzelne soll durch die genannten Vorschriften gegen widerrechtliche Eingriffe in seinen Rechtskreis geschützt werden und, wo dies doch erfolgt, soll ihm ein Ausgleichsanspruch für den erlittenen Schaden gewährt werden.

§ 823 BGB formuliert dies so:

§ 823 BGB

„Wer vorsätzlich oder fahrlässig das Leben, den Körper, die Gesundheit, die Freiheit, das Eigentum oder ein sonstiges Recht eines anderen widerrechtlich verletzt, ist dem anderen zum Ersatz des daraus entstehenden Schadens verpflichtet."

Voraussetzungen

Der Sinn der Regelung ist dem Strafrecht verwandt. Daher sind auch wie im Strafrecht folgende Voraussetzungen erforderlich:
- Es muss der Tatbestand, z. B. der Körperverletzung, vorliegen,
- die Handlung oder ihre Unterlassung (Garantenstellung!) muss objektiv rechtswidrig sein,
- es muss Verschulden gegeben sein.

Die gleiche Handlung, die eine Vertragsverletzung enthält, kann gleichzeitig ein deliktischer Eingriff sein.

> **Beispiel:** Der niedergelassene Arzt, der schuldhaft einen Behandlungsfehler begeht, verletzt nicht nur seine Vertragspflichten gegenüber dem Patienten, sondern begeht auch eine unerlaubte Handlung (Delikt).

Bei dieser Konstellation kann der Geschädigte wahlweise seine Ansprüche auf Vertrag oder Delikt stützen (aber natürlich nur **einmal** Schadensersatz erhalten).

3.3 Die Unterschiede der Haftungsarten

Im Rahmen der Krankenhausbehandlung und der Nachsorge sind vertraglicher und deliktischer Schutzumfang einschließlich der Sorgfaltsanforderungen weitgehend gleich.

Es gibt aber einige wichtige Unterschiede in der Ausgestaltung beider Anspruchsgrundlagen:

Beim Delikt geht es immer nur um die Haftung für **eigenes** Verschulden. Bei der vertraglichen Haftung kommt auch eine solche für sog. „Erfüllungsgehilfen" (§ 278 BGB) in Betracht. Das sind Personen, derer sich der vertraglich Verpflichtete bedient, um seine Pflichten zu erfüllen.

Eigenes Verschulden

> **Beispiel:** Die Sprechstundengehilfin des niedergelassenen Arztes.

Zwar gibt es auch beim Delikt eine beim Krankenhausträger angesiedelte Haftung für Hilfspersonal („Verrichtungsgehilfen", § 831 BGB), aber nur dann, wenn dieser selbst bei der Auswahl oder Überwachung der Personen unsorgfältig gehandelt hat.

Haftung für Hilfspersonal

Wichtigster Unterschied zwischen beiden Haftungsarten ist, dass nur bei der deliktischen Haftung ein **Schmerzensgeld** (§ 847 BGB) verlangt werden kann.[11]

Schmerzensgeld

Normalerweise wird in unserer Rechtsordnung nur der materielle Schaden (demoliertes Auto, zerrissener Anzug) ersetzt. Ausnahmsweise wird bei Körper- und Gesundheitsverletzungen sowie bei Freiheitsentziehungen auch immaterieller Schaden durch ein Schmerzensgeld ausgeglichen. Dabei soll das Schmerzensgeld einen Ausgleich für die erlittene Einbuße an Lebensqualität und Lebensfreude gewährleisten.

> **Beispiel:** Die Patientin X erleidet bei einer fehlerhaft durchgeführten Brustamputation eine dauerhafte Lähmung des rechten Armes.

Sehr weitgehend hat der Bundesgerichtshof in einer Entscheidung aus dem Jahre 1993 die Vernichtung einer Spermakonserve zivilrechtlich als Körperverletzung angesehen und deshalb einen Schmerzensgeldanspruch zuerkannt.

3.4 Die Vertragsgestaltung im Krankenhaus

3.4.1 Stationäre Krankenhausbehandlung

Der Krankenhausbehandlung liegt in allen Fällen – auch bei Kassenpatienten – ein privatrechtlicher Behandlungsvertrag zugrunde.

Privatrechtlicher Behandlungsvertrag

Vertragspartner des Patienten ist im Regelfall allein der Krankenhausträger (sog. **totaler Krankenhaus-Aufnahmevertrag**).
Er verpflichtet sich gegen Zahlung des sog. „Großen Pflegesatzes" zur Erbringung aller Krankenhausleistungen.
Der Krankenhausträger haftet vertraglich wegen einer Verletzung von Sorgfaltspflichten durch seine Ärzte und das sonstige Personal nach § 278 BGB, deliktisch ggf. nach § 831 BGB.

Vertragspartner

Möglich ist ein „gespaltener" Krankenhausvertrag bei **Belegärzten**, wenn diese ihre Leistungen gesondert berechnen („kleiner Pflegesatz"). Dabei haftet der Belegarzt für eigenes schuldhaftes Handeln sowie das des **von ihm** ange-

Belegarztvertrag

---

11 Diese Rechtslage wird sich ändern, wenn das von der Bundesregierung geplante „Zweite Schadensersatzrechtsänderungsgesetz" in Kraft tritt. Dann soll nämlich in § 253 BGB ein allgemeiner Schmerzensgeldanspruch bei nicht nur unerheblicher Verletzung von Körper, Gesundheit und anderen Rechtsgütern verankert werden, der auch für Fälle vertraglicher Haftung gilt.

stellten Hilfspersonals, der Krankenhausträger für Fehler der eigenen Mitarbeiter, insbesondere der Pflegekräfte.

Chefarztvertrag

Bei der **Chefarztbehandlung** tritt nach dem sog. Regelmodell des Bundesgerichtshofs der selbst liquidierende Arzt (Chefarzt) als Vertragspartner aufgrund eines „Arztzusatzvertrages" zum Krankenhausträger lediglich hinzu. Soll der Chefarzt ausnahmsweise alleiniger Vertragspartner werden, so muss dies in den Aufnahmebedingungen ausdrücklich erklärt werden. Sollen auch die nachgeordneten Ärzte von dieser Haftungsfreistellung erfasst werden, so muss dies besonders hervorgehoben werden.

Pflegerische Leistungen

Was die pflegerischen Aufgaben angeht, so werden Grund- und Funktionspflege in der Regel allein vom Krankenhausträger geschuldet. Gleichwohl hat der Chefarzt die für die Durchführung der Behandlungspflege erforderlichen ärztlichen Weisungen zu geben. Für Pflegefehler, die auf die Fehlerhaftigkeit dieser Anweisungen zurückgehen, haftet er vertraglich als Gesamtschuldner neben dem Krankenhaus.

3.4.2 Ambulante Krankenhausbehandlung

Änderung durch Gesundheitsstrukturgesetz

Das Krankenhaus als Einrichtung zur stationären Krankenversorgung durfte in der Vergangenheit regelmäßig keine ambulante Krankenbehandlung durchführen, sondern nur einzelne „ermächtigte" Ärzte. Bei Schadensfällen haftete hier bis 1993 der liquidationsberechtigte Chefarzt vertraglich allein und deliktisch neben dem Handelnden (z. B. Stationsarzt). In keinem Fall haftete das Krankenhaus. Seit dem Inkrafttreten des Gesundheitsstrukturgesetzes am 1. 1. 1993 ist das Krankenhaus als Institut in die ambulante Krankenversorgung mit der Folge einbezogen, dass dieses in der Regel allein haftet. In die Haftung sind auch schuldhafte Schädigungen durch das dort arbeitende nicht ärztliche Personal einbezogen.

3.5 Zur Abgrenzung des ärztlichen vom pflegerischen Aufgabenbereich

Eigene Zuständigkeit der Pflege?

Dass der Arzt die Gesamtbehandlung zu planen hat und damit für Diagnose und Therapie verantwortlich ist, ist unstreitig. Ebenso, dass die Pflege die in § 4 KrPflG näher beschriebenen Aufgaben hat. Die mit Nachdruck immer wieder aufgeworfene Frage ist, ob den Pflegekräften im Rahmen der Grund-, Funktions- oder Behandlungspflege eine eigene, nicht aus dem ärztlichen Verantwortungsbereich abgeleitete Zuständigkeit zukommt.

Grundpflege

Die Rechtsprechung hat sich zu diesen Fragen in neuerer Zeit kaum, in der Vergangenheit eher vorsichtig und in dem Sinne geäußert, dass die Anweisungskompetenz des Arztes für die Behandlungspflege bekräftigt wird. In der Literatur wird teilweise die Meinung vertreten, die Grund-, evtl. auch die Funktionspflege sei ausschließlich oder jedenfalls doch vorrangige Aufgabe des Pflegedienstes[12]. Andere Autoren[13] beziehen die einfache Behandlungspflege, also z. B. Messen der Körpertemperatur und des Blutdrucks noch mit ein und differenzieren bei der spezifischen Behandlungspflege im Sinne der traditionellen Unterscheidung zwischen **Anordungsverantwortung**, die der Arzt hat, und **Durchführungsverantwortung**, die das Pflegepersonal trifft. Das ist zwar richtig, hilft aber nicht weiter, weil die Durchführungsverantwortung eben eine abgeleitete Verantwortung ist.

Behandlungspflege

---

12 Steffen in MedR 1996, S. 265.
13 Rosenau in ArztR 2000, S. 268.

Der Verfasser ist der Auffassung, dass der Versuch, mit immer ausgefeilterer juristischer Begrifflichkeit zwei eigenständige Bereiche zu definieren und voneinander abzugrenzen, verfehlt ist. Die Krankenbehandlung ist ein komplexer Prozess, man könnte auch sagen, ein Gesamtwerk, an dem viele Beteiligte unterschiedlicher Ausbildung und fachlicher Ausrichtung mitwirken. Sie alle haben zunächst einmal ein durch ihre Ausbildung und ihr Berufsbild umrissenes eigenständiges Aufgabengebiet. Das sie alle umschließende Band ist aber die Zuständigkeit des Arztes für die Planung, Durchführung und Kontrolle der Behandlung. Das bezieht auch die Grundpflege ein.

Komplexer Prozess

Natürlich wird der Arzt diese im Allgemeinen – aus Gründen der Fachlichkeit und der Arbeitsökonomie – dem Pflegepersonal überlassen, aber es können im Rahmen der Hygiene, der Krankenbeobachtung oder der Dekubitus-Prophylaxe durchaus auch gezielte Anweisungen des Arztes notwendig werden. Der Realität im Krankenhaus wird m. E. nur ein System überlappender Zuständigkeiten gerecht. Das soll heißen, dass dem Pflegepersonal in der Grund-, der Funktions- und einfachen Behandlungspflege eine große Eigenständigkeit und Eigenverantwortung eingeräumt ist, in die aber vom Arzt bei gegebenem Anlass aufgrund der ihm eingeräumten Gesamtverantwortung eingegriffen werden kann. Es empfiehlt sich, durch Krankenhaussatzung oder interne Richtlinien die primären Aufgabengebiete und die Vorbehaltsrechte näher zu beschreiben.

Überlappende Zuständigkeiten

Wer mehr an Eigenständigkeit für das Pflegepersonal fordert, muss auch die Konsequenzen sehen: es müsste der Patient folgerichtigerweise ausdrücklich auch in die Maßnahmen der Pflege einwilligen; die Pflegekräfte müssten bereit sein, die theoretisch geforderte erweiterte Verantwortung, z. B. bei intravenösen Injektionen, auch praktisch zu übernehmen; und sie müssten sich darüber im Klaren sein, dass die bisher weitgehend beim Arzt bzw. dem Krankenhausträger angesiedelte Haftung sie in weit höherem Maße als bisher direkt träfe.

Mehr Eigenständigkeit – mehr Verantwortung

Man darf gespannt sein, ob und ggf. wie das angekündigte neue Krankenpflegegesetz diesen Konflikt behandeln wird.

3.6 Die Haftung bei einem typischen Schadensfall

Anhand dieser Grundlagen soll nun einmal folgender Fall durchgespielt werden:

> **Fallbeispiel:** Der Stationsarzt gibt der Krankenschwester die Anweisung, eine bestimmte Spritze aufzuziehen. Die Schwester verwechselt aus Unachtsamkeit die Ampulle, ohne dass der Arzt dies erkennen konnte. Der Patient erleidet eine dauerhafte Lähmung eines Beines.

Es stellt sich die Frage, wer von den Beteiligten (Arzt, Krankenschwester, Krankenhausträger) könnte dem Patienten hier haften?
1. Der Arzt scheidet als Haftender von vornherein aus, da ihm kein Fehler bzw. kein schuldhaftes Verhalten zur Last fällt.
2. Es kommt die Krankenschwester in Betracht.
   Eine Haftung aus einem Vertrag scheidet aus, weil kein Vertrag zwischen dem Patienten und der Krankenschwester, sondern nur ein solcher zwischen dem Patienten und dem Krankenhaus besteht.
   Es könnte eine deliktische Haftung nach § 823 BGB gegeben sein. Der Tatbestand einer Gesundheitsbeschädigung liegt vor. Die Handlung ist auch rechtswidrig, da der Krankenhausträger durch alle seine Mitarbeiter eine

fehlerfreie Leistung schuldet und Rechtfertigungsgründe für ein abweichendes Verhalten nicht bestehen. Schließlich hat die Schwester auch schuldhaft gehandelt, denn sie hätte bei besserer Konzentration den Fehler vermeiden können und müssen.
Die Schwester haftet also dem Patienten auf Schadensersatz einschließlich von Schmerzensgeld.

3. Der Krankenhausträger ist – wie oben ausgeführt – Vertragspartner des Patienten bzw. seiner Krankenkasse. Er haftet im Rahmen des § 278 BGB für seine Mitarbeiter im Rahmen des Vertragsverhältnisses unter dem Gesichtspunkt ihrer Eigenschaft als „Erfüllungsgehilfen". Dies würde im Übrigen auch bei einem Fehlverhalten des angestellten Arztes gelten. Da die Krankenschwester schuldhaft gehandelt hat, haftet der Krankenhausträger für ihr Fehlverhalten wie für ein eigenes Verschulden.

Daneben könnte der Krankenhausträger gemäß §§ 831, 823 BGB auch deliktisch für die Krankenschwester haften, falls er bei ihrer Auswahl oder Überwachung nicht ordnungsgemäß gehandelt hat. Insoweit kann er allerdings versuchen, den Entlastungsbeweis anzutreten, nämlich dass er sie tatsächlich sorgfältig ausgewählt, angeleitet und überwacht hat.

Gesamtschuldverhältnis

Da im vorliegenden Fall sowohl die Krankenschwester wie auch den Krankenhausträger eine Haftung trifft, haften beide gesamtschuldnerisch. Das heißt, beide haften in voller Höhe für den entstandenen Schaden (z. B. verlängerter Krankenhausaufenthalt, zusätzliche Behandlungen, Rehabilitation, Berufsunfähigkeit usw.). Der Geschädigte hat die Wahl, an wen er sich halten will. Zwischen den beiden Beteiligten erfolgt ein interner Ausgleich je nach ihrem Anteil an der Schadensentstehung.

3.7 Die Verkehrssicherungspflicht – wer muss was beweisen?

Sicherheit im Krankenhausbereich

Zur Haftung aus Delikt gehört auch die **Verkehrssicherungspflicht**. Sie spielt auch im Krankenhausbereich eine große praktische Rolle. Sie bedeutet, dass, wer ein Krankenhaus eröffnet und es dem allgemeinen Verkehr (Publikum) zugänglich macht, dafür zu sorgen hat, dass Patienten und Besucher nicht zu Schaden kommen. Dies betrifft u. a. die Beschaffenheit von Wegen und Zugängen, den Krankenhaustransport, sanitäre Einrichtungen und die Sicherheit von medizinischen Geräten und Anlagen.

> **Beispiel:** Eine Schwangere kommt zur Entbindung. Im Kreißsaal ist ein Luftfilter defekt. Die Patientin holt sich eine Staphylokokkeninfektion und erleidet eine Knochenmarksvereiterung mit Dauerschäden.

Im Rahmen der deliktischen Haftung haftet jeder an der Behandlung Beteiligte bei Verschulden persönlich.

Beweislast

Grundsätzlich hat der Geschädigte, also der Patient, die Beweislast für einen Mangel oder einen Behandlungsfehler und dessen Ursächlichkeit für den Schaden. Da er mangels Kenntnis der Interna (z. B. Technik, Krankenunterlagen, Operationsverlauf) diese Ursächlichkeit aber fast nie beweisen könnte, hat er zunächst einen Anspruch auf Einsicht in die ihn betreffenden Krankenunterlagen. Er hat ferner das Recht, auf seine Kosten Kopien zu fertigen. Ferner kommen dem Geschädigten die Beweiserleichterungen nach dem sog. **Anscheinsbeweis** zugute, wenn nach der Lebenserfahrung eine eingetretene Schädigung typischerweise auf einen bestimmten Behandlungsfehler hindeutet.

Einsicht in Krankenunterlagen

> **Beispiel:** Ein Jugendlicher wird in das Zimmer eines tuberkulosekranken Patienten gelegt und erkrankt selbst an Tuberkulose.

Eine Verschuldensvermutung zu Lasten des Personals bzw. des Krankenhausträgers greift Platz, wenn die Schädigung auf Fehler im Bereich der sog. **„voll beherrschbaren Risiken"**, also insbesondere Apparateversagen und grundlegende Ablauffehler bei Lagerung und Transport des Patienten zurückgeht.

Verschuldensvermutung

> **Beispiel:** Patient kommt zu Fall und bricht sich ein Bein, als er von einer Krankenschwester vom Nachtstuhl auf die Bettkante gehoben wird.

Bereits auf der Ebene der Kausalität werden Beweiserleichterungen für den Patienten eingeräumt, wenn es sich um sog. **„grobe Behandlungsfehler"** handelt, also Verstöße gegen ganz elementare medizinische oder pflegerische Regeln.

Beweiserleichterungen

> **Beispiel:** Verabreichung einer Spritze ohne vorangegangene Desinfektion der Einstichstelle.

In der vertikalen Arbeitsteilung Arzt-Pflegekraft muss bei nachgewiesenen Fehlern der Pflegekraft der Krankenhausträger beweisen, dass hierfür kein Organisations-, Auswahl- oder Überwachungsfehler ursächlich war (Entlastungsbeweis nach § 831 BGB).

3.8 Typische Haftungssituationen des Pflegepersonals

3.8.1 Grundpflege

Die Grundpflege ist im Allgemeinen unproblematisch, zumindest führen Fehler selten zu schweren Schäden. Ein besonderes Problem ist die **Dekubitus-Prophylaxe**, deren Unterlassung auch eine Reihe von höchstrichterlichen Entscheidungen zur Folge gehabt hat.
Sie gehört grundsätzlich zur Grundpflege, also in den pflegerischen Bereich. Etwas anderes kann nur gelten, wenn im Einzelfall für Diagnose oder Therapie ein besonderes ärztliches Fachwissen oder besonders intensive Vorkehrungen (z. B. bei gelähmten Patienten) erforderlich sind. Daher braucht die normale Dekubitus-Prophylaxe auch nicht in das Krankenblatt, wohl aber in eine Pflegedokumentation aufgenommen zu werden.
Die Rechtsprechung geht heute – gestützt auf medizinische Erkenntnisse – davon aus, dass ein Dekubitus in jedem Falle, auch bei schwerstkranken Patienten, zu vermeiden ist.
Ein weiteres Beispiel versteckter Gefahren bei der Grundpflege ist der vom Bundesgerichtshof am 25.06.1991 entschiedene Fall:

Dekubitus-Prophylaxe

> **Realer Fall:** Die Patientin war mit dem Duschstuhl zum Duschen gefahren worden. Anschließend wurde sie in den Ankleideraum in die Nähe einer Bank gefahren, auf der ein Handtuch lag. Bei dem Versuch nach dem Handtuch zu greifen, stürzte sie aus dem instabilen Duschstuhl und zog sich Rückenwirbelfrakturen, Prellungen und Blutergüsse zu.

Der Bundesgerichtshof hat hier ein eindeutiges Verschulden des Pflegepersonals mit den Worten angenommen, in einer Klinik müsse „ein Sturz des Patienten bei seinem Transport ausgeschlossen werden". Diese Pflicht obliege als Teil des Behandlungsvertrages auch dem Pflegepersonal.

Gefahrenvermeidung Noch weitergehend hat das OLG Köln in einer Entscheidung am 21. 6. 1989 formuliert: „Die Behandlungsseite hat die Durchführung von Diagnostik und Therapie so zu organisieren, dass jede vermeidbare Gefährdung der Patienten ausgeschlossen ist".

3.8.2 Krankenbeobachtung

Komplikationen Die Krankenbeobachtung ist wegen des im Vergleich zum Arzt intensiveren Kontaktes zum Patienten eine wichtige Aufgabe des Pflegepersonals. Es gilt der Grundsatz, dass bei Komplikationen der Arzt hinzugerufen werden muss. Allerdings hat die Rechtsprechung erfahrenen Pflegekräften, insbesondere Stationsleitern mit längerer Berufserfahrung, eine gewisse Selbstständigkeit in der Beurteilung des Befindens von Patienten eingeräumt.

> **Beispiel:** Bei einer Patientin wurden am 4. Tag nach einer Meniskusoperation ein Temperaturanstieg und starke Schmerzen festgestellt. Die Stationsschwester maß diesem Umstand keine besondere Bedeutung bei und verständigte keinen Arzt. Es kam zu einer Infektion, in deren weiterem Verlauf das Kniegelenk steif wurde.

Berufserfahrung In diesem – bereits längere Zeit zurückliegenden – Fall hat das OLG Düsseldorf eine problematische Entscheidung gefällt, nämlich, dass die Stationsschwester aufgrund ihrer Berufserfahrung nicht bei jedem ungewöhnlichen Ereignis verpflichtet gewesen sei, den Arzt zu rufen. Eine solche Entscheidung dürfte sich heute kaum noch einmal wiederholen.

> **Weiteres Beispiel:** Eine Schülerin wurde nach einem Verkehrsunfall mit einer Platzwunde zur Beobachtung in das Krankenhaus eingeliefert. Es wurden keine Eintragungen im Nachtbuch vorgenommen und es erfolgte auch keine mündliche Übergabe an die Nachtschwester. In der Nacht kam es zum Erbrechen. Der Stationsarzt sollte gerufen werden.
> Dies wurde aber im Drange der Geschäfte vergessen. Stattdessen wurde der Patientin ein Beruhigungsmittel gespritzt. Hierauf nahm die Pulsfrequenz ab, was von der Krankenschwester als Zeichen der Besserung angesehen wurde. Die Patientin verstarb noch in der Nacht.

Fahrlässigkeit Die Krankenschwester ist wegen fahrlässiger Tötung bestraft worden. Ihre Fahrlässigkeit liegt darin, dass sie beim Eintreten des Erbrechens keinen Arzt herbeigerufen hat, dass sie mit der Abgabe des Beruhigungsmittels die falsche Therapie und im Zusammenhang mit dem zurückgehenden Puls die falsche – und zudem ihr nicht zustehende – Diagnose gestellt hat.

Die in dem vorliegenden Fall geltend gemachte Überlastung führt grundsätzlich nicht zu einer Straffreiheit, allenfalls zu einer Reduzierung im Strafmaß. Wenn bei einer gebotenen Benachrichtigung des zuständigen Arztes dieser versucht, die Krankenschwester abzuwimmeln, so muss diese bei einer vorhandenen Gefahrenlage solange hartnäckig bleiben, bis der Arzt seiner Pflicht nachkommt.

3.8.3 Verantwortlichkeit des Pflegepersonals bei der Ausführung ärztlicher Tätigkeiten

Typische Fälle eigentlich ärztlicher Tätigkeiten, die aber auch vom Pflegepersonal durchgeführt werden, sind Injektionen, Infusionen und Blutentnahmen. Die Rechtslage ist im Einzelnen sehr streitig. Es gibt zu dem Fragenkomplex keine gesetzlichen Regelungen oder allgemein gültige höchstrichterliche Rechtsprechung. Auch die gelegentlich versuchten Rückgriffe auf das Heilpraktikergesetz, die Bundesärzteordnung oder das Krankenpflegegesetz liefern keine brauchbaren Abgrenzungen.

Injektionen, Infusionen, Blutentnahmen

Klar ist, dass die Feststellung des krankhaften Befundes (Diagnose) den Ärzten vorbehalten ist. Die beteiligten nicht ärztlichen Mitarbeiter (Krankenschwester/-pfleger, MTA) haben hierbei nur technische Hilfsfunktionen. Dies gilt grundsätzlich auch für die Therapie. Jedoch wird insoweit in erheblichem Maße und zulässigerweise Hilfspersonal eingesetzt. Der zulässige Umfang des Einsatzes von Hilfspersonal hängt von zwei Kriterien ab:

Einsatz von Hilfspersonal

1. Der Arzt muss Herr der Behandlung bleiben. Krankenschwestern/-pfleger sind nicht befugt, ohne ärztliche Anweisung Therapieversuche vorzunehmen. (Zulässig bleibt z. B. das Verabreichen von Schlafmitteln während der Nachtwache).
2. Eine Gefährdung des Patienten muss ausgeschlossen sein.

Diese Grundsätze auf Injektionen angewandt bedeutet, dass eine Delegation grundsätzlich möglich ist, die Verantwortung für die Maßnahme und deren Durchführung jedoch beim Arzt bleibt. Die Bundesärztekammer hat diese Grundsätze bereits in einer Stellungnahme vom 16. 02. 1974 wie folgt formuliert:

„Injektionen, Infusionen und Blutentnahme sind Eingriffe, die zum Verantwortungsbereich des Arztes gehören. Der Arzt kann mit der Durchführung dieser von ihm angeordneten Maßnahmen sein medizinisches Assistenzpersonal beauftragen, soweit nicht die Art des Eingriffes sein persönliches Handeln erfordert.

Ärztlicher Verantwortungsbereich

Da Injektionen, Infusionen und Blutentnahmen nicht zu dem üblichen Aufgabenbereich des ausgebildeten Assistenzpersonals gehören, bleibt der Arzt in jedem Fall für die Anordnung und ordnungsgemäße Durchführung der Eingriffe sowie für die Auswahl und Überwachung der Hilfskraft verantwortlich. Der Arzt darf daher die Durchführung nur solchen Hilfskräften übertragen, die in der Punktions- und Injektionstechnik besonders ausgebildet sind und von deren Können und Erfahrungen er sich selbst überzeugt hat.

Die Durchführung von Injektionen, Infusionen und Blutentnahmen außerhalb des ärztlichen Verantwortungsbereiches ist nur in Notfällen vertretbar, in denen ein Arzt nicht erreichbar ist".

Notfälle

Da die Injektionstechnik nur begrenzt zum Ausbildungsprogramm der Krankenpflege gehört (ausgenommen Intensivpflege), muss der Arzt sich im Einzelfall von der Qualifikation der Pflegekraft überzeugen.

Unter dieser Voraussetzung wird allgemein die Delegation von subkutanen oder intramuskulären Injektionen für zulässig gehalten. Dagegen wird weitgehend für unzulässig gehalten die Übertragung von Transfusionen oder Punktionen auf Pflegekräfte.

Transfusionen/ Punktionen

Ein unklares Meinungsbild, eine „Grauzone", ergibt sich bei der Verabreichung von intravenösen Spritzen, Infusionen und bei Blutentnahmen. Während die Deutsche Krankenhausgesellschaft in ihrer Stellungnahme vom 11.3.1980 eine Übertragung im Einzelfall für zulässig hält, lehnen die Arbeitsgemeinschaft Deutscher Schwesternverbände und der Deutsche Berufsver-

„Grauzonen"

band für Krankenpflege in ihrer gemeinsamen Erklärung vom April 1989 die Übertragbarkeit bei intravenösen Injektionen und Infusionen grundsätzlich ab. Blutentnahmen gehören danach ebenfalls zum Aufgabenbereich des Arztes, können aber im Falle der Entnahme von Kapillar- bzw. Venenblut unter bestimmten Voraussetzungen delegiert werden.

Es gibt Stimmen in der Literatur, die jedenfalls die venöse Blutentnahme für delegierbar halten, im Übrigen auf die Art des gespritzten Medikamentes abstellen. Eine derart differenzierende Lösung ist jedoch nicht praxisgerecht, so dass man es bei dem Grundsatz bewenden lassen sollte, dass sich die Delegierbarkeit auch insoweit nach der objektiven Gefährlichkeit des Eingriffs und der subjektiven Befähigung der Krankenschwester richtet.

Ablehnungsrecht

In diesem Zusammenhang ist darauf hinzuweisen, dass die Krankenschwester sowohl beim Vorliegen besonderer erschwerender Umstände (Lage der Venen, Unruhe des Patienten) wie auch dann ein Ablehnungsrecht hat, wenn sie sich dem Eingriff im konkreten Fall nicht gewachsen fühlt. Sie setzt sich nämlich bei einem nicht sachgerechten Eingriff der Gefahr der strafrechtlichen Haftung aus, weil „auch derjenige schuldhaft handeln kann, der eine Tätigkeit vornimmt, obwohl er weiß oder erkennen kann, dass ihm die dafür erforderlichen Kenntnisse fehlen ..." (BGH, U. v. 19. 11. 1997). Die Pflegekraft sollte sich in solchen Fällen auf den Grundsatz des § 8 Abs. 2 Satz 3 BAT berufen, wonach der Angestellte Anordnungen, „deren Ausführung – ihm erkennbar – den Strafgesetzen zuwiderlaufen würden, nicht zu befolgen" hat.

Voraussetzungen

Zusammenfassend können folgende 5 Voraussetzungen für die Übertragung ärztlicher Tätigkeiten auf Krankenpflegepersonal benannt werden:
1. Einwilligung des Patienten in die Maßnahme und deren Übertragung,
2. ärztliche Anordnung,
3. keine besondere Gefahrenlage, die ärztliches Handeln erforderte,
4. Qualifikation der Pflegekraft,
5. Einverständnis der Pflegekraft.

3.9 Die Rückgriffshaftung des Pflegepersonals

Schadensersatzleistungen

Eine Rückgriffshaftung von Pflegepersonal, d. h. das finanzielle Einstehen für Schadensersatzleistungen, kommt in Betracht
- gegenüber dem Krankenhausträger,
- gegenüber anderen Leistungsträgern.

Eine Rückgriffshaftung **gegenüber dem Krankenhausträger** kann eintreten,
1. wenn ein Schaden durch eine Pflegekraft verursacht worden ist, dieser zunächst aber von dem Krankenhausträger reguliert wurde,
2. wenn eine Pflegekraft und der Krankenhausträger für den Schaden gemeinsam verantwortlich sind (Gesamtschuldverhältnis), der Träger von dem Geschädigten aber allein in Anspruch genommen wurde und nun gegenüber dem anderen Mitschädiger je nach Verschuldensanteil einen Ausgleichsanspruch hat.

Maß des Verschuldens

Für beide Fallgestaltungen gilt, dass es auf das Maß des Verschuldens ankommt: Bei Vorsatz und grober Fahrlässigkeit ist ein Rückgriff ohne weiteres möglich, Bei leichter Fahrlässigkeit nicht. Auf den Abschluss einer (privaten) Haftpflichtversicherung kommt es hierbei nicht an.

In der Praxis wird bei solchen Fällen arbeitgeberseitig i. d. R. nicht von der Rückgriffsmöglichkeit Gebrauch gemacht, sondern es werden arbeitsrechtliche Folgen gezogen.

Gegenüber Leistungsträgern, z. B. Einrichtungen der Sozial- und Privatversicherung, können Ersatzverpflichtungen bestehen, wenn diese Leistungen gegenüber dem Geschädigten erbracht haben. Sie können dann ihre Aufwendungen vom Schadensverursacher zurückfordern und tun dies auch. Es empfiehlt sich daher der Abschluss einer privaten (Berufshaftpflicht-)Versicherung. Im öffentlichen Dienst gibt es Versicherungen der Krankenhausträger, die auch die Haftpflichtversicherung ihrer Mitarbeiter einschließen.

Ersatzverpflichtungen

3.10 Die Amtshaftung und das Unterbringungsrecht nach Psych KG

Normalerweise regeln sich alle im medizinischen Bereich auftretenden Haftungsfragen – vom Strafrecht einmal abgesehen – nach den dargestellten Regeln des Zivilrechts (Vertrags- oder Deliktsrecht). Voraussetzung dafür ist, dass sich die Behandlung des Patienten auf privatrechtlicher Basis (freiwillig oder z. B. aufgrund von Entscheidungen eines Betreuers) vollzieht. Anders ist die Rechtslage, wenn der Patient zwangsbehandelt wird, z. B. bei einer Einweisung in eine geschlossene Anstalt. Hier gelten die Grundsätze der Amtshaftung nach § 839 BGB/Artikel 34 GG. Dies bedeutet, dass bei einem Schadensfall grundsätzlich anstelle des Bediensteten die Körperschaft haftet, in dessen Dienst er steht, wobei allerdings bei Vorsatz und grober Fahrlässigkeit der Rückgriff vorbehalten ist.

Zwangsbehandlung

Inhaltlich geht es um Maßnahmen nach den Unterbringungsgesetzen der Länder, erläutert am Beispiel des nordrhein-westfälischen Gesetzes über Hilfen und Schutzmaßnahmen bei psychischen Krankheiten (Psych KG) vom 17. 12. 1999 (GVBl. S. 662). Das Gesetz behandelt Hilfen, Schutzmaßnahmen und die Unterbringung von Personen, die an einer

Unterbringungsgesetze der Länder

- Psychose oder anderen behandlungsbedürftigen psychischen Störungen und
- vergleichbar schweren Abhängigkeitserkrankungen

leiden, und dadurch sich oder bedeutende Rechtsgüter anderer erheblich gefährden.
Für die Hilfen sind zuständig die kreisfreien Städte und Landkreise mit ihren Gesundheitsämtern. Diese können die Betroffenen zu Untersuchungen auffordern, Hausbesuche durchführen und als letzte Maßnahme die Betroffenen durch die örtliche Ordnungsbehörde vorführen lassen.

Eine Unterbringung liegt vor, wenn eine Person gegen ihren Willen oder im Zustand der Willenlosigkeit in ein psychiatrisches Krankenhaus, die psychiatrische Abteilung eines Allgemeinkrankenhauses oder eine Hochschulklinik eingewiesen wird und dort verbleibt. Bei Minderjährigen oder Betreuten ist der Wille der Eltern oder des Betreuers maßgebend.

Unterbringung

Es ist eine psychische Störung oder Sucht mit Krankheitswert erforderlich. Die Gefährdung bezieht sich auf Leben oder Gesundheit anderer, aber auch auf schwerwiegende Schäden an Sachgütern.
Die Unterbringung ist nur zulässig, wenn bei Bestehen der genannten Voraussetzungen die Gefahr nicht anders abgewendet werden kann. Sie ist insbesondere auch dann zulässig, wenn sich die Gefährdung gegen die eigene Person richtet, also wenn die Gefahr eines Selbstmordes oder erheblichen gesundheitlichen Schadens besteht.

Gefährdung

Die Unterbringung wird auf Antrag der örtlichen Ordnungsbehörde vom Amtsgericht – Vormundschaftsgericht – angeordnet, wobei ein ärztliches Zeugnis, in der Regel eines Facharztes für Psychiatrie, beigefügt werden muss.

Richterliche Anordnung

Das entscheidende Gericht muss sich einen persönlichen Eindruck von dem Betroffenen verschaffen, ihn also anhören. In Eilfällen ist die „sofortige" Unterbringung bis zum Ablauf des Folgetages ohne gerichtliche Mitwirkung zulässig, wenn zumindest ein ärztliches Attest vorliegt, das nicht älter als vom Vortage sein darf. Die Beteiligung des Gerichts wird dann im regulären Antragsverfahren nachgeholt. Die Unterbringung wird in regelmäßigen Abständen von 1 bis 2 Jahren überprüft. 75 % aller Zwangsunterbringungen werden aber bis zur dritten Woche schon wieder aufgehoben.

Überprüfung

Während der Unterbringung wird aufgrund eines individuellen Behandlungsplans die medizinisch gebotene Heilbehandlung sowohl der sog. „Anlasskrankheit" wie auch sonstiger Erkrankungen vorgenommen. Die Behandlung setzt grundsätzlich die Einwilligung des Betroffenen voraus. Ist der Kranke einwilligungsunfähig, so ist je nach Sachlage die Einwilligung der Eltern, eines Bevollmächtigten oder des Betreuers erforderlich. Eine Zwangsbehandlung ist nur bei Lebensgefahr oder erheblicher Gefahr für die eigene oder die Gesundheit anderer Personen zulässig.

Medizinische Behandlung

Da die Unterbringung ein einseitiger hoheitlicher Akt des Staates ist, gehört sie dem öffentlichen und nicht dem Privatrecht an. Bei schuldhaftem und rechtswidrigem Verhalten kann – wie oben dargelegt – ein Amtshaftungsanspruch entstehen.

Öffentliches Recht

3.11 Der Ersatz von Eigenschäden

Im Umgang mit Patienten, aber auch sonst im Krankenhaus kann es vorkommen, dass eine Pflegekraft einen Schaden an ihren eigenen Sachen erleidet.

> **Beispiel:** Als die Krankenschwester Karin M. sich dem im Delirium befindlichen Patienten X nähert, schlägt dieser um sich und trifft die Brille der Schwester, die auf dem Boden zerbricht.

Es stellt sich die Frage, welche Ansprüche Schwester Karin hat.
1. Ansprüche gegen den Patienten?
   Im Verhältnis zwischen Patienten und Pflegepersonal besteht grundsätzlich eine Schadensverantwortlichkeit gemäß § 823 BGB. Im vorliegenden Fall greift allerdings § 827 BGB: Der Patient war nämlich in einem die freie Willensbestimmung ausschließenden Zustand krankhafter Störung der Geistestätigkeit. Er ist daher für den entstandenen Schaden nicht verantwortlich und hat keinen Schadensersatz zu leisten.
2. Ansprüche gegen den Arbeitgeber?
   Der Arbeitgeber hat für **Sachschäden** seines Arbeitnehmers, die dieser bei der Arbeit erleidet, grundsätzlich nur im Falle eigenen Verschuldens einzutreten. Im öffentlichen Dienst gilt die Regelung des § 91 Landesbeamtengesetz NW, wonach im Dienst erlittene Sachschäden ersetzt werden „können". Hierauf bauen Haftpflichtversicherungen für den öffentlichen Dienst auf, indem sie als Billigkeitsleistungen Sachschäden der Arbeitnehmer in begrenzter Höhe ersetzen.

Arbeitsunfall

Für **Personenschäden** gelten andere Grundsätze. So tritt bei einem echten Arbeitsunfall mit Körperschaden ebenso wie bei einer Berufskrankheit die Unfall-Berufsgenossenschaft des Arbeitgebers ein, wodurch direkte Ansprüche gegen diesen kraft Gesetzes ausgeschlossen werden. Das gleiche gilt für Personenschäden, die von Arbeitskollegen fahrlässig herbeigeführt worden sind (§§ 104, 105 SGB VII).

4 Arbeitsrecht

4.1 Rechtsquellen, Arbeitnehmerbegriff, Leitgedanken

Arbeitsrecht ist das Sonderrecht der Arbeitnehmer. Natürlich unterliegen Arbeitnehmer wie alle Bürger den allgemeinen Rechtsregeln, z. B. des Miet- und Kaufrechts. Beim Arbeitsrecht handelt es sich allerdings um Rechtsnormen, die sich speziell mit der in abhängiger Tätigkeit geleisteten Arbeit, also mit der Berufswelt der Arbeitnehmer, befassen. *(Sonderrecht der Arbeitnehmer)*

Es gibt in der Bundesrepublik kein kodifiziertes Arbeitsgesetzbuch wie es das in der früheren DDR zum Beispiel gab. Das Arbeitsrecht ist durch die notwendige Anpassung an die Veränderungen der wirtschaftlichen und gesellschaftlichen Verhältnisse in einer ständigen Weiterentwicklung. So ist z. B. das Recht der Leiharbeitsverhältnisse (Arbeitnehmerüberlassung) ein verhältnismäßig neues eigenständiges Rechtsgebiet. *(Kein Arbeitsgesetzbuch)*

Da es kein zusammengefasstes Arbeitsgesetzbuch gibt, die Rechtsgrundlagen vielmehr auf viele einzelne Gesetze und Rechtsnormen verteilt sind, hat die Rechtsprechung eine besondere Bedeutung. So ist z. B. das Arbeitskampfrecht (Streik/Aussperrung) ausschließlich durch die Rechtsprechung, insbesondere des Bundesarbeitsgerichts und des Bundesverfassungsgerichts, geprägt worden. *(Rolle der Rechtsprechung)*

Aus dem Grundgesetz sind folgende Rechtsnormen für das Arbeitsrecht von besonderer Bedeutung:

Artikel 12 Abs. 1: Das Grundrecht der Berufsfreiheit, insbesondere der Berufswahlfreiheit, was allerdings die Festsetzung von Zugangsvoraussetzungen, z. B. bezüglich von Alter und Schulbildung für den Zugang zu Lehranstalten für Krankenpflege nicht ausschließt. *(Freiheit der Berufswahl)*

Das Grundrecht des **Artikel 9 Abs. 3 GG** (Koalitionsfreiheit), das die Freiheit des Zusammenschlusses zu Gewerkschaften und Arbeitgeberverbänden, aber auch das Recht, diesen fernzubleiben, verbürgt. *(Gewerkschaften)*

Von zunehmend größerer Bedeutung ist **Artikel 3 GG**, der die Gleichberechtigung nach Rasse, Geschlecht usw. verbürgt. Aus ihm wird heute der Anspruch abgeleitet, dass Frauen entsprechend ihrem Anteil an der Gesamtbevölkerung auf allen beruflichen Ebenen gleichberechtigt vertreten sein sollen. Um dies voranzubringen, gibt es Frauenförderungsgesetze auf Länderebene und Frauenförderungspläne in den öffentlichen Verwaltungen. In Nordrhein-Westfalen ist vorgeschrieben, dass in Kreisen und Gemeinden über 10.000 Einwohnern hauptamtlich tätige Gleichstellungsbeauftragte eingestellt werden. *(Gleichberechtigung)*

Das Arbeitsrecht hat sich historisch aus den Regelungen des Dienstvertrages (§ 611 ff. BGB) entwickelt. Sie sind auch heute noch eine wichtige Grundlage für die arbeitsgerichtliche Rechtsprechung. An sonstigen wichtigen Bundesgesetzen sind zu nennen das Kündigungsschutzgesetz, das Mutterschutzgesetz, das Bundesurlaubsgesetz, das Arbeitsgerichtsgesetz und das Arbeitszeitgesetz. *(Bundesgesetze)*

Im Arbeitsrecht spielen eine große Rolle die sog. autonomen Rechtsquellen. Das sind Tarifverträge, wie der Bundes-Angestelltentarifvertrag (BAT) und Betriebsvereinbarungen. *(Tarifverträge)*

Von zunehmend größerer Bedeutung sind EU-rechtliche Vorschriften, meistens Richtlinien, die in nationales Recht umgesetzt werden müssen. Schwerpunkte in der jüngeren Zeit waren u. a. Regelungen zur Gleichstellung der Geschlechter und zum technischen und gesundheitlichen Arbeitsschutz, z. B. Sicherheitsnormen zum Schutz der Gesundheit von Arbeitnehmern und der Bevölkerung vor ionisierenden Strahlen (1996). *(EU-Recht)*

Teil III: Rechtskunde

Arbeitnehmerstatus

Das Arbeitsrecht knüpft an den Arbeitnehmerstatus an. Arbeitnehmer ist, wer aufgrund eines privatrechtlichen Vertrages (Arbeitsvertrag) einem anderen gegenüber zur Arbeit verpflichtet ist. Bei manchen Pflegekräften kann die **Arbeitnehmereigenschaft** zweifelhaft sein.

Freie Schwestern und Pfleger bei privaten und frei gemeinnützigen Trägern sind Arbeitnehmer. Auch im öffentlichen Dienst, wenn Träger des Krankenhauses ein Kreis oder eine Gemeinde ist, gilt das Arbeitsrecht, abgesehen von den wenigen Fällen, wo Beamte tätig werden. Hier sind allerdings die Sonderregelungen des BAT mit der Anlage SR 2 a zu beachten.

Anders ist die Situation zu beurteilen, wenn DRK-Schwestern, Ordensschwestern oder Diakonissen in einem von ihrer Organisation selbst betriebenen Haus arbeiten. Dann handelt es sich nach der Rechtsprechung nicht um einen Arbeitsvertrag.

Gestellungsverträge

Bei Gestellungsverträgen zwischen einer Schwesternschaft und einem Krankenhausträger kommt es darauf an, ob die Schwestern eigene Arbeitsverträge mit dem Träger schließen – dann Arbeitsverhältnis – oder nicht. Im Regelfall liegt mangels eines solchen eigenen Arbeitsvertrages kein Arbeitsverhältnis vor. Allerdings können auch diese Schwestern Beschäftigte im personalvertretungsrechtlichen Sinne sein, deren Einstellung dann mitbestimmungspflichtig ist.

Das moderne Arbeitsrecht verfolgt **drei Leitgedanken:**
1. den Schutz des Arbeitnehmers, der in Regelungen wie dem Mutterschutzgesetz und dem Jugendarbeitsschutzgesetz zum Ausdruck kommt;
2. die Gewährleistung und den Ausbau der Tarifautonomie, was besagt, dass die Tarifpartner (Gewerkschaften und Arbeitgeber) die Bedingungen für Beschäftigung und Entlohnung eigenständig, also ohne staatlichen Einfluss, bestimmen können;
3. die Entwicklung eines zeitgemäßen Betriebsverfassungsrechts und Mitbestimmungsrechts, also Formen zur Beteiligung der Arbeitnehmer an den betrieblichen Entscheidungsprozessen.

4.2 Die Anbahnung und Begründung eines Arbeitsverhältnisses

Arbeitsplatzangebot

Unterlagen

Wenn der Interessent über das Arbeitsamt, die Tageszeitung, eine Fachzeitschrift oder das Internet ein Arbeitsplatzangebot gefunden hat, so folgt als nächster Schritt in der Regel die schriftliche Bewerbung. Dabei sind Lebenslauf, Zeugnisse und Unterlagen beizufügen, wobei die erforderlichen Kopien auf eigene Kosten gefertigt werden müssen. Es besteht ein Anspruch auf Rückgabe dieser Unterlagen.

Wenn ein handschriftlicher **Lebenslauf** gefordert wird, so bedeutet dies – im Unterschied zu der früheren Rechtsprechung – nicht automatisch das Einverständnis mit einem etwa gewünschten graphologischen Gutachten. Hierfür ist also eine ausdrückliche Einwilligung des Bewerbers erforderlich.

Bewerbungsgespräch

Für den dann möglicherweise folgenden nächsten Schritt, die **persönliche Vorstellung**, besteht unter bestimmten Voraussetzungen ein Anspruch auf Freizeitgewährung gegenüber dem bisherigen Arbeitgeber. Die Voraussetzungen sind, dass es sich bei dem bestehenden Arbeitsverhältnis um eine Dauerbeschäftigung handelt, dass diese bereits gekündigt ist und dass die Bitte um Freizeit rechtzeitig geäußert worden ist. Ein derartiger Freizeitanspruch, auch für eine evtl. erforderlich werdende Einstellungsuntersuchung, kann mehrfach entstehen. Für die ausgefallene Arbeitszeit ist im Regelfall die vereinbarte Vergütung weiter zu bezahlen, wenn Tarifvertrag oder Einzelarbeitsvertrag nichts anderes bestimmen.

Die **Vorstellungskosten** (Fahrt, Übernachtung) muss der neue Arbeitgeber erstatten, wenn er dies nicht ausgeschlossen hat. Dies gilt allerdings nur für Vorstellungen auf Aufforderung hin, nicht wenn der Bewerber von sich aus den Arbeitgeber aufsucht. Für den Erstattungsanspruch spielt es keine Rolle, ob es anschließend zu einer Einstellung kommt oder nicht. *Kosten*
Das Arbeitsamt kann Zuschüsse zu den Bewerbungskosten gewähren.
In der Regel wird sich der künftige Arbeitgeber, zumindest bei herausgehobenen Dienstposten, vorher über den Bewerber erkundigen. Dies darf der neue Arbeitgeber auch, unabhängig davon, dass ihm in der Regel ein Zeugnis über den Bewerber vorliegt. Der Bewerber kann ihm allerdings untersagen, sich an seinen derzeitigen Arbeitgeber zu wenden. Eine Auskunftspflicht des bisherigen Arbeitgebers besteht dagegen grundsätzlich nicht.

Andererseits besteht das Auskunftsrecht des angesprochenen bisherigen Arbeitgebers auch ohne Einverständnis des Arbeitnehmers, falls der Nachfrager an den Auskünften ein berechtigtes Interesse hat, wie dies bei einer Bewerbung immer der Fall ist. Ist der Arbeitnehmer aus dem Arbeitsverhältnis bereits längere Zeit ausgeschieden, dann soll auf das erteilte Zeugnis verwiesen werden. *Auskunftsrecht*

Die **Auskünfte** müssen sorgfältig und wahrheitsgemäß erfolgen. Unter dem Gesichtspunkt der nachwirkenden Fürsorgepflicht kann bei Verstößen gegen diese Pflicht ein Schadensersatzanspruch des Arbeitnehmers entstehen, unter besonderen Voraussetzungen auch ein solcher des anfragenden potenziellen Arbeitgebers. *Schadensersatzanspruch*

Bei dem **Einstellungsgespräch** mit dem Bewerber stellt sich die Frage, welche Auskünfte der künftige Arbeitgeber verlangen darf und welche Folgen eine etwa wahrheitswidrige Beantwortung hat.

Grundsätzlich gilt, dass die Fragen im Zusammenhang mit dem Arbeitsplatz oder der künftigen Arbeit stehen müssen. Ein Ausfragen über die Intimsphäre oder das Sexualverhalten sind nicht statthaft. Der Bewerber muss auf zulässige Fragen wahrheitsgemäß antworten und darf nichts verschweigen. Er kann höchstens die Antwort auf eine bestimmte Frage verweigern; dann wird der potenzielle Arbeitgeber hieraus seine Schlüsse ziehen. *Nur Fragen mit Arbeitsplatzbezug*

Zulässig sind danach Fragen nach dem beruflichen Werdegang, nach der früheren Gehaltshöhe und nach etwaiger Schwerbehinderteneigenschaft. Krankheiten dürfen ebenso wie Vorstrafen nur bedingt erfragt werden, nämlich dann, wenn sie mit der Eignung für den vorgesehenen Arbeitsplatz etwas zu tun haben könnten. *Zulässige Fragen*

Nicht zulässig sind beispielsweise Fragen nach Heiratsabsichten, Religions-[14] oder Parteizugehörigkeit. *Nicht zulässige Fragen*

Eine interessante Entwicklung hat die Beurteilung der Zulässigkeit einer Frage nach bestehender **Schwangerschaft** genommen. *Schwangerschaft*
Nach der früheren Rechtsprechung waren solche Fragen grundsätzlich zulässig, d. h. eine bestehende Schwangerschaft musste angegeben werden.
Nach einer Entscheidung des Bundesarbeitsgerichtes aus dem Jahre 1986 war die Frage nur dann zulässig, wenn sich nur Frauen um den Arbeitsplatz beworben hatten. Diese Rechtsmeinung ließ sich nicht lange aufrechterhalten und ist in Anlehnung an Entscheidungen des Europäischen Gerichtshofs durch die neuere Rechtsprechung des Bundesarbeitsgerichts seit dem Jahre 1992 auch abgelöst worden. Danach ist die Rechtslage heute so, dass die Frage nach einer Schwangerschaft in der Regel unzulässig ist, so dass die wahrheitswidrige Verneinung nicht eine Kündigung wegen arglistiger Täu-

---

14 ausgenommen bei konfessionellen Krankenhäusern

schung rechtfertigt. Dies gilt allerdings nach bisheriger deutscher Rechtsprechung nicht, wo eine bestehende Schwangerschaft wegen der gesundheitlichen Risiken für Mutter und Kind die Eignung für einen bestimmten Arbeitsplatz ausschließt, z. B. bei einer Röntgenassistentin.

Entscheidung des Europäischen Gerichtshofes

Nunmehr ist der Europäische Gerichtshof in einer Entscheidung vom 3. 2. 2000 noch einen Schritt weitergegangen. Er hat mit bindender Wirkung auch für die deutsche Gerichtsbarkeit festgestellt, dass es das europäische Recht verbiete, eine Schwangere (Krankenschwester) deshalb nicht einzustellen, weil sie auf der angestrebten Stelle (chirurgischer OP) aufgrund der Beschäftigungsverbote des Mutterschutzgesetzes nicht von Anfang an eingesetzt werden dürfe.

Es ist abzusehen, dass die Rechtsprechung in Kürze den Stand erreicht haben wird, dass nach der Schwangerschaft im Zusammenhang mit unbefristeten Arbeitsverhältnissen überhaupt nicht mehr gefragt werden darf.

Anfechtbarkeit des Arbeitsvertrages

Soweit nach dem oben Gesagten eine gestellte Frage zulässig ist, führt eine bewusst falsche Beantwortung dazu, dass der Arbeitgeber das Recht hat, den entstandenen Arbeitsvertrag anzufechten, wenn die falsche Antwort für die Einstellung unsächlich war.

Vorvertragliche Pflichten

Wenn auch ein Arbeitsverhältnis erst durch den Abschluss eines Arbeitsvertrages zustande kommt, so bestehen doch auch vorvertraglich schon Rechte und Pflichten aufgrund von Vertragsverhandlungen oder -kontakten. Zum Beispiel bestehen aufseiten des künftigen Arbeitgebers Aufklärungspflichten hinsichtlich der Anforderungen des Arbeitsplatzes und die Unterlassungspflicht, die Veränderungsabsicht des Bewerbers dem bisherigen Arbeitgeber mitzuteilen. Der Bewerber seinerseits ist zur rechtzeitigen Absage verpflichtet, was leider in der Praxis häufig nicht eingehalten wird.

Rechtzeitige Absage

Abbruch der Vertragsverhandlungen

Der Abbruch der Vertragsverhandlungen – durch wen auch immer – ist in der Regel keine zum Schadensersatz führende Pflichtverletzung, es sei denn, dass ein Partner bereits auf das Zustandekommen des Arbeitsvertrages vertrauen durfte, also wenn beispielsweise der Arbeitgeber gesagt hat: „Sie können bei uns jederzeit anfangen, wenn Sie aus Ihrem alten Vertrag herauskommen".

4.3 Das Zustandekommen und der Inhalt des Arbeitsvertrages

Privatrechtlicher Vertrag

Der Arbeitsvertrag ist ein privatrechtlicher Vertrag zwischen zwei gleichberechtigten Personen wie der Kaufvertrag oder der Mietvertrag. Auf der Seite des Arbeitgebers kann eine juristische Person des öffentlichen Rechts (Körperschaft, Anstalt, Stiftung) oder des Privatrechts (GmbH) beteiligt sein.

Es besteht **Vertragsfreiheit**, d. h. die Beteiligten können frei entscheiden, ob und mit wem sie einen Arbeitsvertrag schließen. Dabei sind gesetzliche Beschäftigungsverbote, z. B. nach Jugendarbeitsschutzvorschriften, zu beachten. Außerdem darf der Arbeitgeber einen Arbeitnehmer bei der Begründung eines Arbeitsverhältnisses, aber auch beim beruflichen Aufstieg, nicht wegen seines Geschlechts benachteiligen (§ 611a BGB).

Austauschvertrag

Der Arbeitsvertrag ist ein gegenseitiger Austauschvertrag, d. h. der Arbeitsvertrag kommt, wie alle gegenseitigen Verträge, durch übereinstimmende Willenserklärungen, man könnte auch sagen, durch Angebot und Annahme zustande.

Der Abschluss eines Arbeitsvertrages ist grundsätzlich formfrei, also mündlich, schriftlich oder sogar durch konkludentes Verhalten (z. B. Handschlag) möglich.

Vielfach ist Schriftform vorgeschrieben, so z. B. in § 4 BAT. Aber auch dort ist die Schriftform keine Wirksamkeitserfordernis, was bedeutet, dass auch ohne Schriftform ein Arbeitsvertrag wirksam zustande kommen kann. Dies gilt allerdings nicht für die Nebenabreden. *(Mündlicher Arbeitsvertrag)*

Ungeachtet dieser Formvorschriften werden Arbeitsverträge aus Gründen der Dokumentation und Beweissicherung im Allgemeinen schriftlich abgeschlossen.

Die Inhalte eines Arbeitsverhältnisses sind grundsätzlich frei vereinbar, allerdings sind die gesetzlichen und tarifvertraglichen Vorschriften zu beachten. So können z. B. in einem Vertrag die Mindesturlaubsregelungen des Bundesurlaubsgesetzes oder zwingende Arbeitszeitregelungen nicht unterschritten werden. Viele gesetzliche Regelungen sind allerdings „dispositiv", sie können also im Einverständnis der Beteiligten abgewandelt werden. *(Inhalte)*

Schließlich ist auch die betriebliche Übung ein Faktor, der auf den Inhalt des Arbeitsverhältnisses Einfluss nehmen kann. Wenn beispielsweise betriebsüblicherweise Sonderurlaub für das örtliche Kirmesfest oder verbilligter Kantineneinkauf gewährt wird, so wird diese Vergünstigung auch ohne ausdrückliche Abrede Bestandteil des neu geschlossenen Arbeitsvertrages. *(Betriebliche Übung)*

Eine besonders wichtige Rolle spielt das sog. **Direktionsrecht** des Arbeitgebers. Der Arbeitsvertrag legt im Allgemeinen die Arbeitsverpflichtung nur in großen Zügen und meist auch noch durch Bezugnahme auf einen Tarifvertrag fest. Die Konkretisierung der Arbeitspflicht ist dann Sache des Arbeitgebers im Rahmen seines Direktionsrechts. Er bestimmt im Rahmen des Arbeitsvertrages Art, Ort und Zeit der Arbeitsleistung. Grenzen sind ihm gesetzt durch das herkömmliche Berufsbild (kein Einsatz einer Krankenschwester als Küchenhilfe), durch die Eingruppierung (☞ S. 131 f.) und das Betriebsverfassungs- bzw. Personalvertretungsrecht. *(Direktionsrecht)*

Zunehmend häufiger werden anstelle von oder ergänzend zu den einseitigen Vorgaben des Arbeitgebers auch **Zielvereinbarungen** mit den Arbeitnehmern geschlossen. Dies gilt vor allem für Führungskräfte. Die Ziele können messbare Größen wie Umsatz, aber auch Qualitätsstandards oder Sozialverhalten beinhalten und sind daher grundsätzlich auch in der Krankenpflege z. B. als Gegenstand von Vereinbarungen mit Stationsleitungen, denkbar. *(Zielvereinbarungen)*

4.4 Der Zeitfaktor im Arbeitsverhältnis

4.4.1 Grundsätzliches zur Befristung

Die zeitliche Dauer eines Arbeitsverhältnisses ist grundsätzlich frei vereinbar. Im Regelfall wird ein Arbeitsverhältnis nicht befristet, sondern auf unbestimmte Dauer abgeschlossen. *(Regelfall: unbefristetes Arbeitsverhältnis)*

Befristete Arbeitsverhältnisse waren bisher im Allgemeinen nur zulässig, wenn sachliche Gründe hierfür vorlagen. So ist es z. B. erlaubt, ein Arbeitsverhältnis auf 3 Monate für die voraussichtliche Dauer der Erkrankung von Frau X oder kalendarisch bis zum Ablauf eines bestimmten Tages zu befristen. Die wesentlichen Merkmale befristeter Arbeitsverhältnisse sind: der Vertrag läuft auch ohne Kündigung zum vereinbarten Zeitpunkt aus und eine ordentliche Kündigung ist in der Regel ausgeschlossen.

Da somit auch die Kündigungsschutzbestimmungen nicht zur Anwendung kommen, können befristete Arbeitsverhältnisse zu einer Umgehung gesetzlicher Schutzvorschriften führen. Es ist daher in der Regel ein sachlicher Grund für eine Befristung erforderlich, wie z. B. erhöhter Arbeitsanfall oder vorübergehende Erkrankung eines Mitarbeiters. *(Sachlicher Grund)*

Befristung ohne Sachgrund

Das **Beschäftigungsförderungsgesetz** aus dem Jahre 1985, das eigentlich nur zeitlich befristet gelten sollte, ließ erstmals ausdrücklich in gewissen Grenzen Befristungen von Arbeitsverhältnissen auch ohne sachlichen Grund zu. Es ist zwar Ende des Jahres 2000 ausgelaufen, seine Regelungen sind aber sachlich-inhaltlich weitgehend in das ab 1.1.2001 geltende „Gesetz über Teilzeitarbeit und befristete Arbeitsverträge …" übernommen worden.

Die Rechtslage ist nunmehr wie folgt:

Neue Rechtslage

Obwohl das Gesetz an dem Grundsatz der Erforderlichkeit eines sachlichen Grundes für eine Befristung festhält, sind künftig sowohl **Befristungen aus den bekannten sachlichen Gründen** heraus zulässig als auch solche **ohne sachlichen Grund**, diese aber nur bis zu einer Höchstdauer von 2 Jahren. Innerhalb dieser Gesamtdauer ist eine höchstens dreimalige Verlängerung des befristeten Arbeitsverhältnisses zulässig.

> **Beispiel:** Ein auf 6 Monate befristetes Arbeitsverhältnis wird dreimal um je 6 Monate auf insgesamt 2 Jahre verlängert.

- Die Aneinanderreihung einer Befristung mit Sachgrund an eine solche ohne Sachgrund ist möglich, nicht aber umgekehrt.
- Jede Befristung muss schriftlich fixiert werden, sonst gilt das Arbeitsverhältnis als auf unbestimmte Zeit geschlossen.
- Eine Befristungsmöglichkeit gibt es auch für die Übernahme von Auszubildenden im Anschluss an ihre Ausbildung.

4.4.2 Probearbeitsverhältnis

Eignung

Das Probearbeitsverhältnis ist, ausgenommen während der Berufsausbildung, gesetzlich nicht geregelt. Sein Sinn ist, dass der Arbeitgeber die Möglichkeit erhält, den Arbeitnehmer auf seine Eignung hin zu testen, während dieser den Betrieb kennen lernen und entscheiden kann, ob ihm die Tätigkeit zusagt.

Probezeit

Gleichwohl ist die Vereinbarung einer Probezeit üblich. Nach § 5 BAT gelten die ersten 6 Monate als Probezeit, es sei denn, dass darauf verzichtet oder eine kürzere Probezeit vereinbart worden ist.

Das Probearbeitsverhältnis ist inhaltlich ein normales Arbeitsverhältnis mit allen Rechten und Pflichten, z. B. auch Urlaubsansprüchen und Ansprüchen auf Lohnfortzahlung im Krankheitsfall.

Es gibt zwei denkbare Formen: Die Probezeit kann als befristetes Probearbeitsverhältnis vereinbart sein, das mit Ablauf der vereinbarten Zeit endet. Dann ist eine ordentliche Kündigung regelmäßig ausgeschlossen und der Arbeitgeber auch bei Bewährung nicht verpflichtet, ein Dauerarbeitsverhältnis einzugehen.

Automatischer Übergang

Eine solche Gestaltung bedarf allerdings der ausdrücklichen Vereinbarung, andernfalls liegt die zweite Variante vor: nämlich ein unbefristetes Arbeitsverhältnis mit vorgeschalteter Probezeit. In diesem Fall erfolgt nach Abschluss der Probezeit ein automatischer Übergang in das unbefristete Arbeitsverhältnis. Hiervon geht auch der BAT aus. Im Allgemeinen wird für die Probezeit eine verkürzte Kündigungsfrist vereinbart, z. B. nach BAT (§ 53) 2 Wochen zum Monatsschluss.

4.4.3 Teilzeitarbeit

Ein Teilzeitarbeitsverhältnis ist ein normales Arbeitsverhältnis mit dem wesentlichen Unterschied, dass eine kürzere als die betriebsübliche Arbeitszeit vereinbart worden ist. Es gelten alle wesentlichen Regelungen wie für das Vollzeit-Arbeitsverhältnis, auch hinsichtlich der sozialen Leistungen, soweit diese nicht mit der Arbeitszeitdauer in Zusammenhang stehen.

Die Teilzeit kann durch Herabsetzung der täglichen Arbeitszeit, die Beschäftigung nur an bestimmten Wochentagen, durch Job-Sharing (Teilung eines Vollzeit-Arbeitsplatzes unter mehreren Beschäftigten) oder auf andere Weise herbeigeführt werden. Sie kann auch in der Form der sog. „bedarfsabhängigen variablen Arbeitszeit" erbracht werden. Dabei muss aber der Umfang der während einer Woche oder eines Tages geschuldeten Arbeitszeit im Vorhinein festgelegt sein.

Verschiedene Arbeitsmodelle

Nach dem neuen Gesetz über Teilzeitarbeit kann der Arbeitnehmer in Betrieben mit mehr als 15 Beschäftigten eine Herabsetzung seiner Arbeitzeit verlangen, wenn er mindestens 6 Monate beschäftigt war (**Anspruch auf Teilzeitarbeit**). Dies gilt auch für bereits Teilzeit-Beschäftigte.

Anspruch auf Teilzeitarbeit

4.5 Die Pflichten des Arbeitnehmers

4.5.1 Hauptpflichten, Leiharbeitsverhältnis

Die Hauptpflicht des Arbeitnehmers ist die Pflicht zur Arbeitsleistung, die in Person zu erbringen ist. Umgekehrt ist auch der Anspruch auf die Dienstleistung auf der Seite des Arbeitgebers im Zweifel nicht an einen anderen abtretbar.

Arbeitsleistung

Eine Ausnahme ist das sog. Leiharbeitsverhältnis, bei dem der Arbeitnehmer an einen anderen Betrieb „ausgeliehen" wird. Rechtlich wird dabei vereinbart, dass statt des Arbeitgebers ein Dritter den Anspruch auf die Arbeitsleistung und das Direktionsrecht erwirbt. Arbeitgeber bleibt dabei der ursprüngliche Anstellungsträger, der auch die Vergütung zahlt, während die Arbeitsleistung in einem anderen Betrieb oder Tätigkeitsfeld erbracht wird. Diese Verfahrensweise ist seit 1972 gesetzlich geregelt durch das Arbeitnehmerüberlassungsgesetz.

Leiharbeitsverhältnis

4.5.2 Ort, Art und zeitlicher Umfang der Arbeit

Ort, Art und Umfang der Arbeit sind in den Grundlagen im Arbeitsvertrag geregelt, werden aber ergänzt durch das **Direktionsrecht des Arbeitgebers**. § 8 Abs. 2 BAT: „Der Angestellte ist verpflichtet, den dienstlichen Anordnungen nachzukommen".

Dienstliche Anordungen

Ort der Leistung ist der Betrieb des Arbeitgebers. Es gibt im Allgemeinen Arbeitsrecht kein Recht des Arbeitgebers, den Arbeitnehmer an einen anderen Ort zu versetzen, sofern dies nicht ausdrücklich oder stillschweigend vorbehalten war. Zulässig sind lediglich (bei schwerwiegenden Gründen) Versetzungen innerhalb des gleichen Ortes.

Versetzungen

Es ist eine Besonderheit des BAT, dass das Direktionsrecht des Arbeitgebers erweitert wird auf den Wechsel von einer Dienststelle zu einer anderen des gleichen Arbeitgebers, die auch mit einem Ortswechsel verbunden sein kann. Voraussetzung ist, dass die Tätigkeit im Arbeitsvertrag nur fachlich („als Krankenschwester"), nicht aber örtlich („in der chirurgischen Ambulanz des Krankenhauses X") festgelegt ist und dass dienstliche oder betriebliche Gründe vorliegen. Diese können in der Sphäre des Arbeitgebers liegen, z. B. nicht anders ausgleichbarer Kräftebedarf oder Wegfall des Arbeitsplatzes durch Rationalisierung. Sie können aber auch in der Sphäre des Arbeitnehmers liegen, wie z. B. verhaltens- oder personenbedingte Gründe, die zur au-

Dienststellenwechsel

ßerordentlichen Kündigung berechtigen würden, wie mangelnde Eignung oder Störung des Betriebsfriedens.

Erfolgt die Versetzung während der Probezeit, so ist die Zustimmung des Arbeitnehmers erforderlich; handelt es sich um einen anderen Dienstort, so muss er vorher angehört werden. Da es sich um Versetzungen, also um einen Wechsel des Betriebes handelt, besteht ein Mitbestimmungsrecht des Personalrates.

Umsetzungen

Kein Mitbestimmungsrecht besteht bei Umsetzungen. Das ist die Zuweisung eines anderen Arbeitsplatzes im gleichen Betrieb, wenn sich nicht auch die Art der Tätigkeit (geringer- oder höherwertig) ändert. Sie ist ohne Zustimmung des Betriebsrates[15] zulässig, selbst wenn damit ein Wechsel des Betriebsteiles (z. B. von einem Gebäude in ein anderes) verbunden ist. Eine solche Umsetzung wäre nur dann unzulässig, wenn der Arbeitsplatz konkret räumlich festgelegt ist oder der Wechsel aus anderen Gründen im Einzelfall unzumutbar wäre.

Vergütungsgruppe

Die **Art der Arbeit** ergibt sich aus dem Arbeitsvertrag, der nach Treu und Glauben auszulegen ist. In diesem Rahmen darf der Arbeitgeber kraft seines Direktionsrechtes Arbeiten zuweisen. Ist die Tätigkeit lediglich fachlich umschrieben („als Krankenschwester", „als Stationsleiter"), sind sämtliche Arbeiten inbegriffen, die im Rahmen dieses Berufs- oder Funktionsbildes liegen. Im öffentlichen Dienst ist der Spielraum durch die vereinbarte Vergütungsgruppe, z. B. Kr V, eingeschränkt.

Nebenarbeiten, wie Aufräumen, Säubern des Arbeitsplatzes, Pflege der Arbeitsgeräte sind im Rahmen des Verkehrsüblichen zulässig. Erlaubt ist auch der vorübergehende anderweitige Einsatz bei akuten Notfällen, z. B. das Evakuieren von Patienten im Brandfall.

Nebenbeschäftigungen

Umfang und zeitliche Dauer der Arbeit richtet sich nach den gesetzlichen, tarifvertraglichen und einzelvertraglichen Regelungen. Der Arbeitnehmer braucht daher nicht seine Arbeitskraft uneingeschränkt, sondern nur in dem genannten Rahmen zur Verfügung zu stellen. Daher sind Nebenbeschäftigungen grundsätzlich zulässig, sofern sie nicht vertraglich ausgeschlossen sind oder Dienstpflichten beeinträchtigt werden. § 11 BAT verweist insoweit auf die beamtenrechtlichen Regelungen, die die entgeltlichen Nebentätigkeiten allerdings stark einschränken.

Arbeitszeit

Die regelmäßige Arbeitszeit beträgt nach § 15 BAT: 38,5 Stunden ohne Pausen. Pausen sind im voraus festliegende Unterbrechungen der Arbeitszeit. Für die Ermittlung des Durchschnitts gilt ein Zeitraum von 26 Wochen, der bei Wechselschicht oder Schichtarbeit auch länger sein kann.

Arbeitszeitgesetz

Für die tägliche und wöchentliche Höchstarbeitszeit in Krankenpflegeanstalten galt bis 1994 die „Verordnung über die Arbeitszeit in Krankenpflegeanstalten". Sie ist abgelöst worden durch das Arbeitszeitgesetz vom 6. 6. 1994 (BGBl I S. 1170). Es schreibt die werktägliche Arbeitszeit auf in der Regel 8 Stunden fest, die aber auf 10 Stunden verlängert werden kann, wenn innerhalb von 6 Monaten oder 24 Wochen der Durchschnitt von 8 Stunden nicht überschritten wird. Diese Regelungen können im Krankenhausbereich oder durch Tarifverträge vielfältig abgewandelt werden. Im Folgenden sollen daher

BAT

die **spezielleren Regelungen des BAT** referiert werden.

Sonn- und Feiertagsarbeit

Für Sonn- und Feiertagsarbeit stellt dieser in § 15 Abs. 6 den Grundsatz auf, dass im Monat 2 Sonntage arbeitsfrei sein sollen, wenn die betrieblichen Verhältnisse es zulassen. Für Angestellte in Krankenanstalten bestimmt die Son-

---

15 Für den Altenheimbereich hat das BAG kürzlich eine mitbestimmungspflichtige Versetzung bei einem Wechsel auf eine andere Station in einer anderen Betriebseinheit angenommen.

derregelung der Anlage 2 a Ziffer 5 zu § 15 BAT: „Angestellte, die regelmäßig an Sonn- und Feiertagen arbeiten müssen, erhalten innerhalb von zwei Wochen zwei arbeitsfreie Tage. Hiervon soll ein freier Tag auf einen Sonntag fallen".

Auf Nachtschicht darf im Jahresdurchschnitt nur 1/4, bei Schichtdienst 1/3 der regelmäßigen Arbeitszeit entfallen. Nachtschicht darf nicht länger als 4 zusammenhängende Wochen dauern, es sei denn, auf eigenen Wunsch des Arbeitnehmers.

Nachtschicht

Die Anzahl der aufeinander folgenden Nachtschichten legt der Arbeitgeber fest, soweit keine gesetzlichen, tarifvertraglichen oder einzelvertraglichen Regelungen bestehen.

Die Arbeitszeit beginnt und endet (selbstverständlich) an der Arbeitsstelle (§ 15 Abs. VII BAT). Was aber ist „**die Arbeitsstelle**"? Hierzu hat das Bundesarbeitsgericht in den 80er Jahren die Auffassung vertreten, Arbeitsstelle sei auch bei einem großflächigen Gelände mit zahlreichen Gebäuden dieser Gesamtbetrieb, mit der Folge, dass die Arbeitszeit schon beim Betreten des Betriebsgeländes beginne. Die Neuregelung des § 15 Abs. VII BAT hat dieser Rechtsprechung die Grundlage entzogen. Arbeitsstelle ist nunmehr die kleinste organisatorisch abgrenzbare Verwaltungseinheit (z. B. eine Station oder eine Ambulanz) in einem Gebäude oder Gebäudeteil, in dem der Angestellte arbeitet. Dort (erst) beginnt die Arbeitszeit. Dabei gehört die Umkleidezeit bereits zur Arbeitszeit, wenn sie nach den Vorgaben des Arbeitgebers in den Diensträumen erfolgt.

Beginn und Ende der Arbeitszeit

4.5.3 Überstunden, Bereitschaftsdienst, Rufbereitschaft

Überstunden sind Arbeitsstunden, die auf Anordnung über die für das betreffende Arbeitsverhältnis normale Arbeitszeit hinaus geleistet werden (§ 17 Abs. 1 BAT). Mehrarbeit ist die „Überstundenarbeit" für Teilzeitkräfte. Überstunden sind nach dem BAT auf dringende Fälle zu beschränken und möglichst gleichmäßig zu verteilen. Über- und Mehrarbeitsstunden sind grundsätzlich zu vergüten, wenn nicht z. B. Freizeitausgleich vereinbart ist. Dies ist der Fall nach § 17 Abs. 5 BAT, wonach Überstunden grundsätzlich bis zum Ende des Folgemonats, spätestens bis zum Ende des dritten Kalendermonats nach Anfall durch Arbeitsbefreiung auszugleichen sind.

Überstunden

Außerdem – also trotz des Zeitausgleichs – wird für geleistete Überstunden ein Zeitzuschlag nach § 35 Abs. 1 Satz 2 a BAT gezahlt, und zwar
- 25 % bei Kr I bis VI,
- 20 % bei Kr VII bis VIII,
- 15 % bei Kr IX bis Kr XIII.

Zeitzuschlag

Für Arbeiten an Sonntagen wird generell ein Zeitzuschlag von 25 % gezahlt. Für die nicht ausgeglichenen Überstunden wird eine Überstundenvergütung gezahlt, die aus der Stundenvergütung und dem Zeitzuschlag besteht. Dies gilt nicht für Mehrarbeitsstunden.

Neben der reinen Arbeitszeit kann Bereitschaftsdienst (§ 15 Abs. 6a BAT) oder Rufbereitschaft (§ 15 Abs. 6 b BAT) angeordnet werden. Der Arbeitnehmer ist auf Anordnung des Arbeitgebers verpflichtet, sich an diesen Diensten zu beteiligen.

Bereitschaftsdienst liegt vor, wenn sich der Arbeitnehmer außerhalb der regelmäßigen Arbeitszeit an einer vom Arbeitgeber bestimmten Stelle innerhalb oder außerhalb des Betriebes aufzuhalten hat, um seine Arbeit aufzunehmen, sobald es notwendig wird.

Bereitschaftsdienst

Arbeitszeitrechtlich handelt es sich hierbei nicht um Arbeitszeit.[16] Der Bereitschaftsdienst wird daher nicht auf die 38,5 Stunden-Woche angerechnet (ausgenommen bei der Abgeltung durch Freizeit).

Bereitschaftsdienst darf nur angeordnet werden, wenn zu erwarten ist, dass zwar Arbeit anfällt, erfahrungsgemäß aber die Zeit ohne Arbeit überwiegt.

Schonfristen Zum Schutz des Arbeitnehmers und der Patienten sind in der Anlage 2 a zu § 17 B Abs. VII des BAT Schonfristen bestimmt worden, die zwischen den Bereitschaftsdienstzeiten und einer anschließenden Arbeitszeit liegen müssen. So ist z. B. nach einem zusammenhängenden Wochenendbereitschaftsdienst eine Ruhezeit von mindestens 12 Stunden dienstplanmäßig vorzusehen.

Vergütung Die Vergütung des Bereitschaftsdienstes erfolgt nach einem Stufensystem je nach der erfahrungsgemäß durchschnittlich anfallenden[17] Arbeitsleistung:

Tab. 5: Bereitschaftsdienst und seine Bewertung als Arbeitszeit

Stufe	Arbeitsleistung innerhalb des Bereitschaftsdienstes	Bewertung als Arbeitszeit
A	0–10 %	15 %
B	über 10–25 %	25 %
C	über 25–40 %	40 %
D	über 40–49 %	55 %

Zusätzlich wird die Zeit jedes Bereitschaftsdienstes wie folgt als Arbeitszeit gewertet:
1.–8. BD im Monat: 25 %
9.–12. BD im Monat: 35 %
13. und folgende im Monat: 45 %

Danach ist theoretisch maximal erreichbar eine Bewertung mit 100 % als Arbeitszeit in Stufe D bei 13 oder mehr Bereitschaftsdiensten im Monat.

Abgeltung durch Arbeitsbefreiung Die Vergütung erfolgt nach der Überstundenregelung. Aber die errechnete Arbeitszeit kann auch bis zum Ende des 3. Kalendermonats durch Arbeitsbefreiung abgegolten werden (§ 15 Abs. 6 a BAT).

Anzahl Monatlich dürfen in den Stufen A und B nicht mehr als 7, in den Stufen C und D nicht mehr als 6 Dienste angeordnet werden, es sei denn, die Versorgung der Patienten wäre gefährdet.

Rufbereitschaft **Rufbereitschaft** liegt vor, wenn sich der Arbeitnehmer außerhalb der regelmäßigen Arbeitszeit an einer von ihm selbst bestimmten, aber dem Arbeitgeber bekannt zu gebenden Stelle auf Abruf zur Arbeit bereitzuhalten hat.

Rufbereitschaft darf nur angeordnet werden, wenn Arbeit erfahrungsgemäß lediglich in Ausnahmefällen anfällt. Monatlich darf in der Regel nicht mehr als 12 mal Rufbereitschaft angeordnet werden. Hinsichtlich der zulässigen Zahl der Bereitschaftsdienste zählen 2 Rufbereitschaften als ein Bereitschaftsdienst.

---

16 Diese Sichtweise war bisher in Deutschland ganz unstreitig. Sie wird infrage gestellt durch ein Urteil des EUGH vom 3.10.2000 zum ärztlichen Bereitschaftsdienst in Spanien, wonach der gesamte Bereitschaftsdienst – nicht nur die Zeiten der tatsächlichen Inanspruchnahme – als Arbeitszeit anzusehen ist. Dem haben sich in Deutschland bereits zwei Arbeitsgerichte und ein Verwaltungsgericht angeschlossen.

17 Die durchschnittliche Arbeitsleistung wird durch Aufzeichnungen über einen Zeitraum von in der Regel 3 Monaten festgestellt.

Die Rufbereitschaftszeit wird pauschal mit 12,5 % als Arbeitszeit gewertet und als Überstunden bezahlt, d. h. für 8 Stunden Rufbereitschaft erhält man die Überstundenvergütung für 1 Stunde. **Daneben** wird die effektiv angefallene Arbeitszeit **und die Wegezeit** als Überstundenzeit bezahlt. Dies entfällt, wenn Freizeitausgleich gewährt wird.

Vergütung

4.6 Die Pflichten des Arbeitgebers

4.6.1 Vergütung, Eingruppierung

Die Hauptpflicht des Arbeitgebers ist die Zahlung der Vergütung. Die Höhe der Vergütung ist – theoretisch – frei vereinbar. In der Praxis wird nach Tarifvertrag bezahlt.

Tarifvertrag

Die Höhe der Vergütung hängt im öffentlichen Dienst von der „Eingruppierung" in eine bestimmte Vergütungsgruppe sowie von Lebensalter und Familienstand ab. **Eingruppierung** heißt, dass die Tarifwerke bestimmte Arbeitnehmergruppen bzw. typische Tätigkeiten zusammenfassen und diesen eine bestimmte Vergütung zuordnen. So ist z. B. das Anlegen von Gipsverbänden im Krankenhausbereich Vergütungsgruppe Kr V Fallgruppe 6 zugeordnet.

Die Eingruppierung hat nur eine deklaratorische Bedeutung, d. h. der Arbeitnehmer hat unabhängig von der Eingruppierung Anspruch auf die seiner **tatsächlichen** Arbeitsleistung entsprechende Vergütung.

Tätigkeitsmerkmale

Die Eingruppierung richtet sich nach den Tätigkeitsmerkmalen der Vergütungsordnung (Anlage 1 b zum BAT), wobei entscheidend der Tätigkeitstyp ist, der zeitlich mindestens 50 % der Gesamttätigkeit ausmacht. Die Tatsache der Eingruppierung in eine bestimmte Vergütungsgruppe bedeutet konkret, dass dem Arbeitnehmer alle Tätigkeiten übertragen werden dürfen, die den Tätigkeitsmerkmalen der Vergütungsgruppe entsprechen.

Eine Umgruppierung (Veränderung der tariflichen Einstufung) ist nur durch Übertragung einer höher oder niedriger bewerteten Tätigkeit möglich, was eine Vertragsänderung darstellt. Davon ausgenommen sind Notfall- und Aushilfseinsätze.

Umgruppierung

> **Beispiel:** Krankenpfleger Klaus arbeitet im Gipsraum (Kr V). Wegen Personalmangels wird er für einige Wochen auf einer Station eingesetzt. Nun soll er auf Dauer im Stationsdienst (Kr IV) arbeiten.

Der erste Akt – die vorübergehende Beschäftigung – ist tarifrechtlich zulässig. Eine Dauerbeschäftigung dagegen nur im Einvernehmen mit Klaus. Dies könnte allerdings z. B. darin bestehen, dass er ohne Einwände auf Dauer in der neuen Funktion mitarbeitet.

Dauerbeschäftigung

> **Umgekehrter Fall:** Stationsschwester Claudia fällt wegen Krankheit für unbestimmte Zeit aus. Die Pflegedienstleitung setzt Krankenschwester Julia (Kr IV) vertretungsweise als Stationsleiterin ein. Hat sie Anspruch auf Eingruppierung in die Vergütungsgruppe Kr Va bzw. VI?

Nein, bei vorübergehender oder vertretungsweiser Übertragung einer höherwertigen Tätigkeit erfolgt keine Höhergruppierung, allenfalls kann sie eine persönliche Zulage in Höhe des Differenzbetrages erhalten (§ 24 BAT). Das gleiche gilt, wenn sich der Inhalt der Tätigkeit so geändert hat, dass sie den Tätigkeitsmerkmalen einer höheren Vergütungsgruppe entspricht. Dann ent-

Höherwertige Tätigkeit

steht erst nach 6 Monaten ein Anspruch auf Höhergruppierung (§ 23 BAT) und für die zurückliegende Zeit u. U. ein solcher auf eine persönliche Zulage.

Eingruppierungs-tarifvertrag

Die Eingruppierung von Krankenschwestern/-pflegern ist durch Tarifvertrag vom 30. 6. 1989 i. d. F. vom 25. 4. 1994 (Anlage I b zum BAT) geregelt. Er schließt Krankenpflegehelfer/-innen, Hebammen und Altenpfleger/-innen ein. Krankenschwestern/Pfleger, Kinderkrankenschwestern/Pfleger und Altenpfleger/-innen sind grundsätzlich gleichgestellt.

Bei Pflegepersonal, das unter die Sonderregelung SR 2 a zum BAT fällt (Beschäftigte in Krankenanstalten), gibt es 14 Vergütungsgruppen. Die einfache Krankenschwester fängt mit Kr IV an und steigt nach 2-jähriger Tätigkeit in die Vergütungsgruppe Kr V auf.

Bereits vor Ablauf von 2 Jahren können in die Vergütungsgruppe V eingruppiert werden Schwestern, die in bestimmten Funktionsbereichen arbeiten, z. B. Dialyse-Schwestern/Pfleger und Schwestern/Pfleger, die in Gipsräumen Gipsverbände anlegen.

In die neu geschaffene Gruppe Kr V a gelangt man nach 4-jähriger Bewährung in einem Funktionsbereich der Stufe Kr V (frühestens aber nach 6 Jahren), außerdem in bestimmten Leitungsfunktionen.

Kosten von Weiterbildungen

Besonders geregelt ist die Übernahme der Kosten von Weiterbildungsmaßnahmen, und zwar in SR 2 a zum BAT, Nr. 7 zu Abschnitt VII – Vergütung –. Im Grundsatz trägt der Arbeitgeber die Kosten und stellt die entsprechende Kraft – soweit erforderlich – bei gleichzeitiger Weiterzahlung der Bezüge von der Arbeit frei.

Rückerstattung

Aber der Angestellte muss die Kosten der Weiterbildung (ganz oder teilweise) ersetzen, wenn er innerhalb von 3 Jahren nach Abschluss der Weiterbildung ausscheidet. Ausnahmen gelten z. B. für das Ausscheiden infolge von Schwangerschaft. Zurückzuzahlen ist bei Ausscheiden

- im 1. Jahr: der volle Betrag,
- im 2. Jahr: $2/3$ der Kosten,
- im 3. Jahr: $1/3$ der Kosten.

Bruttobetrag Abzüge

Die Vergütung wird im Allgemeinen brutto vereinbart, während nur der Nettobetrag ausgezahlt wird. Die Hauptabzüge bestehen in der Lohnsteuer und den Sozialversicherungsbeiträgen (Krankenversicherung, Rentenversicherung, Arbeitslosenversicherung, Pflegeversicherung). Der Arbeitgeber ist zur Einbehaltung dieser Anteile verpflichtet. Die Beiträge für die genannten Sparten der Sozialversicherung werden vom Arbeitgeber und Arbeitnehmer je zur Hälfte aufgebracht.

Ansprüche nach Ausscheiden

Das Arbeitsrecht möchte nach dem Ende eines Arbeitsverhältnisses möglichst schnell Klarheit in die Rechtsbeziehungen der Beteiligten bringen. Es kann aber vorkommen, dass die Beteiligten, insbesondere der Arbeitnehmer, noch Ansprüche gegeneinander haben. Aus diesem Grund bestimmt § 70 BAT, dass die Geltendmachung solcher Ansprüche innerhalb von 6 Monaten nach Ausscheiden aus dem Arbeitsverhältnis erfolgen muss.

Rückzahlungspflicht

Hat der Arbeitgeber irrtümlich zuviel gezahlt, besteht grundsätzlich eine Rückzahlungspflicht nach § 812 BGB. Zwar ist die Rückzahlungspflicht ausgeschlossen, wenn die Bereicherung weggefallen ist, z. B. wenn das Geld für eine Luxusreise ausgegeben oder verschenkt wurde, allerdings gilt dies nicht, wenn der Empfänger von der Tatsache, dass er zuviel bekommen hat, Kenntnis hatte oder Veranlassung bestand, sich diese Kenntnis durch Rückfragen beim Arbeitgeber zu verschaffen. Deshalb hat das Bundesarbeitsgericht 1995 entschieden, dass sich ein Arbeitnehmer weder auf den Wegfall der Bereicherung noch auf den Ablauf von Rückzahlungsfristen berufen kann, wenn er die Fehler in der Abrechnung leicht hätte erkennen können.

Bei geringfügigen Überzahlungen lässt das Bundesarbeitsgericht u. U. den Anscheinsbeweis zu, dass die Überzahlung für den laufenden Lebensunterhalt verwandt worden ist und zu keiner Mehrung des Vermögens geführt hat. Hinsichtlich der Geringfügigkeit kann auf die im öffentlichen Dienst (Bund) geltenden Grundsätze (10 % der Bezüge, maximal 153 Euro) zurückgegriffen werden.

Überzahlungen

4.6.2 Arbeitsvergütung ohne Arbeitsleistung

Die Überschrift mag verwundern, denn die Arbeitsvergütung ist die Gegenleistung für die geleistete Arbeit. Daher gilt der Grundsatz: Ohne Arbeit keine Vergütung (§ 611 BGB). Hiervon gibt es aber eine Reihe von zum Teil praktisch sehr wichtigen Ausnahmen.

Erste Ausnahme: Annahmeverzug des Arbeitgebers.
Wenn der Arbeitgeber die ihm am rechten Ort, zur rechten Zeit und in der rechten Weise angebotene Arbeitsleistung nicht annimmt („Ich kann ihr Gesicht heute nicht sehen!"), dann hat er die vereinbarte Vergütung zu zahlen.

Annahmeverzug

Zweite Ausnahme: Unmöglichkeit der Arbeitsleistung.
Wenn die Erbringung der Arbeitsleistung objektiv unmöglich wird, z. B. weil die Betriebsstätte abbrennt oder durch die Gewerbeaufsicht stillgelegt wird, würde nach den allgemeinen Regeln des Zivilrechts kein Anspruch auf Vergütung bestehen. Nach der von der Rechtsprechung entwickelten Betriebsrisikolehre hat jedoch der Arbeitgeber grundsätzlich das Betriebsrisiko zu tragen mit der Folge, dass er für einen begrenzten Zeitraum die Vergütung fortzahlen muss (nach § 52 a BAT sind dies maximal 6 Tage).

Unmöglichkeit

Dritte Ausnahme: Arbeitsverhinderung aus persönlichen Gründen.
Schon im Bürgerlichen Gesetzbuch (§ 616 Abs. 1 Satz 1) ist geregelt, dass der Vergütungsanspruch bei unverschuldeten, zeitlich geringfügigen subjektiven Arbeitshindernissen bestehen bleibt. Wegen des schönen altertümlichen Juristendeutsches soll die Vorschrift wörtlich zitiert werden:

Arbeitsverhinderung aus persönlichen Gründen

„Der zur Dienstleistung Verpflichtete wird des Anspruchs auf die Vergütung nicht dadurch verlustig, dass er für eine verhältnismäßig nicht erhebliche Zeit durch einen in seiner Person liegenden Grund ohne sein Verschulden an der Dienstleistung verhindert wird".

Beispiele sind Arztbesuche, familiäre Todesfälle oder Gerichtstermine. Der Arbeitnehmer hat die Pflicht, diese Anlässe dem Arbeitgeber rechtzeitig mitzuteilen.
Die Regelung ist im BAT (§ 52) unter dem Stichwort „Arbeitsbefreiung" zunächst erheblich differenziert und ausgeweitet, seit 1996 (mit Recht) aber wieder eingeschränkt worden. Dennoch berechtigen neben den genannten Anlässen z. B. auch der Umzug aus dienstlichem Grund, bestimmte Dienstjubiläen und die schwere Erkrankung von nahen Angehörigen zur Inanspruchnahme von arbeitsfreien Tagen.

Für die Betreuung eines erkrankten Kindes im Alter von bis zu 12 Jahren, das der gesetzlichen Krankenversicherung angehört, besteht auch nach § 45 SGB V ein Freistellungsanspruch (allerdings ohne Entgeltfortzahlung). Dieser beträgt je Kalenderjahr und Kind bis zu 10 Arbeitstage, bei Alleinerziehenden bis zu 20 Arbeitstage. Voraussetzung ist ein ärztliches Attest über die Erforderlichkeit.
BAT-Beschäftigte können aus dem gleichen Anlass bis zu 4 Tage im Jahr (mit Entgeltfortzahlung) freigestellt werden.

Erkranktes Kind

Krankheit

Vierte Ausnahme: Erkrankung des Arbeitnehmers.

Auch hier gilt, dass nach allgemeinem Vertragsrecht zwar die Arbeitspflicht entfallen würde, aber auch kein Vergütungsanspruch entstünde. Die Lohnfortzahlung im Krankheitsfall hatte ihre Wurzel in dem eben zitierten § 616 BGB. Nunmehr ist sie durch das Entgeltfortzahlungsgesetz vom 26. 5. 1994 (BGBl. I S. 1014) in der Fassung vom 25. 9. 1996 (BGBl. I S. 1477), zuletzt geändert am 19. 12. 1998 (BGBl. I S. 3849), spezialgesetzlich geregelt.

Gesetzliche Regelung

Nach § 3 beträgt die Höchstdauer für die Lohnfortzahlung im Krankheitsfall 6 Wochen. Voraussetzung ist, dass das Arbeitsverhältnis 4 Wochen ununterbrochen bestanden hat. Als unverschuldete Arbeitsunfähigkeit gilt auch eine Arbeitsverhinderung, die infolge einer nicht rechtswidrigen Sterilisation oder eines nicht rechtswidrigen Abbruchs der Schwangerschaft eintritt.

Bescheinigung

Die Arbeitsunfähigkeit und ihre voraussichtliche Dauer müssen dem Arbeitgeber unverzüglich mitgeteilt werden. Dauert die Arbeitsunfähigkeit länger als drei Kalendertage, so ist an dem darauffolgenden Arbeitstag eine ärztliche Bescheinigung über die voraussichtliche Dauer vorzulegen.

Für den Fortzahlungszeitraum ist das für die maßgebende Arbeitszeit vereinbarte Entgelt – ohne Überstunden – weiterzuzahlen.[18]

Der Anspruch auf Entgeltfortzahlung kann durch Tarifvertrag oder Einzelarbeitsvertrag modifiziert, aber nicht ausgeschlossen oder reduziert werden. Der Anspruch bleibt auch dann bestehen, wenn der Arbeitgeber eine Erkrankung zum Anlass einer Kündigung nimmt, was grundsätzlich möglich ist.

Alkoholismus/Drogensucht

Erforderlich ist eine auf Krankheit beruhende unverschuldete Arbeitsunfähigkeit. Als Krankheit gelten auch Alkoholismus oder Drogensucht, nicht aber eine Schwangerschaft (wegen der Sonderregelung im Mutterschutzgesetz). Die Ursache der Krankheit ist unerheblich. Auch eine Kurbedürftigkeit steht einer Krankheit gleich.

Verschulden

Ein Verschulden schließt die Gehaltsfortzahlung aus. Dies kann z. B. bei grobfahrlässig oder durch Trunkenheit verursachten Verkehrsunfällen, aber auch bei Sportunfällen der Fall sein. Bei Sportunfällen tritt diese Folge aber nur bei besonders gefährlichen Sportarten ein (nicht z. B. beim Skilaufen).

Missachtung von Unfallverhütungsvorschriften

Ein wichtiger Ausschlussgrund ist auch die Verletzung von Unfallverhütungsvorschriften, wenn dies zu betrieblichen Unfällen geführt hat (z. B. Verstoß gegen das Verbot, Clogs zu tragen).

Regelung nach BAT

Die gesetzliche Minimalregelung wird durch § 37 BAT erheblich erweitert. Es werden gezahlt Krankenbezüge bei Unfall, Krankheit, Maßnahmen der medizinischen Vorsorge oder Rehabilitation, nicht rechtswidriger Sterilisation und nicht rechtswidrigem oder nicht strafbarem Schwangerschaftsabbruch, es sei denn, dass die Arbeitsunfähigkeit vorsätzlich, grob fahrlässig oder im Zusammenhang mit nicht genehmigten Nebentätigkeiten herbeigeführt worden ist.

Die Zahlung erfolgt bis zu 6 Wochen. Anschließend wird für die Dauer des Krankengeldbezuges aus der gesetzlichen Krankenkasse ein Krankengeldzuschuss in Höhe des Differenzbetrages zum Nettoentgelt gezahlt. Dieser ist zeitlich begrenzt bei einer Beschäftigungszeit

- von mehr als 1 bis zu 3 Jahren: auf 13 Wochen,
- von mehr als 3 Jahren: auf höchstens 26 Wochen.

---

18 Das BAG hat allerdings am 21.11.2001 entschieden, dass Überstunden in die Berechnung einzubeziehen sind, wenn sie von dem Arbeitnehmer mit einer gewissen Stetigkeit und Dauer in dem Vergleichszeitraum von einem Jahr vor der Erkrankung geleistet worden sind.

In diesen, aber auch in vielen anderen Zusammenhängen spielt die Frage der **Fristenberechnung** eine Rolle. Nach § 187 Abs. 1 BGB gilt Folgendes: „Ist für den Anfang einer Frist ein Ereignis oder ein in den Lauf eines Tages fallender Zeitpunkt maßgebend, so wird bei der Berechnung der Frist der Tag nicht mitgerechnet, in welchen das Ereignis oder der Zeitpunkt fällt".

Fristen

Daher läuft die 6-Wochenfrist im Krankheitsfall von dem Tag an, der auf den Beginn der Erkrankung folgt – es sei denn, der Arbeitnehmer hat die Arbeit an diesem Tag gar nicht erst angetreten.

6-Wochenfrist

> **Beispiel:** Beginnt die Erkrankung am Arbeitsplatz am Mittwoch, dem 16. September, so läuft die Frist ab Donnerstag. Das Fristende ist dann am Mittwoch, dem 28. Oktober erreicht.

Dies ergibt sich aus § 188 Abs. 2 BGB: „Eine Frist, die nach Wochen, Monaten ... bestimmt ist, endet im Falle des § 187 Abs. 1 mit dem Ablauf desjenigen Tages der letzten Woche oder des letzten Monates, welcher durch seine Benennung oder seine Zahl dem Tag entspricht, in den das Ereignis oder der Zeitpunkt fällt ...".

Fristende

> Wird dagegen die Arbeit am Mittwoch, dem 16. September, gar nicht erst angetreten, so zählt dieser Tag bei der Fristberechnung voll mit. Die Frist endet dann am Dienstag, dem 27. Oktober.

Dies beruht auf der Regelung des § 187 Abs. 2 BGB. Das Fristende ist dann mit Ablauf desjenigen Tages erreicht, der gemäß seiner Benennung oder Zahl dem Tag **vorhergeht,** der dem Fristanfang entspricht.

Fünfte Ausnahme: Urlaub des Arbeitnehmers.
Man unterscheidet Erholungsurlaub und sonstigen Urlaub. Begrifflich stellt er die Freistellung von der Arbeitspflicht zum Zwecke der Erholung bei Fortzahlung des Entgeltes dar. Grundlagen sind das Bundesurlaubsgesetz, der jeweils geltende Tarifvertrag und der Einzelarbeitsvertrag. Der Anspruch ist privatrechtlicher, persönlicher Natur und daher nicht abtretbar.

Urlaub

Nach dem Bundesurlaubsgesetz beträgt der Mindesturlaub 24 Werktage im Jahr, wobei als Werktage auch die Samstage zählen. Bei der 5 Tage-Woche ergibt dies einen Urlaubsanspruch von 20 Arbeitstagen. Nach BAT (§ 48) werden – nach Alter und Vergütung gestaffelt – 26 bis 30 Arbeitstage im Rahmen der 5 Tage-Woche gewährt. Wird mehr als 5 Tage in der Woche gearbeitet, so erhöht sich der Urlaub für jeden zusätzlichen Arbeitstag im Jahr um 1/260 des Urlaubs, also bei 6 Wochenarbeitstagen um 5 – 6 Tage.

Bundesurlaubsgesetz

Bevor der Urlaub genommen werden kann, muss eine Wartezeit von 6 Monaten zurückgelegt werden. Diese Wartezeit muss in jedem Arbeitsverhältnis nur einmal erfüllt werden. Wer also schon 5 Jahre im gleichen Betrieb tätig ist, kann – wenn nicht betriebliche Belange entgegenstehen – seinen vollen Jahresurlaub schon ab dem 1. Januar verlangen.

Wartezeit

> **Beispiel 1:**
> X beginnt am 1. 4. zu arbeiten.
> Er kann ab dem 1. 10. seinen (vollen) Urlaub in Anspruch nehmen.

> **Beispiel 2:**
> X beginnt am 1. 10. zu arbeiten. Der Ablauf der Wartezeit wäre am 31. 03. des Folgejahres.

Hier ist nach § 5 Bundesurlaubsgesetz ausnahmsweise eine Urlaubsquotelung zulässig, d. h. bei z. B. 24 Urlaubstagen werden je Arbeitsmonat 24/12, also 2 Urlaubstage gewährt.

Wechsel des Arbeitgebers

Das Urlaubsjahr ist das Kalenderjahr. In jedem Urlaubsjahr erwirbt der Arbeitnehmer nur einmal Anspruch auf Urlaub. Hat der Arbeitnehmer bei einem Wechsel des Arbeitgebers von seinem bisherigen Arbeitgeber bereits den vollen Jahresurlaub erhalten, so kann er ihn von seinem neuen Arbeitgeber nicht noch einmal verlangen. Ist der Urlaub nur teilweise gewährt worden, so hat er Anspruch auf die Differenz.

Hat bei einem Wechsel des Arbeitsplatzes der alte Arbeitgeber in einem Urlaubsjahr noch keinen Urlaub gewährt, so kann der neue Arbeitgeber den Arbeitnehmer hinsichtlich des Urlaubs nicht auf den früheren Arbeitgeber verweisen. Er muss vielmehr den vollen zustehenden Urlaub gewähren.

Erwerbstätigkeit im Urlaub

Der Urlaub kann grundsätzlich frei gestaltet werden, verboten ist jedoch eine dem Urlaubszweck widersprechende Erwerbstätigkeit (§ 47 Abs. 8 BAT). Sie kann unter Umständen zu einer Rückforderung des Urlaubsentgelts führen.

Krankheit im Urlaub

Die durch ärztliches Attest nachgewiesenen Krankheitstage werden nicht auf den Urlaub angerechnet. Der Urlaub verlängert sich aber nicht automatisch, sondern der Arbeitnehmer muss nach seiner Genesung zunächst den Dienst wieder antreten.

Auch das neu gefasste Bundesurlaubsgesetz schreibt in § 7 Abs. 2 als Grundsatz vor, dass der Urlaub zusammenhängend zu gewähren und eine Aufteilung nur ausnahmsweise zulässig ist. Die betriebliche Praxis weicht hiervon jedoch stark ab.

Wünsche

Der Urlaubsanspruch muss, um fällig zu werden, zeitlich festgelegt werden. Dies ist – entgegen einer weit verbreiteten Meinung – Sache des Arbeitgebers im Rahmen seines Direktionsrechtes. Der Arbeitnehmer kann die Berücksichtigung seiner Wünsche verlangen, jedoch gehen dringende betriebliche Belange oder soziale Gesichtspunkte (z. B. schulpflichtige Kinder von Kollegen) vor. Liegen solche Gründe nicht vor, muss der Arbeitgeber den Urlaub zu dem vom Arbeitnehmer angegebenen Termin festsetzen.

Urlaubsübertrag

Der Urlaub muss grundsätzlich im laufenden Kalenderjahr gewährt und genommen werden. Eine Übertragung in das Folgejahr ist nur bei dringenden betrieblichen oder persönlichen Gründen bis zum 31. 3. des Folgejahres, nach BAT (§ 47 Abs. 7) bis zum 30. 4. zulässig. Eine Verlängerung über diesen Zeitpunkt hinaus ist nach BAT nur bei Krankheit, Schwangerschaft oder aus betrieblichen Gründen und nur bis zum 30.6. zulässig.

Urlaubsabgeltung

Eine Urlaubsabgeltung, d. h. die Auszahlung der auf die Urlaubstage entfallenden Arbeitsvergütung, ist grundsätzlich während des Bestehens des Arbeitsverhältnisses nicht möglich. Sie kommt daher nur bei bevorstehender Beendigung des Arbeitsverhältnisses in Betracht, wenn nach einer Kündigung der Urlaub nicht oder nicht mehr voll genommen werden kann (§ 51 BAT).

Urlaubsgeld

Es wird ein Urlaubsgeld gezahlt, das bis Kr VI 332 Euro, im übrigen 256 Euro beträgt.

4.6.3 Fürsorgepflicht des Arbeitgebers, Treuepflicht des Arbeitnehmers

Neben den Hauptpflichten – Arbeitspflicht auf der Seite des Arbeitnehmers, Vergütungspflicht auf der Seite des Arbeitgebers – gibt es Nebenpflichten aus dem Arbeitsverhältnis. Sie werden auf der Seite des Arbeitnehmers Treuepflicht, auf der Seite des Arbeitgebers Fürsorgepflicht genannt. *Nebenpflichten*

Die **Treuepflicht** bedeutet, dass der Arbeitnehmer sich für die Interessen des Arbeitgebers und den Erfolg des Betriebes einsetzen muss. Dies heißt z. B., dass er drohende Schäden anzeigen muss, dass er rufschädigende Äußerungen über den Arbeitgeber oder dessen Betrieb unterlassen muss, dass er keine Kollegen abwerben darf und bei dringendem Bedarf Überstunden leisten muss. *Treuepflicht*

Bei der **Fürsorgepflicht** des Arbeitgebers unterscheidet man gesetzliche Fürsorgepflichten und die sog. verselbstständigten Arbeitgeber-Fürsorgepflichten. Hauptfall der **gesetzlichen Fürsorgepflichten** ist die in § 618 BGB verankerte Fürsorgepflicht für Leben und Gesundheit des Arbeitnehmers. Danach hat der Arbeitgeber Räume und Gerätschaften so einzurichten und zu unterhalten und die Dienstleistungen so zu regeln, dass der Arbeitnehmer soweit geschützt ist, als die Natur der Dienstleistung es zulässt. Er muss also nicht nur für ausreichende Belichtung und Belüftung der Räume und für Schutzmaßnahmen bei Ansteckungsgefahren sowie für die Einhaltung der Unfallverhütungsvorschriften (☞ S. 160) sorgen, sondern bei entsprechend gefährlichen Arbeitsplätzen z. B. auch eine Hepatitis-Schutzimpfung veranlassen. *Fürsorgepflicht*

Eine Konkretisierung dieser Pflichten des Arbeitgebers enthält das am 21. 8. 1996 in Kraft getretene Arbeitsschutzgesetz (BGBl. I S. 1246), zuletzt geändert am 27. 12. 2000 (BGBl. I S. 2052). *Arbeitsschutzgesetz*

Hauptfall der **verselbstständigten Arbeitgeberfürsorgepflichten** ist das begrenzte Einstehen für Schäden an eingebrachten Sachen des Arbeitnehmers. Den Arbeitgeber trifft nämlich eine Obhuts- und Verwahrungspflicht für die persönlich unentbehrlichen (Straßen- und Arbeitskleidung, Uhr, Bargeld) und die arbeitsdienlichen Sachen (Fachbücher, Arbeitsgerät), nicht aber für sonstige mitgebrachte Sachen wie Schmuck, Fotoapparate und ähnliches. Der Arbeitgeber hat auch im Rahmen des Zumutbaren Parkplätze zur Verfügung zu stellen und für deren Verkehrssicherheit zu sorgen. *Schäden an Sachen des Arbeitnehmers*

Darüber hinaus gibt es eine **allgemeine Fürsorgepflicht**, die zahlreiche Ausprägungen hat, z. B. die Hinweispflicht bei gefährlichen Verrichtungen, das Gestellen von Schutzbekleidung und die Zulassung des Arbeitnehmers zu Aus- und Fortbildungsmaßnahmen. *Allgemeine Fürsorgepflicht*

Umstritten ist, inwieweit die Fürsorgepflicht die Schaffung von Nichtraucher-Arbeitsplätzen oder jedenfalls den Schutz von Nichtrauchern einschließt. Das BAG hat 1998 im Falle eines Arbeitnehmers mit einer chronischen Atemwegserkrankung einen Anspruch auf einen rauchfreien Arbeitsplatz bejaht. *Schutz von Nichtrauchern*

4.7 Das Mutterschutzrecht

Der Mutterschutz, verankert im Mutterschutzgesetz in der Fassung vom 17.1.1997 (BGBl. I S. 22), enthält 3 Elemente: *Mutterschutzgesetz*
1. Gefahrenschutz
2. Entgeltschutz
3. Arbeitsplatzschutz.

Dazu kommt noch der Anspruch auf Erziehungsurlaub (Elternzeit) und Erziehungsgeld nach dem Bundeserziehungsgeldgesetz (☞ 4.8).

Das Mutterschutzrecht ist umfassend anwendbar für Arbeitnehmerinnen und Auszubildende, Verheiratete und ledige Frauen, Deutsche und Ausländerinnen. Seine Schutzbestimmungen sind grundsätzlich nicht zum Nachteil der Frau abdingbar (abänderbar).

Mitteilungspflicht Es besteht eine Mitteilungspflicht. Schwangere **sollen** ihren Zustand und den Tag ihrer voraussichtlichen Entbindung dem Arbeitgeber mitteilen. Es ist eine im Interesse der Schwangeren erlassene „Soll-Vorschrift", also keine absolute Pflicht. Die Schutzvorschriften gelten allerdings auch dann, wenn dem Arbeitgeber durch Dritte glaubhaft gemacht wird, dass jemand schwanger ist. Der Arbeitgeber hat die Mitteilung vertraulich zu behandeln; er kann die Vorlage eines ärztlichen Attestes verlangen.

4.7.1 Gefahrenschutz

Schonungsbedürftigkeit Gefahrenschutz heißt, dass der Arbeitsplatz und die Arbeitszeit an die verminderte Leistungsfähigkeit und Schonungsbedürftigkeit der Schwangeren angepasst werden muss. So ist z. B. bei ständiger Beschäftigung im Stehen für Sitzgelegenheiten zu sorgen. Werdende Mütter dürfen generell nicht mit Arbeiten beschäftigt werden, bei denen sie schädlichen Einwirkungen von gesundheitsgefährdenden Stoffen ausgesetzt sind.

> **Beispiel:** Ungeschützte Tätigkeit im Operationssaal!

Beschäftigungsverbot Es besteht ein Beschäftigungsverbot 6 Wochen vor der Entbindung und 8 Wochen nach der Entbindung. Das Beschäftigungsverbot vor der Entbindung kann bei besonderer Gesundheitsgefährdung auch länger sein. Das Beschäftigungsverbot nach der Entbindung beträgt bei Früh- und Mehrlingsgeburten 12 Wochen. Bei Frühgeburten (Geburtsgewicht unter 2500 g) verlängert sich die Nachfrist um den Zeitraum, um den sich die Schonfrist vor der Geburt durch die Frühgeburt verkürzt hat.
Entbindung in diesem Sinne ist die Lebendgeburt. Auch die (voll ausgetragene) Totgeburt gilt als Entbindung, nicht aber die Fehlgeburt. Eine Fehlgeburt liegt vor, wenn die Leibesfrucht weniger als 500 g wiegt.
Eine Adoption begründet kein Beschäftigungsverbot.

Beschäftigungs-beschränkungen Zahlreiche weitere Beschäftigungsverbote für bestimmte Arten von Beschäftigungen sind in §§ 4, 8 Mutterschutzgesetz sowie in der Mutterschutzrichtlinienverordnung vom 15.4.1997 (BGBl. I S. 782) zur Umsetzung der entsprechenden EG-Richtlinie aufgelistet. So darf keine Mehrarbeit, Nachtarbeit und Sonntagsarbeit geleistet werden, wobei die Beschäftigten in Krankenhäuser vom Sonntagsbeschäftigungsverbot ausgenommen sind.

Schutzfrist Die Schutzfrist vor der Entbindung beträgt volle 6 Wochen, rückwärts gerechnet vom Entbindungstermin an. Die Berechnung erfolgt nach § 187 BGB (☞ S. 135).

> **Beispiel:** Entbindung laut Attest am Freitag, dem 5. September. Die Frist läuft vom Donnerstag, 4. September 6 Wochen rückwärts, d. h. sie beginnt am Freitag, dem 24. 07.

Das gleiche Schema gilt bei der 8-Wochenfrist. Fehlerhafte Terminberechnungen verkürzen oder verlängern die Frist.

Beschäftigung während der Schutzfrist Das Beschäftigungsverbot vor der Entbindung kann im Einverständnis mit der Arbeitnehmerin – jederzeit widerruflich – aufgehoben werden, das Beschäftigungsverbot nach der Entbindung jedoch nicht. Auch nach Ablauf der Frist besteht eine Rücksichtnahmepflicht des Arbeitgebers, insbesondere bei stillenden Müttern.

4.7.2 Entgeltschutz

Muss die Schwangere (außerhalb der Schutzfristen) aufgrund von Beschäftigungsverboten eine geringer bezahlte Tätigkeit ausüben oder wird sie auf einen schlechter bezahlten Arbeitsplatz versetzt, so hat sie Anspruch auf einen Ausgleich. Zahlungspflichtig ist der Arbeitgeber. Die Berechnung erfolgt nach dem Durchschnittsverdienst der letzten 3 Monate vor Eintritt der Schwangerschaft. Ausgleich

Während der Schutzfristen erhält die Frau Mutterschaftsgeld von der gesetzlichen Krankenkasse (§ 200 RVO). Voraussetzung ist, dass sie bei Beginn der 6-Wochenfrist in einem Arbeitsverhältnis stand oder innerhalb eines bestimmten Zeitraums mindestens 12 Wochen Mitglied der Kasse war. Das Mutterschaftsgeld beträgt bis zu 13 Euro kalendertäglich, also rd. 397 Euro monatlich. Der Arbeitgeber muss den Differenzbetrag bis zur Höhe des früheren Netto-Entgelts zahlen, d. h. im Ergebnis, da Mutterschaftsgeld und Arbeitgeberzuschuss steuer- und sozialabgabenfrei sind, die Frau erhält einen vollen Gehaltsausgleich. Die Laufzeit beträgt mindestens 6 + 8 = 14 Wochen, bei verlängerter Schutzfrist auch darüber hinaus. Mutterschaftsgeld

4.7.3 Arbeitsplatzschutz

Die Kündigung einer Schwangeren bzw. jungen Mutter ist bis zum Ablauf von 4 Monaten nach der Entbindung unzulässig, wenn dem Arbeitgeber die Schwangerschaft oder Entbindung bekannt war oder innerhalb von 2 Wochen nach Zugang der Kündigung mitgeteilt wird (§ 9 Mutterschutzgesetz). Zur Feststellung des Beginns der Schwangerschaft sind von dem bescheinigten Entbindungstag 280 Tage zurückzurechnen. Aufgrund einer Neuregelung dieser Vorschrift ist auch das Überschreiten der Zwei-Wochen-Frist noch unschädlich, wenn es unverschuldet geschieht und die Mitteilung anschließend sofort nachgeholt wird. Verschuldet in diesem Sinne ist das Versäumnis bei positiver Kenntnis der Schwangerschaft oder wenn jedenfalls Anhaltspunkte für eine Schwangerschaft vorliegen, die Betroffene sich aber nicht untersuchen lässt. Kündigungsschutz

Der Schutz gilt sowohl für die ordentliche (fristgemäße) wie für die außerordentliche Kündigung, nicht für befristete Arbeitsverhältnisse oder Aufhebungsverträge. Ordentliche/außerordentliche Kündigung

Der Kündigungsschutz gilt auch für „unbefristete" Probearbeitsverhältnisse (☞ S. 126), d. h. diese werden nach Eintritt des Mutterschutzes unkündbar. Dagegen kann sich der Arbeitgeber bei befristeten Probearbeitsverhältnissen oder befristeten Ausbildungsverhältnissen regelmäßig auf die Befristung berufen. Probearbeitsverhältnisse

Die Vier-Monatsfrist verbietet schon die Kündigungserklärung selbst, d. h. diese darf erst nach Ablauf der Frist ausgesprochen werden. Dadurch verlängert sich der Kündigungs-schutz faktisch noch zusätzlich um die normale Kündigungsfrist. Umgekehrt ist eine Kündigung wirksam, die vor Beginn der Schwangerschaft ausgesprochen, aber erst während der Schwangerschaft wirksam wird.

Ausnahmsweise ist die Kündigung einer Schwangeren dann zulässig, wenn die von Arbeits- und Sozialminister bestimmte Behörde (in Nordrhein-Westfalen: der Regierungspräsident) ihr **vorher** zugestimmt hat. Dies ist allerdings nur in Ausnahme ganz gravierenden Ausnahmefällen denkbar. Das Kündigungsverbot gilt nur für den Arbeitgeber, die Frau kann jederzeit kündigen.

Kündigung durch die Schwangere/Mutter

Eine Sonderregelung enthält § 10 Mutterschutzgesetz. Danach kann eine Frau während der Schwangerschaft und während der Schutzfrist das Arbeitsverhältnis zum Ende der Schutzfrist ohne Einhaltung einer Frist kündigen, d. h. sie kann dem Arbeitgeber u. U. ihren Entschluss noch am letzten Tag der Schutzfrist mitteilen.

Wird das Arbeitsverhältnis aufgrund einer solchen Kündigung aufgelöst und kommt es innerhalb eines Jahres ohne eine Zwischenbeschäftigung zu einer Wiedereinstellung im bisherigen Betrieb, so gilt das Arbeitsverhältnis als nicht unterbrochen.

4.8 Das Erziehungsgeld und der Erziehungsurlaub (Elternzeit)

Die geltenden Regelungen beruhen auf dem Gesetz zum Erziehungsgeld und zur Elternzeit in der Fassung der Bekanntmachung vom 1. 12. 2000 (BGBl. I S. 1645), zuletzt geändert am 16. 2. 2001 (BGBl. I S. 283). Diese Fassung gilt für Kinder ab dem Geburtsjahr 2001. Für Kinder ab dem Geburtsjahr 2002 gilt die Neufassung vom 12. 12. 2001 (BGBl. I S. 3258) mit den unten angegebenen „geglätteten" Euro-Beträgen.

4.8.1 Erziehungsgeld

Voraussetzung

Voraussetzung für den Erziehungsgeldanspruch ist, dass der Anspruchsteller ein Kind im Haushalt hat, für das ihm die Personensorge zusteht und das er überwiegend selbst erzieht oder betreut. Stiefkinder und zur Adoption aufgenommene Kinder stehen den leiblichen Kindern gleich, nicht aber Pflegekinder.

Erwerbstätigkeit

Der Betroffene darf nicht oder zumindest nicht voll (max. 30 Stunden/Woche) erwerbstätig sein. Es wird für jedes betreute Kind Erziehungsgeld gezahlt, aber nur jeweils **einer** Person, wobei die Bezugsberechtigung bei besonderen Gründen auch wechseln kann.

Dauer

Das Erziehungsgeld wird derzeit für höchstens 2 Jahre, also bis zur Vollendung des 24. Lebensmonats des Kindes gewährt.

Höhe

Seine Höhe beträgt 307 Euro monatlich, falls die Inanspruchnahme auf ein Jahr beschränkt wird, 460 Euro. Es entfällt, wenn das Familieneinkommen 51.130 Euro im Jahr übersteigt oder wenn Arbeitslosengeld oder -hilfe, Krankengeld o. ä. für eine vorangegangene Beschäftigung von mehr als 30 Stunden/Woche gezahlt wird. Vom 7. Monat an wird das Einkommen grundsätzlich angerechnet, sodass besser Verdienende (Einkommensgrenze für Ehepaare: 16.470 Euro) mit Abschlägen rechnen müssen. Das Erziehungsgeld ist steuerfrei; Mutterschaftsgeld wird begrenzt angerechnet. Die Kosten für das Erziehungsgeld trägt der Bund.

4.8.2 Erziehungsurlaub (Elternzeit)

Voraussetzungen

Es gelten die gleichen Voraussetzungen wie beim Erziehungsgeld, natürlich ohne Einkommensgrenzen.

Aufteilung

Die Elternzeit wird bis zur Vollendung des 3. Lebensjahres des Kindes gewährt. Sie kann von einem Elternteil allein, beiden gemeinsam oder abwechselnd genommen werden. Die Mutterschutzfrist wird angerechnet. Ein Anteil von bis zu 1 Jahr kann mit Zustimmung des Arbeitgebers auf die Zeit bis zum 8. Lebensjahr des Kindes aufgeschoben werden.

Eine Teilzeitbeschäftigung bis zu 30 Stunden pro Woche ist für jeden Elternteil zulässig. Es besteht ein Rechtsanspruch auf Einräumung von Teilzeitbeschäftigung während der Elternzeit gegen den Arbeitgeber.
Teilzeitarbeit

Die Elternzeit muss 6 Wochen vor ihrer Inanspruchnahme schriftlich angekündigt werden. Wenn sie also im unmittelbaren Anschluss an die Mutterschutzfrist geplant ist, so hat die Ankündigung spätestens 2 Wochen nach der Geburt zu erfolgen, wobei auch die Dauer festgelegt werden muss.
Schriftliche Ankündigung

Der Arbeitgeber kann den Erholungsurlaub anteilig kürzen, wobei für jeden Monat Elternzeit in der Regel der Erholungsurlaub um $^1/_{12}$ reduziert wird, so dass bei einer vollen Elternzeit kein Erholungsurlaub übrig bleibt. Etwaiger Resturlaub wird nach der Elternzeit gewährt. Das Gesagte gilt nicht, wenn der Arbeitnehmer während der Elternzeit bei seinem Arbeitgeber Teilzeitarbeit leistet.

Auch während der Elternzeit besteht Kündigungsschutz. Der Arbeitgeber darf das Arbeitsverhältnis ab dem Zeitpunkt, von dem an Elternzeit verlangt worden ist, höchstens 8 Wochen vor Beginn der Elternzeit, und während der Elternzeit nicht kündigen. Der Arbeitnehmer darf zum Ende der Elternzeit mit einer Frist von 3 Monaten kündigen.
Kündigungsschutz

4.8.3 Erziehungszeiten in der Rentenversicherung

Für Kinder, die ab 1992 geboren wurden, werden drei Erziehungsjahre anerkannt. Das bedeutet, dass der Mutter (auf Wunsch statt ihrer auch dem Vater) bis zu drei zusätzliche Versicherungsjahre in Höhe des Durchschnittsentgelts aller Versicherten gutgeschrieben werden. Dies führt zu einer Erhöhung der Rente pro Kind und Jahr etwa um 35,80 Euro.
Drei Erziehungsjahre

Daneben können Berücksichtigungszeiten für Kindererziehung bis zur Vollendung des 10. Lebensjahres des Kindes rentenrechtlich anerkannt werden. Dabei werden Phasen eines unterdurchschnittlichen Verdienstes ab dem vierten Lebensjahr des Kindes um 50 %, maximal bis zu Höhe des statistischen Durchschnittseinkommens, aufgewertet.

4.9 Die Kündigung und das Kündigungsschutzrecht

4.9.1 Begriff und Inhalt der Kündigung

Die Kündigung ist nicht die einzige Möglichkeit, ein Arbeitsverhältnis zu beenden, sie ist aber die wichtigste. Daneben kann ein Arbeitsverhältnis u. a. auch durch einen Aufhebungsvertrag oder durch Ablauf seiner Befristung enden. Ein Betriebsübergang oder die Insolvenz des Arbeitgebers beenden das Arbeitsverhältnis nicht. Im Falle der Insolvenz entsteht allerdings ein Sonderkündigungsrecht für beide Seiten.
Kündigung und sonstige Endigungsgründe

Kündigung ist eine einseitige, empfangsbedürftige Willenserklärung, durch die ein Arbeitsverhältnis für die Zukunft aufgelöst werden soll. Die Kündigung wird wirksam, wenn sie dem Empfänger zugeht. Seine Zustimmung ist nicht erforderlich. Zugang ist mehr, als ein Schreiben losschicken oder abgeben und weniger als erhalten. Die Nachricht ist im Rechtssinne zugegangen, wenn sie so in den Bereich des Empfängers gelangt ist, dass dieser unter normalen Umständen von ihr Kenntnis nehmen konnte.
Zugang

> **Beispiel:** Der durch die Post versandte Brief ist mit seiner Zustellung durch die Post zugegangen, nicht aber bereits mit dem Einwurf in den Briefkasten durch den Absendenden.

Kündigungserklärung

Die Kündigungserklärung muss klar und eindeutig sein; sie braucht das Wort „Kündigung" aber nicht zu enthalten. Eine Begründung ist nicht erforderlich. Nach BAT **soll** der Arbeitgeber den Grund der Kündigung angeben. Die bisher formfreie Kündigungserklärung bedarf seit dem 1. 5. 2000 der **Schriftform** (§ 623 BGB), sonst ist sie unwirksam. Bislang galt dies nur für den öffentlichen Dienst (§ 57 BAT).

Schriftlichkeit

Der Betriebsrat oder Personalrat ist anzuhören bzw. zu beteiligen. Eine ohne deren Mitwirkung vorgenommene Kündigung ist unwirksam.

4.9.2 Ordentliche Kündigung, Kündigungsfristen

Man unterscheidet die ordentliche und die außerordentliche Kündigung.

Ordentliche Kündigung

Die **ordentliche** oder fristgemäße **Kündigung** ist die Kündigung unter Einhaltung der gesetzlichen oder tarifvertraglich vereinbarten Kündigungsfrist (Auslauffrist).

Während früher für Arbeiter und Angestellte unterschiedliche Kündigungsfristen galten, sind sie 1993 so vereinheitlicht worden, dass als Minimalfrist 4 Wochen zum 15. oder zum Monatsende, nach 2 Jahren eine Frist von 1 Monat zum Monatsende vorgeschrieben ist (§ 622 BGB). Abweichungen durch Tarifvertrag sind möglich. Während der Probezeit beträgt die Kündigungsfrist 2 Wochen.

BAT

Auch nach BAT (§ 53) ist die Kündigungsfrist nach der Beschäftigungszeit wie folgt gestaffelt:
- bis zu 1 Jahr Beschäftigungszeit: 1 Monat zum Monatsende
- mehr als 1 Jahr: 6 Wochen zum Quartalsende
- mindestens 5 Jahre: 3 Monate zum Quartalsende
- nach 12 Jahren: 12 Monate zum Quartalsende.

Nach einer Beschäftigungszeit von 15 Jahren bei dem gleichen Arbeitgeber, frühestens nach Vollendung des 40. Lebensjahres, tritt Unkündbarkeit ein (§ 53 Abs. 3 BAT).

Fristberechnung

Die Kündigungsfristen laufen vom Zugang der Kündigung ab. Die Fristberechnung erfolgt nach § 187 BGB (☞ S. 135). Da nach § 187 Abs. 1 BGB der Tag des Zugangs der Kündigung bei der Berechnung der Frist nicht mitzurechnen ist, muss eine Kündigung, um fristgerecht zu sein, einen Tag vor Beginn der jeweiligen Kündigungsfrist zugehen. Das bedeutet,
- bei 6-wöchiger Kündigung zum Quartalsende muss die Kündigung spätestens am 17. 2. (bei Schaltjahren: 18. 2.), 19. 5., 19. 8 oder 19. 11. zugehen,
- bei monatlicher Kündigung zum Monatsende muss die Kündigung spätestens am letzten Tag des Vormonats zugehen,
- bei einer in Wochen angegebenen Kündigungsfrist endet diese in der jeweiligen Woche an dem Tag, der seiner Benennung nach dem Tag des Zugangs der Kündigung entspricht; eine Kündigung, die freitags wirksam werden soll, muss 1, 2 oder 3 Wochen vorher freitags zugegangen sein.

Wochenende/Feiertag

Die Kündigungsfrist verlängert sich nicht, wenn ihr letzter Tag auf einen Samstag, Sonntag oder gesetzlichen Feiertag fällt. Wird die maßgebende Kündigungsfrist versäumt, so wird die Kündigung erst zum nächsten Kündigungstermin wirksam.

4.9.3 Außerordentliche („fristlose") Kündigung

Die **außerordentliche Kündigung** oder Kündigung aus wichtigem Grund ist gesetzlich geregelt in § 626 BGB. Danach müssen Gründe vorliegen, die so schwerwiegend sind, dass dem Kündigenden die Fortsetzung des Arbeitsverhältnisses auch nur bis zum Ablauf der Kündigungsfrist nicht zugemutet werden kann. Die außerordentliche Kündigung erfolgt in der Regel fristlos, kann allerdings auch eine Auslauffrist vorsehen. Zwar ist die Angabe von Gründen auch hier nicht zur Wirksamkeit der Kündigung erforderlich, doch hat der Gekündigte einen Anspruch darauf, die Kündigungsgründe zu erfahren. Wichtig ist, dass die außerordentliche Kündigung innerhalb von 2 Wochen nach dem Erlangen der Kenntnis von den Kündigungsgründen erfolgen muss. Wird diese Frist versäumt, so ist der Kündigungsgrund verbraucht.

Außerordentliche Kündigung

Mitteilung der Kündigungsgründe

Es gibt keine gesetzliche Regelung, was als wichtiger Grund anzusehen ist. Beispiele aus der Rechtsprechung sind
aufseiten des Arbeitgebers:
- beharrliche Arbeitsverweigerung
- grobe Beleidigungen des Arbeitgebers
- Trunkenheit während der Arbeitszeit
- Unterschlagung, Diebstahl während der Arbeit.

Gründe

> **Beispiel:** Ein seit vielen Jahren im gleichen Krankenhaus beschäftigter Krankenpflegehelfer trug dreimal auf Arzneimittelanforderungen der Station zusätzlich 100 Insidon ein und nahm das Medikament zum Eigenverbrauch an sich.
> Das LAG Schleswig-Holstein billigte 1999 trotz langer Beschäftigungsdauer und hohem Lebensalter des Betroffenen die fristlose Kündigung.

aufseiten des Arbeitnehmers:
- erheblicher Lohnrückstand
- grobe Beleidigungen.

4.9.4 Änderungskündigung

Neben der Kündigung, die auf eine Beendigung des Arbeitsverhältnisses zielt, gibt es auch eine solche, die lediglich auf eine Änderung der Arbeitsbedingungen gerichtet ist. Es handelt sich um die **Änderungskündigung**. Durch sie wird ein Arbeitsvertrag gekündigt und gleichzeitig der Abschluss eines neuen Arbeitsvertrages zu geänderten Bedingungen, z. B. hinsichtlich der Gehaltshöhe oder der Arbeitszeit, angeboten. Die Änderungskündigung ist gesetzlich geregelt in § 2 Kündigungsschutzgesetz. Sie ist im Allgemeinen nur als ordentliche, also fristgemäße Kündigung, zulässig. Es gelten die allgemeinen Regeln für Kündigungen, also z. B. auch die Kündigungsfristen.

Änderung der Arbeitsbedingungen

Falls der Arbeitnehmer in die Änderungskündigung einwilligt, so wird das Arbeitsverhältnis zu den geänderten Bedingungen ohne weiteres fortgesetzt. Falls er nicht einwilligt, endet das Arbeitsverhältnis mit Ablauf der gesetzten Frist.

Einwilligung

4.9.5 Kündigungsschutz/Kündigungsgründe

Der **Kündigungsschutz** ist im Wesentlichen im Kündigungsschutzgesetz verankert.

Das Kündigungsschutzgesetz findet nur Anwendung, wenn der Betrieb in der Regel mindestens 6 Arbeitnehmer beschäftigt und das Arbeitsverhältnis länger als 6 Monate bestanden hat.

Betriebsmindestgröße

Es gilt der Grundsatz, dass eine Kündigung unwirksam ist, wenn sie sozial ungerechtfertigt ist. Dies ist der Fall, wenn sie nicht durch
- personenbedingte Gründe,
- verhaltensbedingte Gründe oder
- dringende betriebliche Erfordernisse

gerechtfertigt ist.

Langzeiterkrankungen **Personenbedingte Kündigungsgründe** sind vor allem mangelnde körperliche oder geistige Eignung, auch wiederholte oder Langzeiterkrankungen. In diesem Fall besteht eine besondere Rücksichtnahmepflicht, wobei die Kriterien für die Zulässigkeit der Kündigung u. a. die Häufigkeit der Fehlzeiten und die Prognose für die Krankheit sowie die Wichtigkeit der Person für den Betriebsablauf und eine Interessenabwägung sind. Auch die (unverschuldete) Alkoholabhängigkeit wird als Krankheit zu den personenbedingten Kündigungsgründen gerechnet.

Verhaltensbedingte Gründe sind z. B. häufiges unentschuldigtes Fernbleiben, Verletzung von Verschwiegenheitspflichten, Störungen des Betriebsfriedens, Alkoholmissbrauch, Diebstahl im Betrieb.

Abmahnung In der Regel ist bei verhaltensbedingten Gründen erst eine **Abmahnung** erforderlich. Sie stellt einen – meist schriftlichen – Hinweis auf die Pflichtverletzung dar mit der Androhung, im Wiederholungsfall arbeitsrechtliche Konsequenzen zu ziehen.

Leistungsdefizite Die Zuordnung, ob ein personenbedingter oder ein verhaltensbedingter Kündigungsgrund vorliegt, kann besonders bei **Leistungsmängeln** schwierig sein. Sie werden als personenbedingt bewertet, wenn sie auf mangelnder Eignung beruhen, und als verhaltensbedingt, wenn fehlender Leistungswille zugrunde liegt.

Soziale Auswahl **Dringende betriebliche Erfordernisse** sind Gründe, die in der Situation des Betriebes liegen, wie z. B. Rationalisierungsmaßnahmen oder Bettenabbau. Hier muss jedoch vor einer Entlassung geprüft werden, ob ein anderweitiger Einsatz des Arbeitnehmers möglich ist oder Kurzarbeit angeordnet werden kann. Ist danach die Kündigung unvermeidlich, muss der Arbeitgeber eine soziale Auswahl vornehmen. Er muss also prüfen, welchen von mehreren in Betracht kommenden Arbeitnehmern die Kündigung am wenigsten hart treffen würde. Kriterien hierfür sind Alter, Dauer der Betriebszugehörigkeit und Unterhaltspflichten des Arbeitnehmers.

4.9.6 Kündigungsschutzverfahren

Das Kündigungsschutzverfahren bei einer ordentlichen Kündigung verläuft wie folgt: Der Arbeitnehmer kann zunächst innerhalb einer Woche beim Betriebsrat Einspruch einlegen. Dieser soll dann zwischen dem Arbeitgeber und dem Arbeitnehmer vermitteln. Unabhängig hiervon muss die gegen die Kündigung gerichtete Klage innerhalb von 3 Wochen beim Arbeitsgericht eingereicht werden. Es gibt also keine automatische Unwirksamkeit einer Kündigung, sondern es ist in jedem Fall Klage erforderlich.

Einspruch
Klage beim Arbeitsgericht

Vertretung Für die Erhebung der arbeitsgerichtlichen Klage ist ein Anwalt nicht erforderlich. Jedermann kann vor dem Arbeitsgericht klagen. Die Klage kann auch zur Niederschrift bei der Geschäftsstelle des Arbeitsgerichts eingereicht werden. Vertretung ist möglich, insbesondere auch durch Gewerkschaftsvertreter. Wenn sich der Betreffende durch einen Anwalt vertreten lässt, so erhält er in der ersten Instanz hierfür keine Kostenerstattung, auch dann nicht, wenn er den Prozess gewinnt.

Anders in der zweiten Instanz (Landesarbeitsgericht). Hier herrscht Anwaltszwang, wobei ebenfalls eine gewerkschaftliche Vertretung möglich ist. *Bundesarbeitsgericht*

Gewinnt der Arbeitnehmer den Prozess, so stellt das Arbeitsgericht fest, dass das Arbeitsverhältnis durch die Kündigung nicht beendet worden ist. Die Folge ist, der Arbeitgeber muss das Gehalt für den Kündigungszeitraum nachzahlen. Der Arbeitnehmer muss sich allerdings anrechnen lassen, was er inzwischen anderweitig verdient oder an Arbeitslosengeld, Sozialhilfe und ähnlichem erhalten hat. *Gehaltsnachzahlung*

Trotzdem ist eine Fortsetzung des Arbeitsverhältnisses häufig schwierig oder unmöglich, weil sich die Parteien im Prozessverlauf völlig zerstritten haben. Daher bestimmt § 9 Kündigungsschutzgesetz: Ist die Fortsetzung des Arbeitsverhältnisses dem Arbeitnehmer nicht zumutbar, so hat das Gericht das Arbeitsverhältnis auf dessen Antrag aufzulösen und den Arbeitgeber zu einer angemessenen Abfindung zu verurteilen. Diesen Antrag kann auch der Arbeitgeber stellen, wenn eine gedeihliche Zusammenarbeit nicht mehr zu erwarten ist. *Abfindung*

Als Abfindung kann ein Betrag von bis zu 12 Monatsverdiensten, der bis zur Höhe von 8.181 Euro nicht lohnsteuerpflichtig ist, angesetzt werden. Die Freigrenze steigt nach Erreichen des 55. Lebensjahres und 20-jährigem Arbeitsverhältnis auf 12.271 Euro. Abfindungen führen zu einem Ruhen des Anspruchs auf Arbeitslosengeld, wenn die ordentliche Kündigungsfrist nicht eingehalten wurde.

Probleme ergeben sich, wenn der Fortbestand des Arbeitsverhältnisses festgestellt wird, der Arbeitnehmer aber inzwischen ein neues Arbeitsverhältnis begonnen hat und auch keine Auflösung mit Abfindung erfolgt. Der Arbeitnehmer hat dann ein Wahlrecht: er kann entweder das neue Arbeitsverhältnis fristgerecht kündigen, um bei dem alten Arbeitgeber weiterzuarbeiten, oder er verweigert die Fortsetzung des alten Arbeitsverhältnisses. Die entsprechende Erklärung muss spätestens 1 Woche nach Rechtskraft des Urteils abgegeben werden. Die Rechtskraft tritt einen Monat nach Zustellung ein. *Wahlrecht*

Die außerordentliche Kündigung wird zwar durch das Kündigungsschutzgesetz nicht ausdrücklich geregelt. Aufgrund der Rechtsprechung gilt jedoch insbesondere die 3-Wochen-Frist auch hier analog. Beim Obsiegen des Arbeitnehmers in dem Prozess ist ebenfalls eine Abfindungsverpflichtung möglich.

4.10 Die Nachwirkungen des Arbeitsverhältnisses, Zeugnisanspruch

Das Arbeitsverhältnis hat auch nach seiner Beendigung gewisse Nachwirkungen. Die wichtigste hiervon ist der Zeugnisanspruch. Das Zeugnis muss wohlwollend sein, darf den Arbeitnehmer beruflich nicht behindern, muss aber wahr sein. *Zeugnisanspruch*

Ein **einfaches Zeugnis** gibt nur Auskunft über Art und Dauer des Arbeitsverhältnisses.

Der Regelfall ist das **qualifizierte Zeugnis,** das zusätzliche Angaben über Führung und Leistung enthält. Ungünstige Feststellungen dürfen nur enthalten sein, wenn sie für den Arbeitnehmer bezeichnend sind. Das heißt, dass einmalige Vorkommnisse in der Regel nicht aufgeführt werden dürfen, auch nicht etwa negatives außerdienstliches Verhalten. *Qualifiziertes Zeugnis*

Der Arbeitnehmer kann die Ausstellung eines neuen Zeugnisses verlangen, wenn es unzutreffende Tatsachen oder unrichtige Beurteilungen enthält.

Es dürfen auch keine sog. Geheimzeichen oder Formulierungen benutzt werden, die eine scheinbar positive Beurteilung bei dem kundigen Leser in ihr Gegenteil verkehren.

> **Beispiel:** Einer Krankenschwester wurde im Zeugnis attestiert: „Sie war sehr tüchtig und in der Lage, ihre eigene Meinung zu vertreten." Die Krankenschwester klagte vor dem LAG Hamm erfolgreich auf Entfernung dieser Passage. Die Kombination der Merkmale „tüchtig" und „selbstbewusst" signalisiere ein hohes Selbstbewusstsein und eine geringe Kritikfähigkeit und sei daher geeignet, die Schwester als Querulantin erscheinen zu lassen und in ihrem beruflichen Fortkommen zu behindern.

Arbeitspapiere — Der Arbeitnehmer hat ferner einen Anspruch auf Herausgabe der Arbeitspapiere, d. h. im Wesentlichen der Lohnsteuerkarte und einer Urlaubsbescheinigung. Diese sind grundsätzlich, ebenso wie das Zeugnis, beim Arbeitgeber abzuholen. Gelegentlich werden sog. Ausgleichsquittungen ausgestellt, die die Feststellung enthalten, dass keinerlei Ansprüche aus dem Arbeitsverhältnis mehr bestehen.

Teil IV: Überblick über weitere pflegerelevante Vorschriften

1 Grundzüge des Lebensmittelrechts

Das Lebensmittelrecht ist heute ein weitgefächertes Rechtsgebiet, das, obwohl es in erster Linie dem Schutze des Verbrauchers dienen soll, diesem weitgehend unbekannt ist. Es hat erhebliche Bedeutung für Krankenhäuser und Kuranstalten als Einrichtungen mit Gemeinschaftsverpflegung. Mit der Berufstätigkeit der Krankenpflegekraft hat das Lebensmittelrecht dagegen nur vereinzelt Berührungspunkte.

Verbraucherschutz

Die wesentlichen Vorschriften befinden sich in dem „Gesetz über den Verkehr mit Lebensmitteln, Tabakerzeugnissen, kosmetischen Mitteln und sonstigen Bedarfsgegenständen (Lebensmittel- und Bedarfsgegenständegesetz [LMBG])" in der Neufassung vom 9.9.1997 (BGBl. I S. 2296), zuletzt geändert am 20.7.2000 (BGBl. I S. 1073). Neben dem Lebensmittel- und Bedarfsgegenständegesetz, das sich auch mit Tabakerzeugnissen und kosmetischen Mitteln befasst, gibt es viele Spezialgesetze, wie das Fleischhygienegesetz, das Milch- und Margarinegesetz, das Weingesetz, das Getreidegesetz usw.

Das Lebensmittel- und Bedarfsgegenständegesetz verfolgt drei Ziele:

Ziele

1. Es soll den Verbraucher in seiner Gesundheit schützen durch Ausschaltung aller gesundheitsschädlichen oder nicht unbedenklichen Stoffe, die **als** Lebensmittel oder **in** Lebensmitteln in den Verkehr gebracht werden.
2. Es soll Schutz gewähren vor Täuschungen über Beschaffenheit und Qualität der Lebensmittel.
3. Es soll den Verbraucher über Eigenschaften der Lebensmittel durch Kennzeichnungsvorschriften unterrichten.

Im Vordergrund steht also der Verbraucherschutz, auch wenn es zahlreiche lebensmittelrechtliche Vorschriften, wie das Handelsklassengesetz und die EG-Vermarktungsnormen gibt, die in erster Linie das Ziel verfolgen, den Absatz landwirtschaftlicher Erzeugnisse zu fördern.

„Lebensmittel ... sind Stoffe, die dazu bestimmt sind, in unverändertem, zubereitetem oder verarbeitetem Zustand von Menschen verzehrt zu werden" (§ 1 Abs. 1 LMBG).

Definition

Verzehren heißt, essen, kauen und trinken, aber auch die anderweitige Zufuhr von Stoffen in den Magen, z. B. durch Sondenernährung. Dagegen sind Stoffe, die in den Körper eingerieben, mittels Infusion oder Injektion zugeführt werden, keine Lebensmittel. Dies gilt auch für Inhalationen.

Gelegentlich ist die Abgrenzung der Lebensmittel von Arzneimitteln schwierig. Ein Stoff kann nicht beides gleichzeitig sein. Für die Abgrenzung kommt es ausschließlich auf den Lebensmittelbegriff des LMBG an. Er gilt gemäß § 2 Abs. 3 Nr. 1 AMG auch im Arzneimittelrecht. Der Zulassung oder Registrierung als Arzneimittel nach dem Arzneimittelgesetz kommt konstitutive, d. h. rechtsbekundende Bedeutung zu. Das Mittel gilt dann als Arzneimittel, auch wenn es tatsächlich kein solches ist.

Abgrenzung zu Arzneimitteln

Vitaminpräparate	Zuordnungsschwierigkeiten treten z. B. im Zusammenhang mit Vitaminpräparaten auf, die je nach Einzelfall das eine oder das andere sein können. Stärkungsmittel (Tonika) sind Arzneimittel. Schlankheitsmittel sind in der Regel ebenfalls Arzneimittel.
Kosmetika	Noch schwieriger ist die Abgrenzung bei Kosmetika (§ 4 LMBG). Kosmetische Mittel sind dann ein Arzneimittel, wenn sie **überwiegend** Krankheiten oder Beschwerden lindern oder heilen sollen. Andernfalls ist für sie als kosmetische Mittel das Lebensmittel- und Bedarfsgegenständegesetz anwendbar.
Bedarfsgegenstände	Bedarfsgegenstände (§ 5 LMBG) sind z. B. Behältnisse zur Herstellung von Lebensmitteln, Verpackungen, Zahnbürsten, Bettwäsche, Brillengestelle, Reinigungsmittel. Nicht zu Bedarfsgegenständen gehören Gegenstände, die als Arzneimittel oder Medizinprodukte angesehen werden müssen, beispielsweise Verbandsstoffe oder Augenhaftschalen.
Werbeverbot	Ein wichtiger Grundsatz des Lebensmittelrechts ist das Verbot gesundheits- bzw. krankheitsbezogener Werbung (§ 18 LMBG). Hiermit soll bei dem Verbraucher dem Eindruck entgegengewirkt werden, ein Lebensmittel könne Krankheiten lindern oder heilen, der vor allem durch plakative Aussagen in der Werbung hervorgerufen werden kann. Insbesondere darf nicht in Wort oder Bild auf angebliche ärztliche Empfehlungen oder Aussagen von Angehörigen der Heilberufe hingewiesen werden.
	Das Verbot der krankheitsbezogenen Werbung gilt allerdings nicht für die Werbung gegenüber Angehörigen der Heil- und Heilhilfsberufe. Ihnen wird so viel Sachkunde und Durchblick zugetraut, dass sie sich von derartigen Anpreisungen nicht beeindrucken lassen.
Diätetische Lebensmittel	Eine weitere Ausnahme von dem Grundsatz, dass nicht mit angeblichen heilenden Wirkungen von Lebensmitteln für Krankheiten geworben werden darf, gilt für die sog. diätetischen Lebensmittel. Dies sind nach der Verordnung über diätetische Lebensmittel (Diätverordnung) in der Fassung vom 25.8.1988 BGBl. I S. 1713), zuletzt geändert am 21.12.2001 (BGBl. I S. 4189), Lebensmittel, die für eine ganz besondere Ernährung bestimmt sind. Diese Voraussetzung erfüllen im Wesentlichen drei Gruppen: • Personen, „deren Verdauungs- oder Resorptionsprozess oder Stoffwechsel gestört ist"; • „Personen, die sich in besonderen physiologischen Umständen befinden..." (z.B. Schwangere oder Sportler); • gesunde Säuglinge oder Kleinkinder.
	§ 3 der Diätverordnung konkretisiert das Verbot der krankheitsbezogenen Werbung aus § 18 LMBG in dem Sinne, dass heute weitgehend bei diätetischen Lebensmitteln krankheitsbezogene Werbung verboten ist.
Bestrahlung von Lebensmitteln	Ein auch in jüngerer Zeit heiss diskutierter Punkt ist die Frage der Zulässigkeit der Bestrahlung von Lebensmitteln mit radioaktiven oder sonstigen Strahlen. § 13 LMBG enthielt ein grundsätzliches Verbot, Lebensmittel gewerbsmäßig mit ultravioletten oder ionisierenden Strahlen zu behandeln; es konnten aber durch Rechtsverordnung Ausnahmen zugelassen werden. Dies war durch § 1 Abs. 1 der Lebensmittelbestrahlungsverordnung in der Weise geschehen, dass die Behandlung von Lebensmitteln mit Elektronen-, Gamma- und Röntgenstrahlen zu **Kontroll- und Messzwecken** für zulässig erklärt wurde. Die ultraviolette Bestrahlung war und ist auch zugelassen u. a. für die Entkeimung von Trinkwasser. Die Mikrowellenerhitzung fällt nicht unter diese Vorschrift. Aufgrund der Neufassung des LMBG im Jahre 1997 ist nunmehr nur noch verboten, bei Lebensmitteln gewerbsmäßig **eine nicht zugelassene Bestrahlung** anzuwenden bzw. derart bestrahlte Lebensmittel in den Verkehr zu bringen.

Zugelassen ist die Bestrahlung von getrockneten aromatischen Kräutern und Gewürzen sowie von Lebensmitteln zu Kontroll- und Messzwecken, letztere aber nur mit Neutronenstrahlen. Die zugelassene Bestrahlung muss gekennzeichnet werden. — *Kräuter/Gewürze*

Eine wohl unvermeidliche, aber gleichwohl bemerkenswerte Regelung enthalten die §§ 14, 15 LMBG, nämlich eine Höchstmengenbegrenzung für Pflanzenschutzmittel und Rückstände von Tierarzneimitteln. Da es offenbar in unserer Zeit selbst bei biologischem Anbau und größter Sorgfalt nicht mehr möglich ist, Lebensmittel vollkommen rückstandsfrei zu produzieren, sah sich der Gesetzgeber gezwungen, maximal zulässige Höchstmengen von Rückständen festzulegen. Sie sind enthalten in der Verordnung über Höchstmengen an Rückständen von Pflanzenschutz- und Schädlingsbekämpfungsmitteln, Düngemitteln und sonstigen Mitteln in oder auf Lebensmitteln und Tabakerzeugnissen in der Fassung vom 21.10.1999 (BGBl. I S. 2082), zuletzt geändert am 20.11.2000 (BGBl. I S. 1574). — *Höchstmengenbegrenzung*

Die Schadstoffhöchstmengen werden in der Einheit mg/kg, also im Verhältnis 1:1 000 000 parts-per-million (ppm) angegeben. Es handelt sich also um unvorstellbar geringe Mengen. Diätetische Lebensmittel für Säuglinge und Kleinkinder dürfen generell nicht mehr als 0,01 mg/kg eines Schadstoffes enthalten. Die Einhaltung dieses Wertes erfüllt dann allerdings noch den Begriff „frei von Rückständen" im Sinne von § 17 Abs. 1 Ziffer 4 LMBG. — *Säuglingsnahrung*

Die relativ strengen deutschen Regeln wurden im Zusammenhang mit der Novellierung der EU-Richtlinie über Rückstände von Schädlingsbekämpfungsmitteln in Lebensmitteln in Frage gestellt. Die Grenzwerte in anderen europäischen Ländern waren teilweise erheblich höher als in Deutschland. 1998 gelang es dem Europäischen Parlament, bei Pestizid-Rückständen in Baby-Nahrungsmitteln den untersten Grenzwert von 0,1 mg/kg durchzusetzen. Damit sind seitdem die strengen deutschen Regeln, die eine praktisch pestizidfreie Baby-Nahrung garantieren, europaweit verbindlich. — *EU-Richtlinien*

2 Arzneimittelrecht

Es ist erstaunlich und aus heutiger Sicht kaum zu verstehen, dass es bis 1961 in Deutschland keine umfassende gesetzliche Regelung über den Verkehr mit Arzneimitteln gab. Hinsichtlich der Apothekenpflichtigkeit von Arzneimitteln verwies seinerzeit § 6 der Gewerbeordnung noch auf eine kaiserliche Ausführungsverordnung aus dem Jahre 1901. — *Rückblick*

Seit 1961 ist das Gesetz über den Verkehr mit Arzneimitteln mehrfach geändert worden und gilt jetzt in der Neufassung vom 11.12.1998 (BGBl. I S. 3586), zuletzt geändert am 20.7.2000 (BGBl. I S. 1072). Wichtige Änderungen enthielt die Neufassung des Gesetzes von 1976, durch die Konsequenzen aus den Contergan-Schadensfällen, u.a. durch Einrichtung eines Entschädigungsfonds gezogen wurden. — *Neufassung 1976*

Das Arzneimittelgesetz (AMG) will die Arzneimittelversorgung von Mensch und Tier durch Sicherstellung von Qualität, Wirksamkeit und Unbedenklichkeit der Arzneimittel gewährleisten (§ 1 AMG). Insbesondere ist es untersagt, **bedenkliche Arzneimittel** in den Verkehr zu bringen. Bedenklich sind solche Mittel, „bei denen nach dem jeweiligen Stand der wissenschaftlichen Erkenntnisse der begründete Verdacht besteht, dass sie bei bestimmungsgemäßem Gebrauch schädliche Wirkungen haben, die über ein nach den Erkenntnissen der medizinischen Wissenschaft vertretbares Maß hinausgehen" (§ 5 Abs. 2 AMG). — *Bedenkliche Arzneimittel*

Inkaufnahme gefährlicher Nebenwirkungen	Durch diese schwammige Formel ist es weitgehend in die Hand des pharmazeutischen Unternehmers gelegt, ob er das Risiko eingehen will, ein mit deutlichen Nebenwirkungen behaftetes Medikament in den Verkehr zu bringen. Die Frage, inwieweit man gefährliche Nebenwirkungen von Medikamenten bis hin zu Todesfällen in Kauf nehmen darf, ist im Zusammenhang mit dem Cholesterin senkenden Präparat „Lipobay®" wieder in die Diskussion geraten. Da man (auch bedenkliche) Nebenwirkungen nicht ausschließen kann[19],
Abwägung	ist eine Nutzen-Risiko-Analyse erforderlich, bei der abzuwägen ist, wie gravierend die zu behandelnde Krankheit ist, wie schwer und häufig die Nebenwirkungen sind und ob es weniger gefährliche Arzneimittel gibt. Geht diese Abwägung negativ aus, muss ein Pharmahersteller dem Geschädigten auch ohne Verschulden haften.
	Als weitere Sicherung ermöglicht es § 6 AMG auch dem Bundesgesundheitsminister, bestimmte Stoffe oder Mixturen von Stoffen zu verbieten, die eine Gefährdung der Gesundheit von Mensch oder Tier herbeiführen können.
Streng geregelte Verfahrensschritte	Der Hinweis auf § 5 Abs. 2 AMG und die dort geregelte Eigenverantwortung des Unternehmers könnte den Eindruck erwecken, als sei der Arzneimittelmarkt im besonderem Maße liberal geordnet. Dies ist aber nicht der Fall. Im Gegenteil sind von der Herstellungserlaubnis bis zur Packungsbeilage alle Verfahrensschritte streng geregelt. Wer Arzneimittel zur Abgabe an andere herstellen will, braucht eine Erlaubnis. Der Herstellungsleiter muss die erforderliche Sachkenntnis als Apotheker, Chemiker, Biologe oder Mediziner haben. Fertigarzneimittel, also Arzneimittel, die fertig hergestellt und verbrauchergerecht abgepackt sind, dürfen nur in den Verkehr gebracht werden, wenn sie durch das Bundesinstitut für Arzneimittel und Medizinprodukte zugelassen worden
Zulassung/Registrierung	sind. Homöopathische Arzneimittel müssen zumindest registriert werden.
	Für den Vertrieb von Arzneimitteln statuiert das Arzneimittelgesetz eine zweifache Sicherheit.
Apothekenpflicht	Zunächst wird in § 43 der alte Grundsatz bekräftigt, dass Arzneimittel – und zwar unabhängig von der Verschreibungspflicht – nur in Apotheken abgegeben werden dürfen. Ausgenommen hiervon sind im Wesentlichen natürliche und künstliche Heilwässer, Heilerde, Pflanzensäfte, Pflaster und äußerliche Desinfektionsmittel.
Verschreibungspflicht	Verschreibungspflichtig sind nach §§ 48, 49 AMG zum einen Arzneimittel, die bestimmte als gefährlich eingeschätzte Stoffe enthalten, oder solche, deren Wirkungen nicht allgemein bekannt sind. Für die Letztgenannten gilt eine automatische Verschreibungspflicht nach § 49 AMG. Die verschreibungspflichtigen Arzneimittel sowie die Art und Häufigkeit ihrer Abgabe ist in der „Verordnung über verschreibungspflichtige Arzneimittel" in der Fassung vom 30.8.1990 (BGBl. I S. 1866), zuletzt geändert am 8.12.2000 (BGBl. I S. 1685), geregelt. Entsprechend gibt es auch eine „Verordnung über apothekenpflichtige und freiverkäufliche Arzneimittel" in der Fassung vom 30.8.1990 (BGBl. I S. 1866), zuletzt geändert am 8.12.2000 (BGBl. I S. 1685).
Medizinprodukt oder Arzneimittel	Nachdem 1994 das Medizinproduktegesetz erlassen wurde, ist in manchen Fällen zweifelhaft geworden, ob es sich um ein Medizinprodukt oder um ein Arzneimittel handelt. Die Abgrenzung richtet sich danach, ob der medizinische Zweck auf pharmakologischem Wege (dann Arzneimittel) oder auf pysikalischem Wege (dann Medizinprodukt) erreicht werden soll. So würde z. B. ein schlichtes Pflaster dem Medizinproduktegesetz unterliegen, aber ein Pflaster, das bereits mit einem Arzneimittelaufstrich versehen ist, dem Arzneimittelgesetz.

---

19 Es ist bekannt, dass selbst die millionenfach (z. B. im Aspirin®) verwandte Acetylsalicylsäure Todesfälle auslösen kann.

Das Arzneimittelgesetz enthält auch Vorschriften über die klinische Prüfung von Arzneimitteln an Menschen. Neben vielen anderen Voraussetzungen hängt die Zulässigkeit derartiger Prüfungen im Wesentlichen davon ab, dass die betreffende Person, der Proband, mit dem Test einverstanden ist, dass die Prüfung von einem erfahrenen Arzt geleitet wird, und dass die damit verbundenen Risiken ärztlich vertretbar sind (§ 40 AMG). Neuerdings darf mit der Prüfung auch erst dann begonnen werden, wenn diese von einer unabhängigen Ethikkommission zuvor gebilligt worden ist.

Klinische Prüfung am Menschen

Ethikkommission

Die geltenden deutschen Regelungen müssen aufgrund der Richtlinie 2001/02 des Europäischen Parlaments und des Rates vom 4. 4. 2001 bis zum 1. 5. 2003 an das europäische Recht angepasst werden.

3 Betäubungsmittelrecht

Der Begriff Betäubungsmittel stammt aus der Zeit des Ersten Weltkrieges, wo er im Zusammenhang mit dem Einsatz von Opium und Morphium bei schwerstverletzten Soldaten benutzt wurde. Die heute durch das „Gesetz über den Verkehr mit Betäubungsmitteln" in der Fassung vom 1. 3. 1994 (BGBl. I S. 358), zuletzt geändert am 27. 9. 2000 (BGBl. I S. 1414), erfassten Stoffe gehen weit über die herkömmlichen Betäubungsmittel hinaus und erfassen insbesondere auch die sog. psychotropen Stoffe, also solche, die eine Änderung der psychischen Verfassung des Menschen bewirken sollen. Was heute zu den gesetzlich geregelten Betäubungsmitteln zählt, ist in den Anlagen zum Betäubungsmittelgesetz, die ständig ergänzt werden[20], abschließend bestimmt.

Betäubungsmittelgesetz

Die schon lange bekannten Gefahren des Drogenkonsums haben eine äußerst restriktive gesetzliche Regelung des Betäubungsmittelverkehrs erzwungen. Gleichwohl ist die Zahl der Konsumenten „harter" Drogen auf 250.000 – 300 000 angestiegen. Darüber hinaus rechnet man in der Bundesrepublik mit 1,5 Millionen Medikamentenabhängigen.[21] Schließlich sind ca. 2,5 Mio. Menschen der legalen Droge Alkohol verfallen. Es ist daher nur wenig überzeichnet, wenn Körner (a. a. O., Einleitung, Rdn. 22) ausführt: „Die Bundesrepublik ist zu einer Gesellschaft von Süchtigen geworden". Jedenfalls gelten weit mehr als 1 % der Bevölkerung als suchtstoffabhängig, womit früher bereits die Voraussetzungen für die Annahme einer Volksseuche gegeben waren (☞ Tab. 6, S. 152).

Drogenkonsum

Medikamentenabhängigkeit Alkohol

Das Betäubungsmittelgesetz unterscheidet
- nicht verkehrsfähige Betäubungsmittel (Anlage I).
  Dies sind gesundheitsschädliche Stoffe mit einer besonders hohen Missbrauchsgefahr, die in der Bundesrepublik Deutschland nicht zu therapeutischen Zwecken, sondern höchstens mit einer Sondererlaubnis zu wissenschaftlichen Zwecken eingesetzt werden dürfen.
  Dazu gehört u. a. Cannabis (Marihuana) und Cannabisharz (Haschisch).
- Verkehrsfähige, aber nicht verschreibungsfähige Betäubungsmittel (Anlage II).
  Dabei handelt es sich meist um Rohstoffe und Zwischenprodukte für die pharmazeutische Industrie. Hierzu gehören z. B. auch verschiedene Codein-Zubereitungen. Die daraus hergestellten Arzneimittel, z. B. gegen

Arten der Betäubungsmittel

---
20 Zuletzt am 19. 6. 2001 (BGBl. I S. 1180).
21 Alle Angaben aus „Jahrbuch Sucht 2001" der Deutschen Hauptstelle gegen die Suchtgefahren e.V.

Tab. 6:
Drogenabhängige und -gefährdete in Deutschland[21]

Alkohol (18–59 J.)	riskanter Konsum, davon	7,8 Mio. (16 %)	
	missbräuchlicher Konsum, davon	2,4 Mio. (6 %)	
	abhängiger Konsum	1,5 Mio. (3 %)	
Medikamente	Abhängige, davon	1,5 Mio.	
	Benzodiazepinderivate (Beruhigungsmittel/Tranquilizer)	1,2 Mio.	
illegale Drogen	Konsumenten von Cannabis innerhalb der letzten 12 Monate, davon	2 Mio.	
	Dauerkonsumenten	270 000	
	Konsumenten „harter Drogen" wie Heroin u. a. Opiate, Kokain, Amphetamin, Ecstasy, davon	250–300 000	
	Abhängige und Personen mit hoch riskantem Konsum	100–150 000	

Husten, sind als sog. „ausgenommene Zubereitungen" weitgehend von dem Betäubungsmittelrecht ausgenommen.

Für die Stoffe in den Anlagen I und II gilt, dass sie nicht verschrieben, verabreicht oder einem anderen zum unmittelbaren Verbrauch überlassen werden dürfen.

• Verkehrs- und verschreibungsfähige Betäubungsmittel (Anlage III). Hierzu gehören u. a. Amphetamin, Kokain, Morphin, Opium.

Wegen der Gefährlichkeit der Betäubungsmittel stellt das Gesetz den gesamten Verkehr, also insbesondere die Herstellung und den Handel, unter Erlaubnisvorbehalt. Diese Erlaubnispflicht gilt allerdings nicht für Erwerb, Herstellung und Veräußerung von Betäubungsmitteln nach Anlage II oder III in Apotheken oder Krankenhausapotheken sowie für Betäubungsmittel nach Anlage III im Falle einer ärztlichen Verordnung.

Abgabe von Betäubungsmitteln

Über den allgemeinen Erlaubnisvorbehalt hinaus dürfen Betäubungsmittel im Einzelfall nur an Inhaber der vorgenannten Erlaubnis, Apotheker oder Patienten im Rahmen von ärztlichen Verordnungen abgegeben werden. Es versteht sich von selbst, dass Betäubungsmittel im Sinne von Anlage III BTMG verschreibungspflichtig sind. Ausgenommen ist die unmittelbare Verabreichung im Rahmen einer ärztlichen Behandlung. Damit soll auch klargestellt werden, dass die Anwendung oder Übergabe des Betäubungsmittels durch eine Pflegekraft vorgenommen werden kann, sofern nur der Arzt die Herrschaft über das Geschehen hat. Auch der Arzt kann Betäubungsmittel nicht uneingeschränkt einsetzen. Wegen der bestehenden Suchtgefahr ist ihre Anwendung gesetzlich ausdrücklich nur dann zugelassen, wenn der beabsichtigte Zweck nicht auf andere Weise erreicht werden kann.

Meldepflicht

Jeder, der ein Betäubungsmittel abgibt, ist verpflichtet, dem Bundesinstitut für Arzneimittel und Medizinprodukte dies mit Angaben über die Person des Erwerbers sowie Art und Menge der abgegebenen Betäubungsmittel zu melden.

Empfangsbestätigung

Der Erwerber ist nur verpflichtet, den Empfang des Betäubungsmittels zu bestätigen.

Die Betäubungsmittel-Verschreibungsverordnung in der Fassung vom 20.1.1998 (BGBl. I S. 80), zuletzt geändert am 19.6.2001 (BGBl. I S. 1195), regelt im Einzelnen das Verfahren der Belieferung und Abgabe von Betäubungsmitteln. So müssen die Betäubungsmittel für den Stationsbedarf eines Krankenhauses durch einen „Betäubungsmittelanforderungsschein", den nur der leitende Arzt des Krankenhauses oder einer Teileinheit unterschreiben darf, angefordert werden. Die Unterlagen sind 3 Jahre aufzubewahren. Die Abgabe von Betäubungsmitteln an Patienten erfolgt über ein dreiteiliges amtliches Betäubungsmittelrezept. Die Betäubungsmittelrezepte sind nummeriert, mit der Code-Nummer des betreffenden Arztes versehen und müssen gegen Diebstahl besonders gesichert werden.

Stationsbedarf

Betäubungsmittelrezept

Der Arzt darf einem Patienten an einem Tag im Regelfall nur bestimmte Höchstmengen für den Bedarf von bis zu 30 Tagen, z.B. 3.000 mg Methadon oder 600 mg Amphetamin verschreiben. Auch die eigene Vorratshaltung des Arztes an Betäubungsmitteln soll einen Monatsbedarf nicht überschreiten. Besondere Regelungen gelten für die Substitution von Drogenabhängigen.

Höchstmengen

Das Betäubungsmittelgesetz regelt aber nicht nur die Voraussetzungen für den zulässigen Umgang mit Betäubungsmitteln, sondern enthält auch wichtige strafrechtliche Vorschriften. Der Gesetzgeber hat dabei versucht, zwischen dem gewerbsmäßigen, insbesondere bandenmäßig betriebenen Drogenhandel, und dem Besitz von geringen Mengen von Drogen durch Gelegenheitskonsumenten zu unterscheiden. Er hat ferner eine Vielzahl von Klauseln eingebaut, die es den Strafverfolgungsbehörden ermöglichen, bei Geringfügigkeit oder Therapiewilligkeit ganz oder teilweise von Strafe abzusehen. Es bleibt aber vom Grundsatz her dabei, dass der unerlaubte Besitz von Betäubungsmitteln mit einer Freiheitsstrafe bis zu fünf Jahren bestraft werden kann.

Strafrechtliche Vorschriften

Freiheitsstrafe

Einen lebhaften Streit gibt es über die Frage, wann von einer Bestrafung abgesehen werden kann, weil der Täter lediglich eine geringe Menge zum Eigenverbrauch bei sich geführt hat. Die neuere Rechtsprechung hierzu ist sehr unübersichtlich, weil teilweise auf die Konsumeinheiten oder das Gewicht, andererseits (so der BGH) auf die Wirkstoffmenge abgestellt wird. Zwischenzeitlich haben die Länder Richtlinien erlassen, in denen Grenzwerte für Haschisch, Heroin und Kokain enthalten sind. So gelten z.B. in Nordrhein-Westfalen bis zu 10 g Cannabis und bis zu 0,5 g Heroingemisch noch als geringe Menge.

Grenzwerte

Nach dem Grundsatz „Therapie statt Strafe" kann eine Haftstrafe von bis zu zwei Jahren ausgesetzt werden, wenn der Verurteilte sich wegen seiner Abhängigkeit einer Entziehungsbehandlung unterzieht. Nach einer erfolgreichen Behandlung kann die Behandlungszeit bis zu zwei Drittel auf die Strafzeit angerechnet und der Rest zur Bewährung ausgesetzt werden.

Therapie statt Strafe

Bis zur Neuregelung im Jahre 1994 war die Abgabe von Methadon und anderen Ersatzdrogen objektiv ein Verstoß gegen das Betäubungsmittelgesetz. Durch die Umstufung von Methadon von der Anlage II in die Anlage III wurde gewährleistet, dass die bisher nur mit Levomethadon mögliche Substitutionbehandlung auch mit Methadon möglich ist.

Ersatzdrogen

Durch die Einfügung des § 10a in das BTMG im Jahre 2000 ist jetzt auch der Betrieb von Drogenkonsumräumen für Schwerstabhängige unter strengen Voraussetzungen und mit Zustimmung der obersten Landesbehörde möglich geworden. Der Nutzen dieser Einrichtungen war und ist – auch unter den Befürwortern einer liberaleren Drogenpolitik – sehr streitig.

4 Medizinproduktegesetz mit Ausführungsverordnungen

Vorbeugung, Diagnose und Therapie von Krankheiten kann im Wesentlichen auf zwei Wegen erfolgen:
- auf pharmakologischem Weg (durch Arzneimittel) oder
- durch medizinisch-technische Geräte und Hilfsmittel

sowie in einer Kombination von beiden.

Stoffe und Geräte — Stoffe, die ihre Wirkung auf pharmakologischem Wege erreichen, unterliegen dem Arzneimittelrecht. Stoffe und Geräte, die ihre Wirkung auf physikalischem Wege erreichen (Spritzen, Verbandsstoffe, Katheter, medizinische Geräte) werden vom Medizinproduktegesetz erfasst.
Das Medizinproduktegesetz setzt die EG-Richtlinie über Medizinprodukte aus dem Jahre 1993 in nationales Recht um.

Schutzvorschriften — Wie schon die Vorgängerregelung, die Medizingeräteverordnung aus dem Jahre 1985, so stellt auch das Medizinproduktegesetz Vorschriften zum Schutz der Gesundheit von Patienten, Mitarbeitern und Dritten auf. Eine generelle Zulassung ist allerdings nicht erforderlich. Das Verbot des Handelns und der Inbetriebnahme ist auf Fallgestaltungen beschränkt, bei denen der begründete Verdacht besteht, dass der Betroffene „über ein nach den Erkenntnissen der medizinischen Wissenschaften vertretbares Maß hinaus" gefährdet wird.

CE-Kennzeichen — Von erheblicher Bedeutung ist die Vorschrift, dass Medizinprodukte grundsätzlich nur dann in den Verkehr gebracht werden dürfen, wenn sie mit einer sog. **CE-Kennzeichnung** (Certification Europenne) versehen sind. Damit soll der freie Warenverkehr und Wettbewerbsgleichheit für Medizinprodukte in allen EU-Ländern gewährleistet werden. Medizinprodukte erhalten das CE-Kennzeichen dann, wenn sie die grundlegenden Anforderungen der einschlägigen EU-Richtlinien erfüllen, was in einem sog. „Konformitätsbewertungsverfahren" festgestellt wird. Die Kennzeichnung muss dauerhaft und gut lesbar auf dem Produkt angebracht werden.
Die CE-Kennzeichnung hat auch insofern große Bedeutung, als Medizinprodukte auf Kosten der gesetzlichen Krankenversicherung nur dann abgegeben werden dürfen, wenn sie eine solche Kennzeichnung besitzen.

Klinische Prüfung — Das Medizinproduktegesetz vom 2. 8. 1994 (BGBl. I S. 1963), zuletzt geändert am 13. 12. 2001 (BGBl. I S. 3586), regelt in den §§ 17 ff. eingehend die Voraussetzungen für die klinische Prüfung von Medizinprodukten am Menschen. Tragende Grundsätze sind die Freiwilligkeit auf Seiten des Probanden, die Fachkunde und Erfahrung der Prüfenden und eine positive Risiko-Nutzen-Abwägung. Wie auch im Arzneimittelrecht muss vor Beginn der Prüfung grundsätzlich ein positives Votum einer unabhängigen Ethikkommission vorliegen.

Behördliche Überwachung — Betriebe, die Medizinprodukte herstellen oder in den Verkehr bringen, müssen die beabsichtigte Aufnahme dieser Tätigkeit der zuständigen Behörde anzeigen. Die Betriebe unterliegen einer behördlichen Überwachung. Sie müssen einen Sicherheitsbeauftragten für Medizinprodukte bestellen. Die zuständige Bundesoberbehörde, das „Bundesinstitut für Arzneimittel und Medizinprodukte" als Nachfolgeeinrichtung des Bundesgesundheitsamtes, sammelt Informationen über Nebenwirkungen, Funktionsfehler und sonstige Risiken von Medizinprodukten.

Neben dem Pharmaberater gibt es jetzt auch ein gesetzlich umrissenes Berufsbild des „Medizinprodukteberaters". Er muss über eine durch naturwissenschaftliche, medizinische oder technische Ausbildung oder praktische Tätigkeit erworbene Sachkunde verfügen. *Medizinprodukteberater*

Das Medizinproduktegesetz ist durch zahlreiche Verordnungen ergänzt worden, von denen einige für die Pflege von Bedeutung sind. So wird durch die Verordnung über die Verschreibungspflicht von Medizinprodukten vom 17.12.1997 (BGBl. I. S. 3146), zuletzt geändert am 13.12.2001 (BGBl. I, S. 3604), für einige spezielle Medizinprodukte und alle, die verschreibungspflichtige Medikamente enthalten, die Rezeptierungspflicht durch einen Arzt vorgegeben. Für verschreibungspflichtige und für besonders aufgeführte Medizinprodukte wird durch eine weitere Verordnung die Apothekenpflicht angeordnet.

Besonders wichtig ist die **Verordnung über das Errichten, Betreiben und Anwenden von Medizinprodukten** vom 29.6.1998 (BGBl. I S. 1762), zuletzt geändert am 13.12.2001 (BGBl. I S. 3604). Sie gilt – abgesehen von In-vitro-Diagnostika und Medizinprodukten für die klinische Prüfung – für alle anderen kommerziellen Medizinprodukte.

Medizinprodukte dürfen nur von solchen Personen angewendet oder betrieben werden, die die dafür erforderliche Ausbildung oder Kenntnis **und** Erfahrung haben. Der Anwender hat sich vor der Anwendung von der Funktionsfähigkeit und dem ordnungsgemäßen Zustand des Medizinproduktes zu überzeugen. *Anwender*

Besondere Vorschriften gelten für „aktive" Medizinprodukte. Das sind solche, die für ihren Betrieb auf eine Stromquelle oder sonstige Energiequelle angewiesen sind (z. B. Herzschrittmacher oder Defibrillatoren). Sie dürfen nur betrieben werden, wenn der Hersteller oder ein Beauftragter *„Aktive" Medizinprodukte*
1. das Medizinprodukt am Betriebsort einer Funktionsprüfung unterzogen und
2. die mit dem Betrieb beauftragte Person in die sachgerechte Handhabung des Medizinproduktes eingewiesen hat.

Weiter sind sicherheitstechnische Kontrollen nach den vom Hersteller vorgegebenen Regeln und Fristen durchzuführen und zu protokollieren. Für die in der Anlage zu der Verordnung aufgeführten Geräte, wie z. B. Beatmungsgeräte oder Kernspintomografen, ist ein Medizinproduktebuch zu führen. *Medizinproduktebuch*

5 Transplantationsrecht

Mit dem „Gesetz über die Spende, Entnahme und Übertragung von Organen (Transplantationsgesetz)" vom 5.11.1997 (BGBl. I S. 2631), geändert am 16.2.2001 (BGBl. I S. 272), ist ein fast 10-jähriges gesetzgeberisches Bemühen um diese Frage zum Abschluss gekommen. Das Gesetz bestätigt im Wesentlichen die bisherige Rechtslage, trägt aber dadurch viel zur Rechtssicherheit bei. *Transplantationsgesetz*

So wird die herrschende Auffassung vom Hirntod als dem maßgeblichen Todeskriterium im Gesetz ausdrücklich bestätigt (§ 3 Abs. 2 Ziff. 2). Für die Organentnahme **bei Toten** gilt die sog. „erweiterte Zustimmungslösung", d. h. dass ihr der Verstorbene zu Lebzeiten oder nach seinem Tode die Angehörigen zugestimmt haben müssen. Zustimmungsberechtigt sind in dieser Reihenfolge: der Ehegatte, volljährige Kinder, Eltern (bzw. der sorgeberechtigte Teil), volljährige Geschwister und Großeltern. *Hirntod*

Lebendspender — Die Entnahme von Organen einer **lebenden** Person ist nur unter engen Voraussetzungen und nur zu dem Zweck der Übertragung auf enge Verwandte oder auf eine mit dem Spender besonders eng verbundene Person zulässig. Damit soll dem Organhandel vorgebeugt werden.

Eine mit dem Zustimmungsprinzip wenig vereinbare Regelung ist an versteckter Stelle in das Gesetz eingebaut worden:

Mitteilungspflicht — Die Krankenhäuser werden verpflichtet, den Ausfall der Hirnfunktionen bei spendegeeigneten Patienten dem zuständigen Transplantationszentrum mitzuteilen. Darüber hinaus wird der behandelnde Arzt verpflichtet, mit Einwilligung des Patienten oder bei Gefahr des Todes oder einer schweren Gesundheitsbeschädigung **auch ohne seine vorherige Einwilligung** die Übertragbarkeit vermittlungspflichtiger Organe zu melden (!).

Aufgrund von Klarstellungen im Arzneimittelgesetz unterliegt jetzt auch die Entnahme von Augenhornhäuten, harten Hirnhäuten, Haut und Knorpel den Regelungen des Transplantationsgesetzes.

Das Bundesverfassungsgericht hat in zwei Entscheidungen aus dem Jahre 1999 die wesentlichen Regelungen des Gesetzes für verfassungskonform erklärt.

6 Strahlenschutzrecht

Verbreiteter Einsatz — In der klinischen Praxis werden heute in vielen Zusammenhängen radioaktive Präparate und radioaktive Strahlen für diagnostische und therapeutische Zwecke eingesetzt. Angefangen mit der Röntgenuntersuchung, über die Computer-Tomographie, die Mammographie, die Injektion von Kontrastmitteln und die digitale Radiographie bis zur Tumorbestrahlung ist der Einsatz von radioaktiven Stoffen und Strahlen üblich und notwendig.

Mögliche langfristige Schäden — Mit dem erhöhten Einsatz radioaktiver Stoffe und Strahlen wachsen aber auch die Gefahren für Patienten und Mitarbeiter, zumal insbesondere bei der Bestrahlung zu therapeutischen Zwecken mit hohen Strahlendosen gearbeitet wird. Zwar ist noch immer unklar, ob die Zuführung kleinster Strahlendosen langfristig zu schädlichen Wirkungen führen kann. Ein experimenteller, epidemiologischer oder statistischer Nachweis hierfür ist bisher nicht erbracht worden. Langzeituntersuchungen an den Opfern des Atombombenabwurfes über Hiroshima haben allerdings ergeben, dass für die karzinogene Wirkung auch geringer Dosen von ionisierender Strahlung ein um zwei bis fünf mal höheres Risiko als bisher angenommen werden muss. Diese Erkenntnisse und die Empfehlungen der internationalen Strahlenschutzkommission (ICRP) haben dazu geführt, dass das deutsche Strahlenschutzrecht 1989 einer grundlegenden Revision und 2000/2001 weiteren Anpassungen an das EU-Recht unterzogen worden ist.

EU-Recht

6.1 Atomgesetz

Das Atomgesetz in der Fassung der Bekanntmachung vom 15.7.1985 (BGBl. I S. 1565), zuletzt geändert am 5.3.2001, (BGBl. I S. 326), ist die Grundlagenvorschrift für den Umgang mit radioaktiven Stoffen. Es soll u.a. die „Erforschung, Entwicklung und Nutzung der Kernenergie zu friedlichen Zwecken fördern", aber auch „Leben, Gesundheit und Sachgüter vor den Gefahren der Kernenergie und ionisierender Strahlen schützen".

Das Gesetz behandelt Kernbrennstoffe und sonstige radioaktive Stoffe (Stoffe, die ohne Kernbrennstoff zu sein, ionisierende Strahlen spontan aussenden). Damit sind auch die Röntgenstrahlen erfasst. Angesichts der Gefährlichkeit radioaktiver Stoffe etabliert das Atomgesetz ein System staatlicher Überwachung, ausgehend von dem Grundsatz eines präventiven Verbots mit Erlaubnisvorbehalt. Das heißt, der Umgang mit radioaktiven Stoffen bedarf grundsätzlich einer staatlichen Erlaubnis, wenn eine gewisse Strahlungsintensität überschritten wird.

Radioaktive Stoffe

Für die Ausführung und Kontrollmaßnahmen nach diesem Gesetz zuständige Fachbehörde ist das 1989 eingerichtete Bundesamt für Strahlenschutz in Salzgitter. Es ist entstanden durch die Zusammenfassung entsprechender Abteilungen der physikalisch-technischen Bundesanstalt in Braunschweig, des Instituts für Strahlenhygiene in München und weiterer ähnlicher Einrichtungen. Für Krankenpflegekräfte, die beruflich strahlenexponiert sind, ist das Amt deshalb von Bedeutung, weil es ein sog. Strahlenschutzregister für die etwa 250 000 Personen zu führen hat, die in der Bundesrepublik bei Einrichtungen beschäftigt sind, in denen mit ionisierenden Strahlen gearbeitet wird.

Bundesanstalt für Strahlenschutz

Strahlenschutzregister

6.2 Röntgenverordnung, Strahlenschutzverordnung

In Ausführung der Ermächtigung des Atomgesetzes ist die Verordnung über den Schutz vor Schäden durch ionisierende Strahlen (Strahlenschutzverordnung) in der Fassung vom 20. 7. 2001 (BGBl. I S. 1714) und die Verordnung über den Schutz vor Schäden durch Röntgenstrahlen (Röntgenverordnung) in der Fassung der Bekanntmachung vom 8. 1. 1987 (BGBl. I S. 114), zuletzt geändert am 20. 7. 2000 (BGBl. I S. 1071) erlassen worden.

Strahlenschutzverordnung
Röntgenverordnung

Beide Vorschriften regeln inhaltlich weitgehend übereinstimmend[22] die Grundsätze des praktischen Strahlenschutzes in Diagnostik und Therapie. Der Anwendungsbereich beider Vorschriften unterscheidet sich im Grundsatz lediglich dadurch, dass die Röntgenverordnung Anlagen zur Erzeugung ionisierender Strahlen mit einer Beschleunigungsleistung von bis zu 3 Megaelektronenvolt (künftig: 1 Megaelektronenvolt) betrifft, die Strahlenschutzverordnung dagegen leistungsstärkere Anlagen. Anlagen mit einer Teilchenenergie von weniger als 5 Kiloelektronenvolt unterliegen nicht dem Geltungsbereich der Strahlenschutzverordnung oder der Röntgenverordnung.

Anwendungsbereich

Für beide Bereiche gilt das in § 6 StrahlenschutzVO bzw. § 15 Abs. 1 der Röntgenverordnung niedergelegte **Minimierungsgebot**. Danach hat, wer mit Strahlen umgeht,

Minimierungsgebot

„1. jede unnötige Strahlenexposition oder Kontamination von Mensch und Umwelt zu vermeiden,
2. jede Strahlenexposition oder Kontamination von Mensch und Umwelt unter Beachtung des Standes von Wissenschaft und Technik und unter Berücksichtigung aller Umstände des Einzelfalles auch unterhalb der festgesetzten Grenzwerte so gering wie möglich zu halten".

---

22 Während die Strahlenschutzverordnung bereits novelliert wurde, befindet sich die überarbeitete Fassung der Röntgenverordnung noch in der parlamentarischen Beratung.

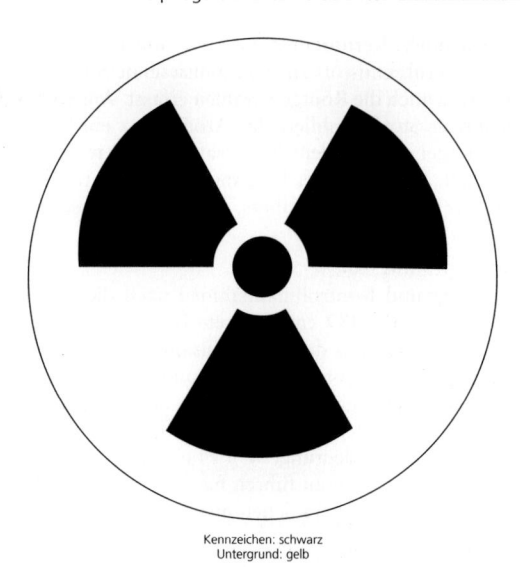

Abb. 8:
Strahlenzeichen

Kennzeichen: schwarz
Untergrund: gelb

Hinsichtlich der Patienten bezieht sich das Minimierungsgebot nur auf die ärztlichen Untersuchungen, nicht auf den Kernbereich der Behandlungen. Bei diesen ist die Dosis im Zielvolumen bei dem Patienten immer individuell festzulegen. Die Dosis außerhalb des Zielvolumens ist dagegen so niedrig zu halten, „wie dies unter Berücksichtigung des Behandlungszwecks möglich ist".

Strahlenschutzverantwortlicher

Wer mit radioaktiven Stoffen umgeht, z. B. eine Röntgenanlage betreiben will, bedarf der Genehmigung, wenn eine bestimmte Strahlungsintensität überschritten wird. Der Antragsteller (Strahlenschutzverantwortlicher) oder der von ihm zu bestellende Strahlenschutzbeauftragte muss, wenn es um die Anwendung am Menschen geht, Arzt oder Zahnarzt sein und die erforderliche Fachkunde besitzen. Jeder Strahlenschutzverantwortliche muss einen Strahlenschutzbeauftragten bestellen. Dieser muss zuverlässig und fachkundig sein. Er hat im Rahmen seines innerbetrieblichen Entscheidungsbereiches für die Einhaltung der Schutzvorschriften zu sorgen und auf Mängel hinzuweisen. Bei Gefahr muss er Gegenmaßnahmen veranlassen. Die Hauptverantwortung verbleibt jedoch dem Strahlenschutzverantwortlichen.

Strahlenschutzbeauftragte

Strahlenschutzbereiche

Die Strahlenschutzbereiche, also die Zonen, in denen Personen einer radioaktiven Strahlung ausgesetzt sind, werden je nach Intensität der Strahlung in (Sperrbereiche und) Kontrollbereiche sowie betriebliche Überwachungsbereiche eingeteilt. In Kontrollbereichen kann die Strahlung mehr als 6 mSv/Jahr, in Überwachungsbereichen zwischen 1–6 mSv/Jahr betragen (Sperrbereiche spielen praktisch keine Rolle). Beide Grenzwerte sind 2001 herabgesetzt worden.

Die Kontrollbereiche müssen im Geltungsbereich der Röntgenverordnung mit den Worten „Kein Zutritt – Röntgen", im Geltungsbereich der Strahlenschutzverordnung mit „Kontrollbereich – kein Zutritt" und dem Zusatz „Vorsicht – Strahlung", oder „radioaktiv" und dem Strahlenzeichen (Flügelrad) markiert sein (☞ Abb. 8). Die Überwachungsbereiche nach der Röntgenverordnung brauchen nicht besonders gekennzeichnet zu werden.

Beruflich strahlenexponierte Personen, die im Kontrollbereich arbeiten, müssen einen Strahlenpass führen und ein Dosimeter tragen. Es werden in der Regel Filmdosimeter benutzt, die sich je nach Intensität der Strahlung unterschiedlich schwarz verfärben. Zusätzlich zum amtlichen Dosimeter kann die betreffende Person ein Dosimeter verlangen, mit dessen Hilfe die Personendosis jederzeit festgestellt werden kann (Direktsichtdosimeter). Die Dosimeter sind den amtlichen Messstellen in der Regel monatlich einzureichen. Zuständig ist z. B. für Nordrhein-Westfalen, Bremen, Saarland und Rheinland-Pfalz das

Strahlenpass/Dosimeter

Amtliche Messstellen

Staatliches Materialprüfungsamt von NW
Marsbruchstraße 186
44287 Dortmund – Aplerbeck.

Die Dosisgrenzwerte („effektive Dosis") für beruflich strahlenexponierte Personen sind in der Strahlenschutzverordnung bzw. Röntgenverordnung neuerdings einheitlich auf 20 mSv im Kalenderjahr festgelegt (bisher bis zu 50 mSV). Hinsichtlich der Sicherheitsvorkehrungen wird nach Kategorie B (zu erwartende Strahlendosis von mehr als 1 mSv) und Kategorie A (zu erwartende Strahlendosis von mehr als 6 mSv) unterschieden.

Dosisgrenzwerte

Nur bei etwa 20 % der Personen, die beruflich einer radioaktiven Strahlung ausgesetzt sind, lässt sich überhaupt eine Strahlendosis registrieren. Sie beträgt im Mittelwert 2,5 mSv/Jahr. Dennoch legen die neue Strahlenschutzverordnung und der Entwurf der Röntgenverordnung jetzt erstmals eine maximale Berufslebensdosis fest, die 400 mSv beträgt.

Maximale Berufslebensdosis

Bei der Untersuchung und Behandlung von Patienten mit ionisierenden Strahlen ist der Einsatz von Hilfspersonen, insbesondere natürlich von medizinisch-technischen Radiologieassistenten(innen) zulässig. Sie dürfen bei der **Ausführung** von diagnostischen und therapeutischen Maßnahmen bei entsprechender Qualifikation eingesetzt werden. Nicht zulässig ist es jedoch, diesen Personen die **Anordnung** solcher Maßnahmen zu überlassen. Das gleiche gilt für die Auswertung der Untersuchungsergebnisse und in der Regel (abgesehen von Notfällen) für die Entscheidung über den Einsatz der entsprechenden medizinisch-technischen Geräte.

Hilfspersonen

6.3 Strahlenschutzvorsorgegesetz

Das Gesetz zum vorsorgenden Schutz der Bevölkerung gegen Strahlenbelastungen (Strahlenschutzvorsorgegesetz) vom 19.12.1986 (BGBl. I S. 2610), zuletzt geändert am 24.6.1994 (BGBl. I S. 1422) ist nach der Reaktorkatastrophe von Tschernobyl in großer Eile verabschiedet worden, nachdem sich gezeigt hatte, dass es keine ausreichenden Regelungen über die Verteilung der Zuständigkeiten im Zusammenhang mit Daten über die Umweltradioaktivität gab. Es hat deshalb das Ziel, die Überwachung der Radioaktivität in der Umwelt sicherzustellen, dabei die Strahlenexposition der Menschen möglichst gering zu halten, vor allem aber eine sinnvolle Aufgabenverteilung zwischen Bund und Ländern herzustellen.
Die grobe Einteilung ist die folgende:

Umweltradioaktivität

Aufgabe des Bundes ist die großräumige Ermittlung der Radioaktivität in Luft, Regen und Wasser, die Festlegung von Probenentnahme- und Analyseverfahren sowie die Dokumentation und Bewertung dieser Daten.
Die Länder ermitteln die Radioaktivität in Lebensmitteln, Futtermitteln, Bedarfsgegenständen, Trinkwasser, Abwasser sowie im Boden und in den Pflanzen.

Aufgabenverteilung

Es wird eine Zentralstelle des Bundes zur Überwachung der Umweltradioaktivität, nämlich das Bundesamt für Strahlenschutz in Salzgitter eingerichtet.

Bundesamt für Strahlenschutz

7 Unfallverhütungsvorschriften

Berufsgenossen-schaften

Aufgaben, Trägerschaft und Finanzierung der gesetzlichen Unfallversicherung werden an anderer Stelle (☞ S. 48 f.) behandelt. Hier soll nur ein kurzer Blick auf die betrieblichen Auswirkungen der präventiven Tätigkeit der Unfallversicherungsträger (Berufsgenossenschaften) geworfen werden.

Vorschriften

Um ihrer Aufgabe gerecht zu werden, Arbeitsunfälle zu vermeiden und Berufskrankheiten zu verhüten, haben die Versicherungsträger eine Fülle von Unfallverhütungsvorschriften, Richtlinien und Merkblätter herausgegeben. Die wichtigsten allgemeinen Vorschriften für den Krankenhausbereich sind die Unfallverhütungsvorschrift „Allgemeine Vorschriften" in der Fassung vom Juli 1991 und die Unfallverhütungsvorschrift „Gesundheitsdienst" vom September 1982 in der Fassung vom Januar 1997. Die „Allgemeine Vorschrift" enthält u. a. folgende Regeln:
- Versicherte haben Weisungen des Unternehmers zum Zwecke der Unfallverhütung zu befolgen, es sei denn, sie sind offensichtlich unbegründet (§ 14). Die Nichtbeachtung von Weisungen und Unfallverhütungsvorschriften kann dazu führen, dass der Versicherte den eingetretenen Schaden selber tragen muss.
- Die Verpflichtung für den Unternehmer, einen oder mehrere betriebliche Sicherheitsbeauftragte zu bestellen.
- Die Verpflichtung für den Arbeitnehmer, nur solche Kleidung einschließlich von Schuhen zu tragen, durch die ein Arbeitsunfall nicht verursacht werden kann (z. B. keine Clogs oder Schuhe mit Plateauabsätzen).
- Regelungen über den Alkoholgenuss im Betrieb.

Unfallverhütungsvorschrift „Gesundheitsdienst"

Die Unfallverhütungsvorschrift „Gesundheitsdienst" gilt für Krankenhäuser, Medizinaluntersuchungsämter, Arztpraxen, Unternehmen des Rettungsdienstes, Sozialstationen usw. Sie enthält u. a. folgende Regelungen:
- Die Beschäftigten müssen über Maßnahmen zur vorbeugenden Immunisierung und ihr Recht auf kostenlose Teilnahme hieran unterrichtet werden (Bsp.: Schutzimpfung gegen Hepatitis B).
- Der Unternehmer hat geeignete Schutzkleidung zu stellen.
- Flüssigkeiten dürfen nicht mit dem Mund pipettiert werden.
- Spitze Gegenstände (z. B. Kanülen) dürfen nur sicher umschlossen in den Abfall gegeben werden.
- Jugendliche dürfen in Arbeitsbereichen mit erhöhter Infektionsgefahr (Operationsbereich, Dialyse, Sektionsräume u. a.) nicht beschäftigt werden.

Unfallverhütungsvorschrift „Arbeitsmedizinische Vorsorge"

Wichtig ist schließlich auch die Unfallverhütungsvorschrift „Arbeitsmedizinische Vorsorge" vom Januar 1993, die u. a. bestimmt:
Der Gesundheitszustand der Beschäftigten muss durch eine arbeitsmedizinische Vorsorgeuntersuchung (vor Aufnahme der Beschäftigung) und Nachuntersuchungen im Abstand von höchstens 3 Jahren überwacht werden.

Spezielle Vorschriften

Spezielle Vorschriften regeln das Sammeln und Aufbewahren von Abfällen, den Umgang mit dem Aids-Risiko, die Verhütung von Infektionskrankheiten und andere Sachverhalte.

Wichtige Einrichtungen

Bundesministerium für Gesundheit
Mohrenstr. 62
10117 Berlin
Tel.: (0 30) 2 06 40-0
Fax. (0 30) 2 06 40-49 74

Bundesinstitut für Arzneimittel und Medizinprodukte
Friedrich-Ebert-Allee 38–40
53113 Bonn
Tel. (02 28) 2 07-30
Fax: (02 28) 2 07-52 07

Robert Koch-Institut
- Bundesinstitut für Infektionskrankheiten
und nicht übertragbare Krankheiten -
Nordufer 20
13353 Berlin
Tel. (0 30) 45 47-4
Fax: (0 30) 45 47-23 28

Bundesinstitut für gesundheitlichen Verbraucherschutz
und Veterinärmedizin
Thielallee 88–92
14195 Berlin
Tel. (0 30) 84 12-0
Fax: (0 30) 84 12-47 41

Bundeszentrale für gesundheitliche Aufklärung
Ostmerheimer Str. 200,
51109 Köln
Tel. (02 21) 89 92-0
Fax: (02 21) 8 99 23 00

Deutsches Institut für medizinische Dokumentation
und Information
Weißhausstr. 27
50939 Köln
Tel. (02 21) 47 24-1
Fax: (02 21) 41 14 29

Paul-Ehrlich-Institut
- Bundesamt für Sera und Impfstoffe -
Paul-Ehrlich-Str. 51–59
63225 Langen
Tel. (0 61 03) 77-0
Fax: (0 61 03) 77-12 34

Ministerium für Arbeit, Gesundheit und Soziales des Landes NW
Landeshaus, Horionplatz 1
40213 Düsseldorf
Tel. (02 11) 8 37-03

Institut für Dokumentation und Information,
Sozialmedizin und öffentliches Gesundheitswesen
33611 Bielefeld
Westerfeldstr. 35/37
Tel. (05 21) 80 07-0

Bundesamt für Strahlenschutz
Willy-Brandt-Str. 5
38226 Salzgitter
Tel. (0 53 41) 8 85-0
Fax: (0 53 41) 8 85-8 85

Anschriften von Berufsverbänden

Arbeitsgemeinschaft Deutscher Schwesternverbände
und Pflegeorganisationen (ADS)
Reinhäuser Landstr. 26
37083 Göttingen
Tel.: (05 51) 3 70 89 05
Fax: (05 51) 3 70 89 06

Deutscher Berufsverband für Pflegeberufe e.V. (DBfK)
DBfK-Berufsverband
Geisbergstr. 39
10777 Berlin
Tel.: (0 30) 21 91 57-0
Fax: (0 30) 21 91 57-77

Deutscher Pflegeverband (DPV) e.V.
(früher: Agnes-Karll-Verband)
Mittelstr. 1
56564 Neuwied
Tel.: (0 26 31) 83 88-0
Fax: (0 26 31) 83 88-20

International Council of Nurses (ICN)
(Weltverband der Krankenschwestern und -pfleger)
3, Place Jean Marteau
1201 Genf
Schweiz

Abkürzungsverzeichnis

BAG	Bundesarbeitsgericht
BAT	Bundes-Angestellten-Tarifvertrag
BAFöG	Bundesausbildungsförderungsgesetz
BGH	Bundesgerichtshof
BGBl.	Bundesgesetzblatt
BGB	Bürgerliches Gesetzbuch
FAZ	Frankfurter Allgemeine Zeitung
EUGH	Europäischer Gerichtshof
GG	Grundgesetz
GVBl.	Gesetz- und Verordnungsblatt
LAG	Landesarbeitsgericht
LBG	Landesbeamtengesetz
MedR	Medizinrecht
mSv	Milli-Sievert
NJW	Neue Juristische Wochenschrift
NVwZ	Neue Zeitschrift für Verwaltungsrecht
NW	Nordrhein-Westfalen
OLG	Oberlandesgericht
PsychKG	Gesetz über Hilfen und Schutzmaßnahmen bei psychischen Krankheiten
RVO	Reichsversicherungsordnung
SGB	Sozialgesetzbuch
StGB	Strafgesetzbuch
StPO	Strafprozessordnung
str.	streitig
VBL	Versorgungsanstalt des Bundes und der Länder
WRV	Weimarer Reichsverfassung

Literaturverzeichnis

von Arnim, Hans Herbert: Die Partei, der Abgeordnete und das Geld, München, 1996

Bertling, Lutz u. a.: Lebensmittelrechts-Handbuch, Loseblattausgabe, München, Stand 4/2001.

Beske, Fritz u. Hallauer, Johannes F.: Das Gesundheitswesen in Deutschland, Köln 1999, 3. A.

Böhme, Hans: Das Recht des Krankenpflegepersonals, Teil 2: Haftungsrecht, Kohlhammer, Stuttgart, 3. A. 1991

Brenner, Günter: Rechtskunde für das Krankenpflegepersonal einschließlich des Altenpflegepersonals und anderer Berufe im Gesundheitswesen, Fischer, Stuttgart, 6. A. 1997

Deutsch, Erwin: Medizinrecht, Berlin/Heidelberg, 4. A. 1999

Dodegge, Georg u. Zimmermann, Walter: Psych KG NRW, 2000

Geiß, Karlmann u. Greiner, Hans-Peter: Arzthaftpflichtrecht, München, 4. A. 2001

Giesen, Dieter: Arzthaftungsrecht, Mohr, Tübingen, 4. A. 1995

Hahn, Bernhard: Zur Haftung des Arztes für nichtärztliches Hilfspersonal, Königstein, 1981

Hitschold, Hans-Joachim: Staatsbürgerkunde, Stuttgart, 11. A. 2000

Hurrelmann, Klaus u. Laaser, Ulrich: Handbuch Gesundheitswissenschaften, Weinheim, 1998

Klie, Thomas: Das Recht der Pflege alter Menschen, Vincentz, Hannover, 7. A. 2001

Körner, Harald: Betäubungsmittelgesetz, Arzneimittelgesetz, München 2001, 5. A.

Kurtenbach, Hermann, Golombek, Günter u. Siebers, Hedi: Krankenpflegegesetz, Kohlhammer, Stuttgart, 5. A. 1998

Mrosek, Bernd u. Bieker, Gereon: Strahlenschutz, Stuttgart, 1993

Rehborn, Martin: Arzt–Patient–Krankenhaus, dtv Beck Rechtsberater, München, 3. A. 2000

Roßbruch, Robert: Die Renaissance einer Totgeburt oder welche haftungsrechtliche Bedeutung hat der Spritzenschein? In: PflegeRecht 2000, S. 365

Sander, Axel: Arzneimittelrecht, Kommentar, Loseblattausgabe, Köln, Stand 2001

Schaub, Günter: Arbeitsrechts-Handbuch, München, 9. A. 2000

Schell, Werner: Injektionsproblematik aus rechtlicher Sicht, Kunz, Hagen, 5. A. 2001

Schöllhammer, Lutz: Die Rechtsverbindlichkeit des Patiententestaments, Dunker u. Humblot, Berlin, 1993

Schönke, Adolf u. Schröder, Horst: Strafgesetzbuch, Kommentar, München, 26. A. 2001

Seidler, Eduard: Geschichte der Medizin und der Krankenpflege, Kohlhammer, Stuttgart 1993, 6. A.

Steffen, Erich: Arzt und Krankenpflege: Konfliktfelder und Kompetenzen. In: MedR. 1996, S. 265

Steffen, Erich u. Dressler, Wolf-Dieter: Arzthaftungsrecht. Neue Entwicklungslinien der BGH-Rechtsprechung zum Arzthaftungsrecht, RWS-Verlag, Köln, 8. A. 1999

Zipfel, Walter u. Rathke, Karl-Dietrich: Lebensmittelrecht, Loseblattausgabe München, Stand: 1.1.1995

Stichwortverzeichnis

Abfindung 145
Abmahnung 144
Abtreibung 20, 105, 107
Änderungskündigung 143
Amtshaftung 119
Annahmeverzug 133
Arbeitnehmer
– Erkrankung 134
Arbeitnehmereigenschaft 122
Arbeitsbefreiung 133
Arbeitslosenversicherung 49
Arbeitsrecht 121
Arbeitsstelle 129
Arbeitsverhältnis 134
– Anbahnung 122
– Inhalte 125
Arbeitsvertrag 122,124
Arbeitszeit 128
Arzneimittelrecht 149
Aufgabenbereich, pflegerischer 112
Ausbildungsverhältnis 74
Auskünfte 123
Aussetzung 94

Befristung 125
Behandlungsfehler, grobe 115
Behandlungspflege 112
Behandlungsverzicht 103
Belegärzte 111
Bereitschaftsdienst 129
Berufsbezeichnung 76
Berufsfreiheit 22
Berufsgenossenschaften 48
Berufskrankheiten 49
Berufsverbände 76
Beschäftigungsverbot 138
Betäubungsmittelrecht 151
Betreuung 84
Betreuungsrecht 85
Beweislast 114
Budgetierung 67
Bundesangestelltentarifvertrag 121
Bundesgesundheitsamt 62
Bundespflegesatzverordnung 69
Bundespräsident 36
Bundesrat 35
Bundesregierung 35
Bundesstaat 17
Bundestag 30f, 34
Bundesverfassungsgericht 36

Chefarztbehandlung 112

Daseinsvorsorge 28
Dekubitus-Prophylaxe 115
Delikt 110
Demokratie 16
Direktionsrecht 125,127
Drei-Zeugen-Testament 86
Drogenkonsum 151

Eigenschäden 120
Eingruppierung 131f
Einstellungsgespräch 123
Einwilligung 99
– mutmaßliche 99
Entbindung 138
Erfüllungsgehilfe 111, 114
Erziehungsgeld 140
Erziehungsurlaub 140
Europäische Union 42

Fachzeitschriften 76
Fahrlässigkeit 89f
Fallpauschalen 67
Fixierung 98
Fraktion 30
Freiheitsberaubung 98
Fristenberechnung 135
Fürsorgepflicht 137

Garantenstellung 88
Genehmigung, vormundschafts-
   gerichtliche 104
Gerechtigkeit 27
Gerichtsbarkeit 24
Geschäftsfähigkeit 83f
Gesetz 80
Gesetzgebungsverfahren 31
Gesetzgebungszuständigkeit 31,60
Gesetzmäßigkeit der Verwaltung 23
Gestellungsverträge 122
Gesundheitsämter 64
Gesundheitsschädigung 95
Gesundheitsstrukturgesetz 66
Gesundheitswesen 60,65
Gewaltenteilung 16,23
Gewaltmonopol 18
Gewohnheitsrecht 81
Gleichheitsgrundsatz 20
Gleichstellung 21
Grundgesetz 11, 13ff

Stichwortverzeichnis

Grundrecht 18
Grundsicherung 60

Haftung 86, 109, 113
– strafrechtliche 87
Haftungssituation, typische 115
Handlung, unerlaubte 110
Heilbehandlung 96
Herrenchiemsee-Entwurf 14
Hilfeleistung, unterlassene 104
Hirntod 102
Humangenetik 19

Immunität 30
Indemnität 30
Indikation 106
Injektion 117

juristische Person 84

Kausalität 100
Körperverletzung 95
Krankenbeobachtung 116
Krankengeld 47, 134
Krankenhaus, kommunales 70
Krankenhaus-Aufnahmevertrag, totaler 111
Krankenhausbehandlung
– ambulante 112
– stationäre 111
Krankenhausbetriebsleitung 70
Krankenhausfinanzierungsgesetz 69
Krankenhausgesetz 69
Krankenhauswesen 68
Krankenpflegeausbildung 73
Krankenversicherung 46
Kündigung 141
– außerordentliche 143
– ordentliche 142
Kündigungsfristen 142
Kündigungsschutz 139, 141, 143
Kündigungsschutzverfahren 144
künstliche Körperteile 84

Lebensmittelrecht 147
Leiche 83
Leiharbeitsverhältnis 127
Lohnfortzahlung 134

Medizinproduktegesetz 154
Menschenrechte 18
Menschenwürde 19
Misshandlung 95
– von Schutzbefohlenen 98
Mutterschaftsgeld 139
Mutterschutz 137
Nachtschicht 129

Nebenbeschäftigung 128
Nordrhein-Westfalen 69
Norm, soziale 79

Notstand 99
Nottestament 85
Notwehr/Nothilfe 99

Öffentliches Recht 82

Parlamentarischer Rat 14
Partei 38f
Patiententestament 103
Paulskirchenverfassung 11
Pflegeversicherung 54
Pflichtenkollision 99
Potsdamer Konferenz 13
Preußen 12
Privatrecht 82
Probearbeitsverhältnis 126
Probezeit 126
Prüfung 75
Psych KG 119

Rechtfertigungsgründe 99
Rechtsfähigkeit 83
Rechtsgrundlagen 69
Rechtsquellen 80
Rechtssicherheit 27
Rechtsstaat 18
Rechtsverordnung 80
Rechtswidrigkeit 88
Reichsversicherungsverordnung 46
Rentenversicherung 51
Resozialisierung 87
Röntgenverordnung 157
Rückgriffshaftung 118
Rückzahlungspflicht 132
Rufbereitschaft 129f

Satzung 80
Schmerzensgeld 111
Schriftform 125, 142
Schuld 89
Schwangerschaft 123
Schwangerschaftsabbruch 105f
Schwangerschaftskonfliktberatung 108
Schweigepflicht 92
Selbstbestimmung, informationelle 19
Selbstmord, Beihilfe zum 101
Selbsttötung 101
Sozialhilfe 57
Sozialstaat 27
staatliche Vorgaben 71
Staatsbürgerrechte 18
Sterbehilfe 100, 102
Strafbarkeit 87
Strafverfahren 108
Strahlenschutzrecht 156
Strukturmerkmal 68
Subsumtion 81
Suizid-Patient 104

Tätigkeiten, Ausführung ärztlicher 117
Tätigkeitsmerkmale 131

Tatbestandsmäßigkeit 88
Teilnahme 91
Teilzeitarbeit 126
Testament 85
Testierfähigkeit 85
Todesbescheinigung 83
Tötung
– auf Verlangen 100f
– fahrlässige 100
Totenfürsorge 83
Transplantationsrecht 155
Treuepflicht 137

Überstunden 129
Umsetzung 128
Unfallverhütungsvorschriften 160
Unfallversicherung 48
Unkündbarkeit 142
Unmöglichkeit der Arbeitsleistung 133
Unterbringung 119
Unterlassungsdelikte 88
Urlaub 135f

Vergütung 131
Verhältnismäßigkeit 24
Verkehrssicherungspflicht 114
Versuch 90
Vertragsgestaltung im Krankenhaus 111
Vollendung 90
Vorbehalt des Gesetzes 24
Vormundschaftsgericht 99
Vorsatz 89
Vorstellungskosten 123

Wahlverfahren zum Deutschen Bundestag 39
Wegeunfall 49
Weimarer Reichsverfassung 11
Weiterbildung 77
– Kosten 132
World Health Organization (WHO) 65

Zeugnis 145
Zeugnisverweigerungsrecht 92f
Zielvereinbarung 125